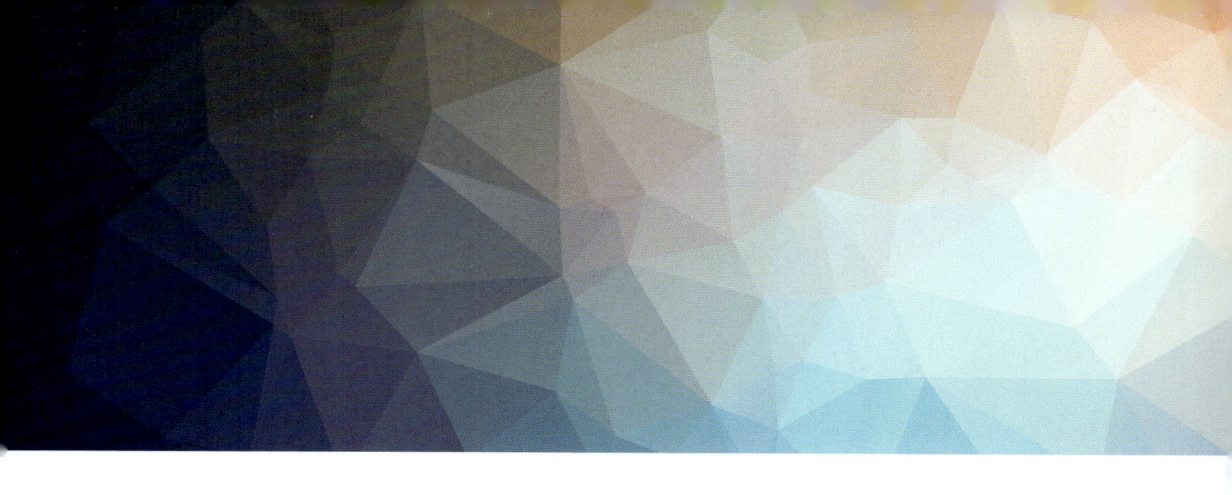

MANUAL PARA

ABORDAGEM DAS VIAS AÉREAS

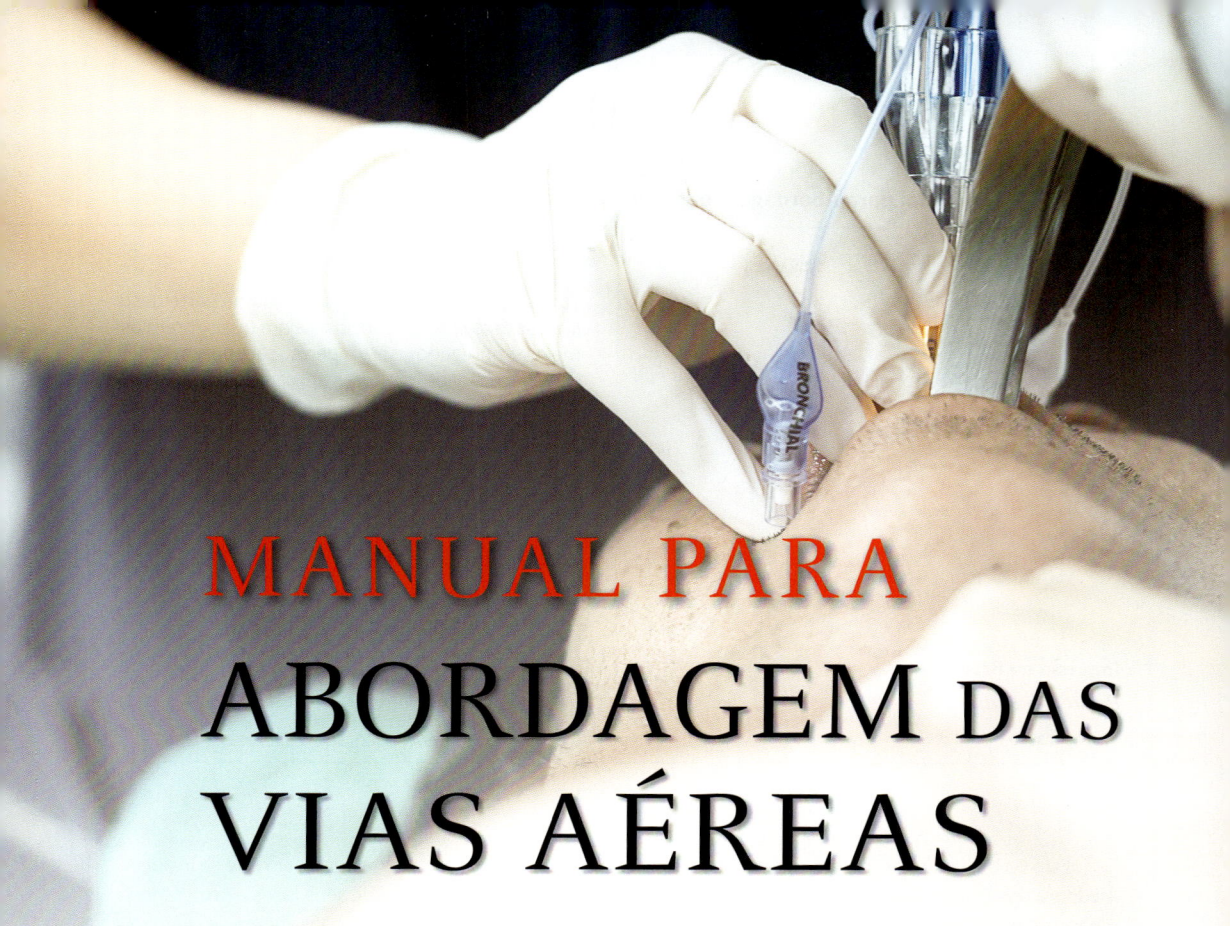

MANUAL PARA
ABORDAGEM DAS
VIAS AÉREAS

EDITORES

Hélio Penna Guimarães

Paulo Rogério Scordamaglio

Ricardo Del Manto

Kaile de Araújo Cunha

EDITOR ASSOCIADO

Fernanda Ariane Mendes Costa

Carlos Eduardo de Melo Leite

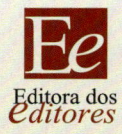
Editora dos Editores

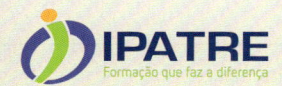
IPATRE
Formação que faz a diferença

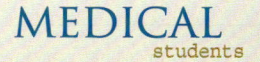
MEDICAL students

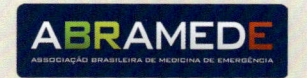
ABRAMEDE
ASSOCIAÇÃO BRASILEIRA DE MEDICINA DE EMERGÊNCIA

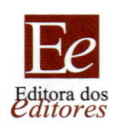

Manual para Abordagem das Vias Aéreas

Produção editorial: Triall Editorial Ltda

Copydesk: Tânia Cotrim

Revisão: Telma Baeza

Diagramação: Triall Editorial Ltda.

Capa: Triall Editorial Ltda

Impresso no Brasil

Printed in Brazil

1ª impressão – 2019

© 2019 Editora dos Editores

ISBN: 978-85-85162-05-4

Editora dos Editores

São Paulo: Rua Marquês de Itu,408 - sala 104 – Centro.
(11) 2538-3117

Rio de Janeiro: Rua Visconde de Pirajá, 547 - sala 1121 – Ipanema.

www.editoradoseditores.com.br

Este livro foi criteriosamente selecionado e aprovado por um Editor científico da área em que se inclui. A Editora dos Editores assume o compromisso de delegar a decisão da publicação de seus livros a professores e formadores de opinião com notório saber em suas respectivas áreas de atuação profissional e acadêmica, sem a interferência de seus controladores e gestores, cujo objetivo é lhe entregar o melhor conteúdo para sua formação e atualização profissional.

Desejamos-lhe uma boa leitura!

Dados Internacionais de Catalogação na Publicação (CIP)
(Câmara Brasileira do Livro, SP, Brasil)

Manual para abordagem das vias aéreas / editor Hélio Penna Guimarães...[et al] ; editores associados: Fernanda Ariane Mendes Costa, Carlos Eduardo de Melo Leite. -- São Paulo : Editora dos Editores, 2019.
224 p. : il.

Bibliografia
ISBN 978-85-85162-05-4

1. Aparelho respiratório 2. Aparelho respiratório - Cuidados 3. Tratamento intensivo 4. Emergências respiratórias I. Guimarães, Hélio Penna II. Costa, Fernanda Ariane Mendes III. Leite, Carlos Eduardo de Melo

18-2063   CDU 612.2

Índices para catálogo sistemático:

1. Aparelho respiratório 612.2

Dedicatória

Aos Profs. Drs. Paulo Scordamaglio,
Ricardo Del Manto e Kaile Cunha,
que inspiraram os treinamentos e publicações
desde o início para que pudessemos cada dia mais
difundir técnicas e ensinar habilidades que
salvam e salvaram muitas vidas.

Obrigado meus amigos!

Hélio Penna Guimarães

Sobre editores

Hélio Penna Guimarães

- Médico Especialista em Medicina de Emergência, Medicina Intensiva, Cardiologia e Clínica Médica.
- Mestre em Gestão Clínica pelo Instituto Carlos III – Madri.
- Doutor em Ciências pela Universidade de São Paulo (USP).
- Professor Afiliado do Departamento de Medicina da Universidade Federal de São Paulo (Unifesp).
- Médico Coordenador da UTI de Clínica Médica da Universidade Federal de São Paulo (Unifesp).
- Diretor Científico do Instituto Paulista de Treinamento e Ensino (IPATRE).
- Professor Titular de Medicina de Emergência do Centro Universitário São Camilo (CUSC-SP).
- Coordenador Médico do Instituto de Educação e Pesquisador Clínico do Hospital do Coração (HCor).
- Primeiro Secretário da Associação Brasileira de Medicina de Emergência (Abramede – 2018-2019).
- *Fellow* do American College of Physicians (FACP) e American Heart Association (FAHA).

Paulo Rogério Scordamaglio

- Médico Assistente do Serviço de Endoscopia Respiratória do Hospital das Clínicas da Faculdade de Medicina da Universidade de São Paulo (FMUSP).
- Médico Especialista em Medicina Intensiva.
- Fundador do Núcleo de Via Aérea Difícil do Hospital das Clínicas da Faculdade de Medicina da Universidade de São Paulo (HC-FMUSP).
- Instrutor de Medicina de Emergência do Instituto Paulista de Treinamento e Ensino (IPATRE).

Ricardo Del Manto

- Médico Especialista em Medicina Intensiva e Cirurgia Geral.
- Médico Assistente da UTI da Santa Casa de Misericórdia de São Paulo.
- Médico Diarista da UTI do Hospital Militar de Área de São Paulo.
- Médico do Grupo de Atendimento de Urgência (GRAU) da Secretaria de Saúde do Estado de São Paulo.
- Instrutor de Medicina de Emergência do Instituto Paulista de Treinamento e Ensino (IPATRE).

Kaile de Araújo Cunha

- Médico Especialista em Clínica Médica, Medicina Intensiva e Medicina de Emergência.
- Neurointensivista pelo Programa Pós-graduação do Hospital Sírio-Libanês (HSL).
- MBA em Gestão de Saúde pela Fundação Getúlio Vargas (FGV) e MBA em Gestão Negócios pela Fundação Dom Cabral (FDC).
- Coordenador Médico do Departamento de Emergência do Hospital Guarás (Sistema HapVida), Chefe da Unidade Cuidados Clínicos do Adulto do Hospital Universitário Presidente Dutra (HU UFMA) e Médico da Rotina da Unidade Terapia Intensiva Adulto do Hospital Universitário Presidente Dutra (HU UFMA).
- Diretor Fundador Abramede – MA e Chief Executive Officer (CEO) da Medical Students.

EDITORES ASSOCIADOS

Fernanda Ariane Mendes Costa

- Instrutora do Centro de Ensino, Treinamento e Simulação do Hospital do Coração (HCor).
- Faculty da American Heart Association para cursos do ECC.

Carlos Eduardo de Melo Leite

- Médico Anestesiologista do Hospital Universitário Presidente Dutra (HU UFMA)

Sobre os Colaboradores

Alexandre Biasi Cavalcanti

- Doutor em Epidemiologia pela Universidade de São Paulo (USP). Médico Intensivista Titulado pela Associação de Medicina Brasileira (AMIB/AMB). Diretor do Instituto de Pesquisa Hospital do Coração (HCor).

Aníbal de Oliveira Fortuna

- Médico Anestesiologista do Hospital Sociedade Portuguesa de Beneficência de Santos (HSPBS). Membro da Sociedade Brasileira de Anestesiologia (SBA). Título Superior em Anestesiologia pela Sociedade Brasileira de Anestesiologia (TSA/SBA).

Ascédio José Rodrigues

- Médico Assistente do Serviço de Endoscopia Respiratória do Instituto do Coração do Hospital das Clínicas da Faculdade de Medicina da Universidade de São Paulo (InCor – HC-FMUSP).

Daniel Perin

- Título Superior em Anestesiologia pela Sociedade Brasileira de Anestesiologia (TSA/SBA). Doutor em Medicina pela Faculdade de Medicina da Universidade de São Paulo (FMUSP). Instrutor do Centro de Treinamento em Vias Aéreas (CTVA).

Edson Luiz Favero Junior

- Coordenador Médico do Pronto-socorro Referenciado do Hospital das Clínicas da Faculdade de Medicina de Botucatu (HC-FMB). Coordenadora do Time de Resposta Rápida do HC-FMB. Residência em Clínica Médica pela Univeresidade Estadual de São Paulo (Unesp) (HC – FMB). Residência, Área de Atuação em Medicina de Urgência e Emergência.

Elaine Cristina Pereira

- Fisioterapeuta Especialista em Clínica Médica pela Universidade Federal de São Paulo (Unifesp). Mestre pela Disciplina de Pneumologia da Unifesp. Fisioterapeuta do Instituto do Câncer do Estado de São Paulo (ICESP). Instrutora do Centro de Ensino, Treinamento e Simulação do Hospital do Coração (CETES-Hcor).

Felipe Rischini

- Médico Assistente do Departamento de Emergência da Faculdade de Medicina de Botucatu (FMB). Coordenadora do Time de Resposta Rápida do Hospital das Clínicas da Faculdade de Medicina de Botucatu (HC-FMB). Residência em Clínica Médica pela Universidade Estadual de São Paulo (Unesp (HC – FMB)).

Gisele Cristina Cecílio Del Manto

- Fisioterapeuta. Especialista em Fisioterapia Respiratória pela Universidade Estadual de Campinas (Unicamp). Plantonista da UTI do Hospital Samaritano de São Paulo.

José Martins de Sousa Neto

- Enfermeiro Emergenciata e Coordenador do Time de Resposta Rápida do Hospital das Clínicas da Faculdade de Medicina de Botucatu (HC-FMB). Fundador e Ex-coordenador do SAMU de Botucatu.

Maurício Luiz Malito

- Título Superior em Anestesiologia pela Sociedade Brasileira de Anestesiologia (TSA/SBA). Primeiro Assistente no Hospital Central da Santa Casa de São Paulo (SCMSP). Médico Anestesiologista do Hospital Abreu Sodré (AACD – São Paulo). Médico Anestesiologista do Complexo Hospitalar Professor Edmundo Vasconcelos. Membro da SAM (Society for Aiway Management).

Nádia Rahmeh de Paula

- Médica Assistente do Departamento de Emergência da Faculdade de Medicina de Botucatu. Coordenadora do Time de Resposta Rápida do Hospital das Clínicas da Faculdade de Medicina de Botucatu (HC-FMB). Residência em Clínica Médica pela Universidade Estadual de São Paulo (Unesp – HC-FMB). Residência, Área de Atuação em Medicina de Urgência e Emergência.

Nataly Sacco

- Médica Assistente do Departamento de Emergência da Faculdade de Medicina de Botucatu (FMB) e da Unidade de Terapia Intensiva. Coordenadora do Time de Resposta Rápida do Hospital das Clínicas da Faculdade de Medicina de Botucatu (HC-FMB). Residência em Clínica Médica pela Universidade Estadual de São Paulo (Unesp – HC-FMB).

Priscila Sandri

- Instrutora de Cursos de Suporte Básico de Vida e Ventilação Mecânica do Instituto Paulista de Treinamento e Ensino (IPATRE).

Rafael de Macedo Coelho

- Título Superior em Anestesiologia pela Sociedade Brasileira de Anestesiologia (TSA/SBA). Médico Assistente do Serviço e Disciplina de Anestesiologia da Santa Casa de Misericórdia de São Paulo (SCMSP). Instrutor do Centro de Treinamento em Vias Aéreas (CTVA).

Valéria Melhado Fortuna

- Médica Anestesiologista do Hospital Sociedade Portuguesa de Beneficência de Santos (HSPBS). Membro da Sociedade Brasileira de Anestesiologia (SBA). Título Superior de Anestesia pela Sociedade Brasileira de Anestesiologia (TSA/SBA).

Agradecimentos

A todos os emergencistas e intensivistas que se dedicam ao cuidado diário de pacientes gravemente enfermos: sua dedicação é a inspiração para cada trabalho como este!

Aos amigos editores Paulo, Ricardo, Kaile, Fernanda e Carlos por mais esta parceria científica das muitas ainda por vir.

Ao amigo querido Alexandre Massa, da Editora dos Editores, que continua exercendo sua habilidade em cativar pessoas e enobrecer projetos, sempre parte ativa e fundamental desta minha história de publicações e desafios.

Prefácio

Manusear adequadamente as vias aéreas é habilidade fundamental para a prática médica.

A inadequada capacidade de reconhecer e manejar necessidades imediatas de situações associadas à disfunção ventilatória ou respiratória é, sem duvida, a causa mais frequente de óbitos evitáveis no Departamento de Emergência e unidades hospitalares em geral.

Este manual tem, por objetivo, atualizar e fornecer de forma pragmática e direta, os principais aspectos teóricos e práticos aplicáveis a situações diárias beira leito desde o manuseio da ventilação com bolsa-valva-máscara até situações extremas de acesso à via aérea cirúrgica, passando pelas necessidades do uso de dispositivos extraglóticos de via aérea cirúrgica, além de servir de suporte de estudos para cursos "hands on" como MAVA (Manuseio Avançado de Vias Aéreas) e SIMVAD (Simulação Avançada em Via Aérea Difícil).

Esperamos que o conteúdo possa contribuir para o adequado cuidado de nossos pacientes graves.

Sumário

CAPÍTULO 1

Princípios da Assistência Ventilatória Básica 1
- Elaine Cristina Pereira
- Priscila Sandri
- Hélio Penna Guimarães
- Fernanda Ariane Mendes Costa

CAPÍTULO 2

Reconhecimento da Via Aérea Difícil 21
- Maurício Luiz Malito
- Hélio Penna Guimarães

CAPÍTULO 3

Algoritmo de Atendimento à Via Aérea Difícil...........................35
- Daniel Perin
- Hélio Penna Guimarães
- Kaile de Araújo Cunha

CAPÍTULO 4

Evidências para Intubação Orotraqueal Segura 41
- Hélio Penna Guimarães
- Kaile de Araújo Cunha
- Alexandre Biasi Cavalcanti
- Carlos Eduardo de Melo Leite

CAPÍTULO 5

Dispositivos Auxiliares para Intubação.........................57

- Valéria Melhado Fortuna
- Aníbal de Oliveira Fortuna
- Carlos Eduardo de Melo Leite

CAPÍTULO 6

Dispositivos Extraglóticos 73

- Rafael de Macedo Coelho
- Hélio Penna Guimarães
- Kaile de Araújo Cunha

CAPÍTULO 7

Broncofibroscopia na Abordagem da Via Aérea.........................101

- Paulo Rogério Scordamaglio

CAPÍTULO 8

Manejo Cirúrgico da Via Aérea.........................119

- Ricardo Del Manto
- Gisele Cristina Cecílio Del Manto
- Hélio Penna Guimarães
- Kaile de Araújo Cunha

CAPÍTULO 9

Via Aérea no Trauma 129

- Ricardo Del Manto
- Gisele Cristina Cecílio Del Manto
- Hélio Penna Guimarães

CAPÍTULO 10

Situações Especiais: Obeso, Gestante e Queimado 141

- Valéria Melhado Fortuna
- Aníbal de Oliveira Fortuna

CAPÍTULO 11

Particularidades da Via Aérea Difícil na Pediatria 167

- Ascédio José Rodrigues
- Hélio Penna Guimarães

CAPÍTULO 12

Algoritmos e fluxogramas para abordagem das vias aéreas..................175

- Hélio Penna Guimarães
- Kaile de Araújo Cunha
- Fernanda Ariane Mendes Custa

CAPÍTULO 13

Protocolo de Atendimento à Via Aérea Difícil para Time de
Resposta Rápida – TRR 183

- Nádia Rahmeh de Paula
- Edson Luiz Favero Junior
- Felipe Rischini
- Nataly Sacco
- José Martins de Sousa Neto

Índice Remissivo 195

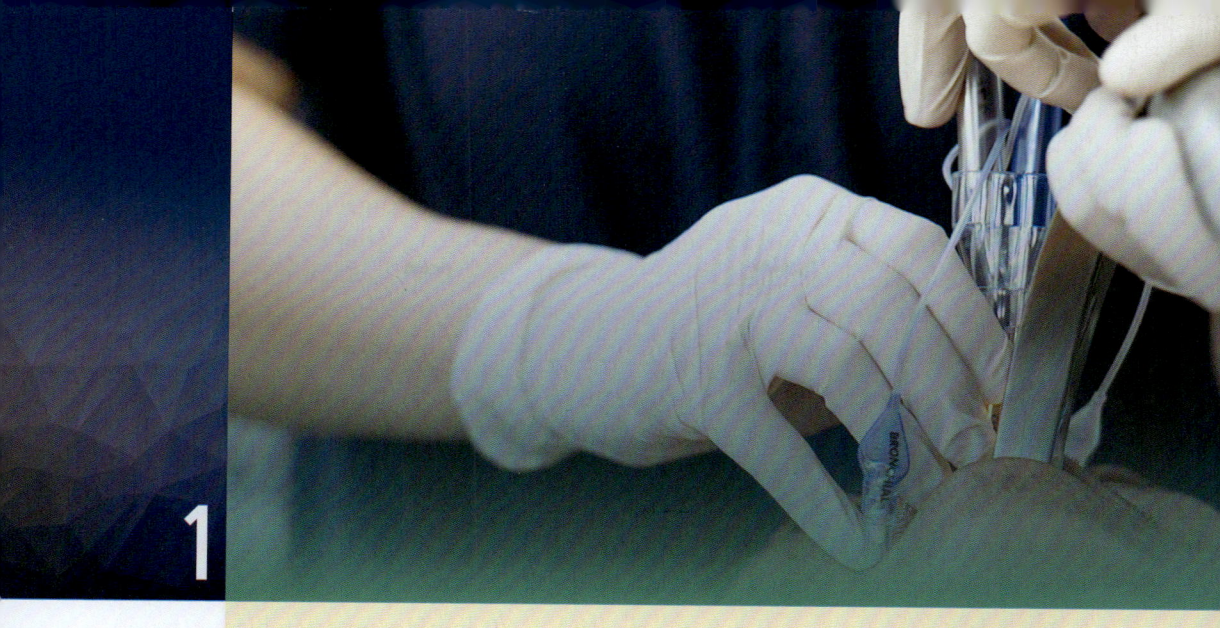

Elaine Cristina Pereira
Priscila Sandri
Hélio Penna Guimarães
Fernanda Ariane Mendes Costa

Princípios da Assistência Ventilatória Básica

INTRODUÇÃO

Os princípios da ventilação e oxigenação artificial básicas têm sido usados desde o século dezenove; a utilização do gás oxigênio para fins terapêuticos é de largo conhecimento e emprego diário na assistência médica, ainda que seus critérios básicos sejam, por vezes, empregados de forma pouco fundamentada.

O desenvolvimento de técnicas e formas objetivas da análise de gases sanguíneos com a gasometria arterial, permitiu quantificar o teor dos dois gases mais importantes do sangue arterial, apresentados sob a forma da pressão parcial de oxigênio (PaO_2) e pressão parcial de dióxido de carbono ($PaCO_2$). A PaO_2 passou a ser usada para mensurar a eficácia dos pulmões em oxigenar o sangue e a ($PaCO_2$) e avalia sua capacidade de eliminar o CO_2.

Os valores esperados de PaO_2 são dependentes do teor de oxigênio presente no ambiente (concentração variável em função da altitude ou da oferta), da idade do indivíduo (aumento do desequilíbrio ventilação/perfusão ou V/Q) e, em menor grau, da $PaCO_2$. Não há diferença entre os sexos, embora exista pequeno aumento da PaO_2 (10 mmHg), com correspondente diminuição na $PaCO_2$ durante a gravidez.

A PaO_2 pode sofrer efeito do decúbito, como observado em pacientes com síndrome do desconforto respiratório agudo, quando a mudança da posição supina para a posição prona permite a otimização de espaços alveolares coalhados e consequente melhor oxigenação.

O cálculo da PaO_2 esperada pode ser feito através da fórmula de Sorbini: PaO_2 ideal (ar ambiente ou FiO_2: 0,21) = 109 – (0,43 × idade).

Hipoxemia é definida pela redução da PaO_2 < 80 mmHg em ar ambiente (fração inspirada de oxigênio ou FiO_2: 21%).

Causas possíveis de hipoxemia

Origem respiratória

- Alterações na relação ventilação/perfusão (V/Q);
- Hipoventilação alveolar;
- Distúrbios da difusão;
- *Shunt* pulmonar (ex.: fístula arteriovenosa).

Origem não respiratória

- Diminuição da pressão inspirada de O_2 (ex.: altitude);
- Choque;
- *Shunt* cardíaco (ex.: comunicação intra-atrial);
- Anemia ou alteração química da hemoglobina (intoxicação por monóxido de carbono);
- Parada cardiorrespiratória.

Administração de oxigênio

O oxigênio é administrado por inalação e atinge a corrente sanguínea por difusão através da membrana alvéolo-capilar. Durante a inspiração, o oxigênio atinge a superfície alveolar, atravessando a membrana alvéolo-capilar por difusão e ligando-se, na maior parte, à hemoglobina e, em menor porção, através da dissolução livre no plasma.

A oxigenoterapia é tradicionalmente quantificada através da chamada fração do gás inspirado (FiO_2) e fluxo da oferta de oxigênio em litros por minuto.

Neste cenário, os sistemas que oferecem o oxigênio podem ser pragmaticamente classificados em dois tipos: *sistemas de alto fluxo*, que predeterminam as proporções oxigênio/ar ambiente para se alcançar a FiO_2 desejada, e *sistemas de baixo fluxo*, que variam as proporções oxigênio/ar ambiente de acordo com o padrão ventilatório efetivo do paciente. Esta classificação pode ser estendida também para a quantidade de litros de oxigênio oferecida por minuto, sendo baixo fluxo habitualmente de 2 a 6 L/min, ocasionalmente 8 L/min, e alto fluxo em geral acima de 8 L/min até valores de 60 L/min ou mais (cânulas de alto fluxo).

Metabolismo e excreção

A utilização intracelular do oxigênio é essencial a todas as funções metabólicas. Os produtos metabólicos finais das vias que utilizam o oxigênio são o dióxido de carbono e a água.

Indicações

As principais indicações do uso de oxigenoterapia são:

Absolutas

- Correção da hipoxemia aguda;
- Redução dos sintomas da hipoxemia crônica.

Relativas

- Pacientes em risco de hipoxemia ($PaO_2 < 60$ mmHg);
- Traumas graves;
- Infarto agudo do miocárdio (IAM)/Angina instável com SaO_2 abaixo de 90% a 92%;
- Recuperação pós-anestésica de procedimentos cirúrgicos;
- Gestante;
- Desconfortos respiratórios;
- Insuficiência respiratória;
- Acidente Vascular Encefálico (AVE).

Objetivos da oxigenoterapia

Garantir o transporte adequado de oxigênio, diminuindo o trabalho da respiratório e o estresse miocárdico. Em casos como intoxicação por monóxido de carbono, a administração de oxigênio pode reduzir a meia-vida da ligação da carboxi-hemoglobina.

Convém relembrar que a administração do oxigênio tem por finalidade a correção da hipoxemia, porém, a avaliação da causa não deve ser negligenciada.

Ventilação ativa em emergências

Em algumas situações clínicas é necessário acessar e manter as vias aéreas em condições próximas do normal, garantindo a troca gasosa até que um suporte avançado esteja presente no local.

Algumas técnicas podem ser necessárias para atender a estas demandas:

Ventilação boca à máscara

Para ventilação boca à máscara (Quadro 1.1), é necessário utilizar uma máscara com ou sem válvula unidirecional, por vezes com filtro. A válvula unidirecional permite que a ventilação executada pelo socorrista entre pela boca e pelo nariz do paciente, e desvie o ar expirado pelo mesmo para longe do profissional. Algumas máscaras têm entrada adicional para oxigênio, podendo ofertá-lo se necessário.

Quadro 1.1 Etapas para a utilização de máscara de oxigênio.

Etapa	Posicione-se ao lado do paciente
1	Coloque a máscara no rosto do paciente vedando todo o nariz e a boca.
2	Para vedar a máscara posicione as mãos como: • Faça um C com uma mão e apoie na parte superior da máscara; • Apoie a outra mão como uma pinça entre o polegar e o indicador na borda inferior da máscara.
3	Erga a mandíbula para abrir a via aérea e continue vedando toda a máscara.
4	Sopre por 1 segundo para que haja expansão do tórax.

Dispositivo bolsa-válvula-máscara

O dispositivo bolsa-válvula-máscara é bastante utilizado por profissionais da saúde no ambiente intra ou pré-hospitalar. É composto por um circuito adicional para ser ligado à rede de oxigênio, por uma bolsa reservatório para acúmulo de oxigênio, válvula e máscara facial. Pode ser utilizado como recurso durante o atendimento emergencial, como em uma ressuscitação cardiopulmonar e intubação orotraqueal.

Esse dispositivo promove a hiperinsuflação pulmonar com oferta de volume corrente maior do que o volume fisiológico do paciente, e tem como principais objetivos melhorar a oxigenação, auxiliar na remoção de secreções e promover a expansão de atelectasias.

O mecanismo fisiológico da hiperinsuflação pulmonar consiste na promoção da expansão das unidades alveolares colapsadas por meio do aumento do fluxo aéreo para as regiões atelectasiadas, dos canais colaterais, do mecanismo de interdependência alveolar e da renovação de surfactante nos alvéolos através da ventilação colateral das unidades alveolares obstruídas. Favorece o deslocamento das secreções pulmonares das vias aéreas periféricas para regiões mais centrais, promovendo a expansão das atelectasias. O deslocamento das secreções também pode ser resultado do aumento do fluxo expiratório, da pressão de recolhimento elástica dos pulmões e da interação gás-líquido.

Dispositivos adjuntos ou auxiliares para ventilação com BVM

Cânula orofaríngea

É utilizada em pacientes inconscientes em risco de obstrução de via aérea por relaxamento da musculatura da via aérea superior ou queda da língua. Trata-se de equipamento adjunto para manter a patência e a permeabilidade da via aérea, facilitando a adequada execução da ventilação com BVM (Quadro 1.2).

Não deve ser utilizada em pacientes conscientes ou semiconscientes, pois oferece risco de promover náuseas e vômito.

Quadro 1.2 Passo a passo para inserção de cânula orofaríngea.

Técnica	
1	Remova qualquer tipo de secreção da via aérea.
2	Escolha o tamanho ideal: a medida é obtida colocando-se a cânula na região da rima labial (parte proximal) até o ângulo da mandíbula (parte distal da cânula).
3	Insira a cânula com a parte convexa voltada para a língua do paciente, ou lateralizada ou, ainda, com a ajuda de um 'abaixador' de língua ou espátula.
4	Conforme a cânula chegue próximo à parede da faringe, gire-a por 180° para ficar na posição correta.

Cânula nasofaríngea (Quadro 1.3)

Utilizada como alternativa à cânula orofaríngea para pacientes que necessitem de equipamento adjunto de manutenção da via aérea, ainda que com estado de semiconsciência. É um tubo plástico ou de borracha macia sem *cuff*, e serve como conduto para que o fluxo de ar entre nas narinas e na faringe.

Pode ser utilizada em pacientes conscientes ou semiconscientes, e em pacientes que apresentam vômitos, traumatismo maciço ao redor da boca e maxilar.

Quadro 1.3 Passo a passo para inserção de cânula nasofaríngea.

	Técnica
1	Selecione o tamanho de acordo com o diâmetro da narina do paciente, que deve ser compatível. Mensure da narina ao *tragus* ou lobo da orelha.
2	Lubrifique a via aérea com hidrossolúvel ou pomada anestésica.
3	Insira a cânula através da narina, perpendicular ao plano da face, deslizando suavemente. Não force a passagem: caso sinta resistência troque a narina de inserção ou troque por cânula nasofaríngea.

Sistemas de fornecimento de oxigênio

Os sistemas que fornecem o oxigênio são de dois tipos: um sistema de alto fluxo que predetermina as proporções oxigênio/ar ambiente para se alcançar a FiO_2 desejada, e um sistema de baixo fluxo, que pode variar as proporções oxigênio/ar ambiente de acordo com as modificações do padrão ventilatório do paciente.

Sistemas de baixo fluxo

Neste sistema o fluxo de gás oferecido é inferior ao volume inspiratório minuto do paciente. Nele, o restante do volume inspiratório minuto é completado pelo ar ambiente. A FiO_2 é variável, dependente do volume minuto do paciente, do modelo específico do dispositivo e do fluxo de oxigênio ofertado (para cada litro de O_2 acrescentamos aproximadamente 4% de FiO_2).

Cânula nasal

Consiste em um tubo de plástico de diâmetro interno geralmente de 6 mm, com orifícios que se abrem na projeção das narinas. Dispõe (ou não) de cateteres ou *prongs* que são introduzidos cerca de um centímetro para dentro de ambas as narinas. Assim, o oxigênio é administrado na rinofaringe que, junto com a orofaringe, funciona como reservatório de oxigênio (Figura 1.1). Valores acima de 5 L/min podem gerar ressecamento nasal importante e/ou epistaxe.

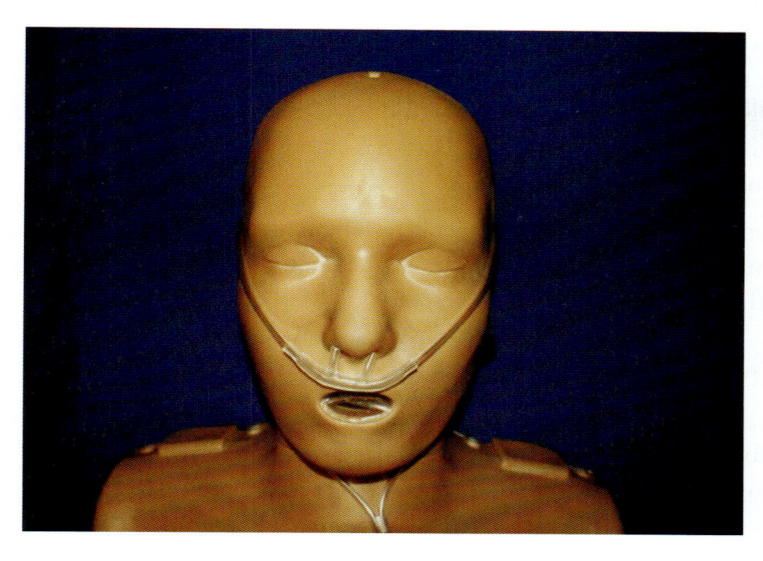

Figura 1.1. Vista anterior de uma cânula nasal.
Fonte: CETES-HCor. Fotógrafo: Sérgio Spezzia.

Cateter nasal

É um cateter flexível com múltiplos orifícios nos dois centímetros finais (Figura 1.2). Deve ser lubrificado, sua ponta colocada através de uma das narinas e introduzida até a faringe por trás da úvula.

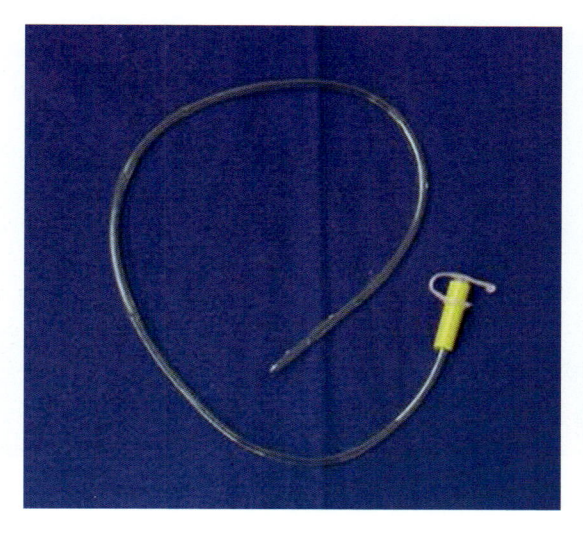

Figura 1.2. Cateter nasal.
Fonte: Arquivo pessoal dos autores.

Para sua inserção na narina, o profissional deve medir o lóbulo da orelha até a ponta do nariz e realizar sua introdução até o ponto marcado. É importante que a cada oito horas aproximadamente seja feita a troca do cateter e o rodízio das narinas, pois este dispositivo altera a produção de secreção nas mesmas. Podemos utilizar até 5 L/min nesse dispositivo.

Assim como a cânula nasal pode gerar ressecamento nasal importante e/ou epistaxe, outras complicações de uso são: hemorragia por trauma e distensão gástrica ou ruptura esofágica (introdução inadvertida no esôfago).

Máscara facial simples de nebulização

A máscara simples deve estar posicionada cobrindo a boca e o nariz (Figura 1.3). É capaz de fornecer alta concentração de O_2 (máxima em torno de 60%). O fluxo a ser empregado deve estar entre 5 L/min e 15 L/min, a fim de evitar a retenção de CO_2. Dessa forma, ela está indicada principalmente em pacientes com insuficiência respiratória (IRpA) tipo I (hipoxêmica) e deve ser evitada em pacientes com IRpA tipo II (hipercapnica, principal exemplo em portadores de doença pulmonar obstrutiva crônica – DPOC).

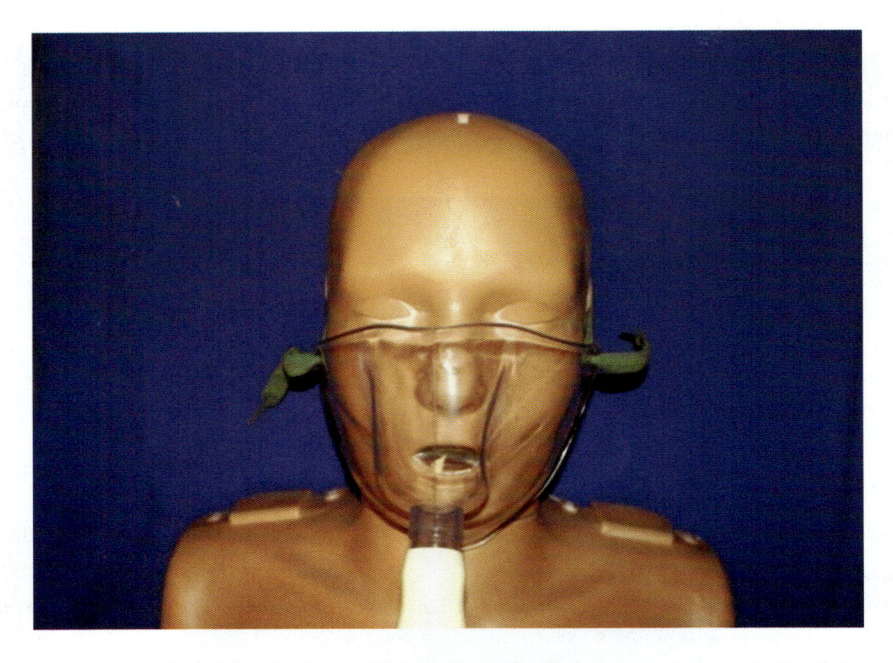

Figura 1.3. Máscara facial simples (para nebulização, utilizada em conexão ao nebulizador).
Fonte: CETES-HCor. Fotógrafo: Sérgio Spezzia.

O uso de máscara limita o paciente em alimentação, hidratação oral, expectoração. Há maior tendência a ficar fora de posicionamento e pode predispor à aspiração (na presença de êmese).

Ao optar-se por esse dispositivo, deve-se utilizar soro fisiológico estéril (substituição a cada seis horas) no recipiente e trocar todo o circuito a cada 24 horas a fim de evitar infecções (desde que sem sujidade).

O mesmo princípio pode ser aplicado para a máscara de nebulização para traqueostomia utilizada em pediatria ou em adultos (Figura 1.4).

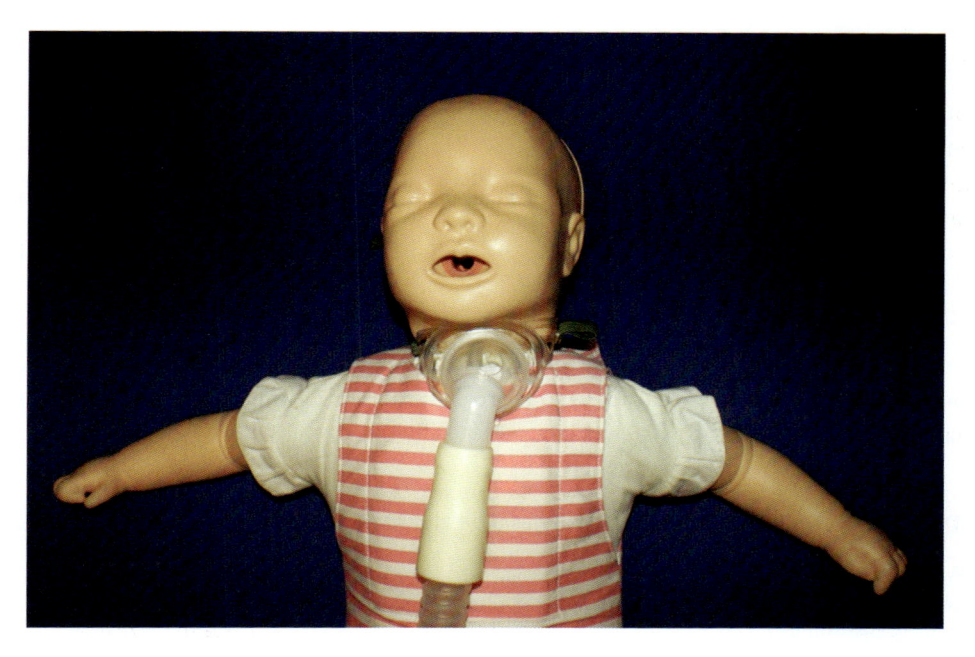

Figura 1.4. Máscara de nebulização para traqueostomia, em pediatria. A diferença para a máscara de adulto é apenas o tamanho.
Fonte: CETES-HCor. Fotógrafo: Sérgio Spezzia.

Sistemas de alto fluxo

Nestes tipos de dispositivos, o fluxo do gás ou a presença de um reservatório de oxigênio são suficientes para vencer o espaço morto anatômico e suprir o volume minuto do paciente, resultando em FiO_2 estável. Em função dessa característica, estes sistemas estão indicados para pacientes com desconforto respiratório ou quando o uso de dispositivos de baixo fluxo é insuficiente para corrigir a hipoxemia (Figura 1.5).

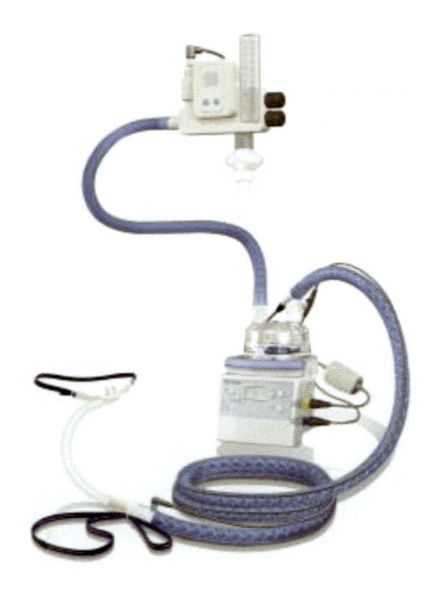

Figura 1.5. Sistema para cânulas de alto fluxo de oxigênio.

Cateter nasal de alto fluxo

É o sistema que permite ofertas de oxigênio de até 60 L/min reduzindo o espaço morto e otimizando a ventilação. O Quadro 1.4, mostra algumas indicações e evidências frágeis ainda para uso sistemático.

Quadro 1.4 Quando a oxigenoterapia nasal de alto fluxo pode ou não pode ser utilizada.	
A ONAF pode ser utilizada com alguns benefícios	• Insuficiência respiratória aguda hipoxêmica sem falência de órgão extrapulmonar • Após extubação em paciente em baixo risco • Em pacientes com ordem de não intubar
A ONAF pode ser utilizada sem benefícios claros	• Após extubação no pós-operatório de cirurgia cardiotorácica • Com broncoscopia flexível
A ONAF não pode ser utilizada	• Em IRA hipoxêmica com critérios para intubação • Em IRA hipoxêmica com falência de órgão extrapulmonar
Situações nas quais o uso de ONAF necessita de melhor esclarecimento	• Exacerbação aguda de DPOC • Pacientes imunocomprometidos com IRA • Pré-oxigenação para intubação de pacientes hipoxêmicos • Após extubação em pacientes cirúrgicos

ONAF – oxigenoterapia nasal de alto fluxo; IRA – insuficiência respiratória aguda; DPOC – doença pulmonar obstrutiva crônica.

Fonte: Rev. Bras. Ter. Intensiva. 2017;29(4):399-403.

Máscara de Venturi

O oxigênio pressurizado passa através de um estreito orifício na parte inferior da válvula (Figura 1.6), o que aumenta a velocidade do oxigênio dentro do sistema e proporciona um ambiente de pressão subatmosférica em relação ao ar ambiente, criando uma força conhecida como *arrasto viscoso* (Figura 1.7).

A máscara deve estar bem ajustada à face do paciente. Se for necessária a retirada da máscara para alimentação, por exemplo, o paciente deve ser mantido com o cateter nasal. Em caso de traqueostomia, a Venturi deve estar bem acoplada à cânula.

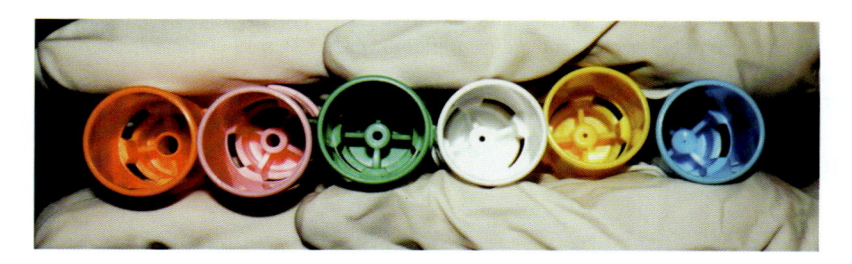

Figura 1.6. Observe a diferença de tamanho entre os orifícios de menor FiO_2 (azul) para o de maior FiO_2 (laranja), no kit de Venturi Hudson®.
Fonte: CETES-HCor. Fotógrafo: Sérgio Spezzia.

Sistema Venturi

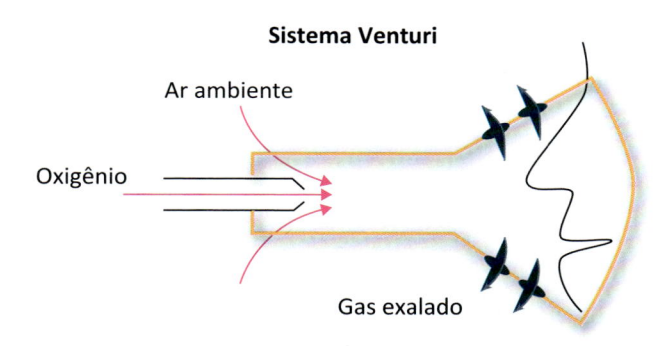

Figura 1.7. Esquema de funcionamento do sistema de Venturi.
Fonte: Arquivo pessoal dos autores.

A concentração de oxigênio é ajustada de acordo com o tamanho do orifício inferior, mantendo-se constante o fluxo de oxigênio. A FiO_2 máxima ofertada é de 50% (Figura 1.8). As cores das válvulas de entrada são padronizadas para maior conveniência, entretanto, infelizmente, cores e FiO_2 podem variar entre os diversos fabricantes.

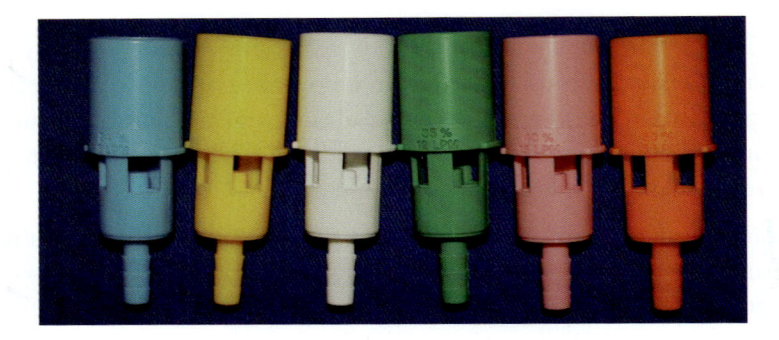

Figura 1.8. Adaptadores de FiO$_2$ distintos, da marca Hudson®. Pipeta Azul 24% a 3 L/min, pipeta amarela 28% a 6 L/min, pipeta banca 31% a 8 L/min, pipeta verde 35% a 12 L/min, pipeta rosa 40% a 15 L/min e pipeta laranja 50% a 15 L/min.
Fonte: CETES-HCor. Fotógrafo: Sérgio Spezzia.

O kit Venturi é composto de:

A – Máscara;

B – Traqueinha;

C – Ligação para fluxômetro;

D – Adaptador específico para realizar inalação com os pacientes;

E – Pipetas com diferentes porcentagens de FiO$_2$ (Figuras 1.9 e 1.10).

Este dispositivo não necessita de umidificação, sendo conectado diretamente ao fluxômetro, sem uso do umidificador.

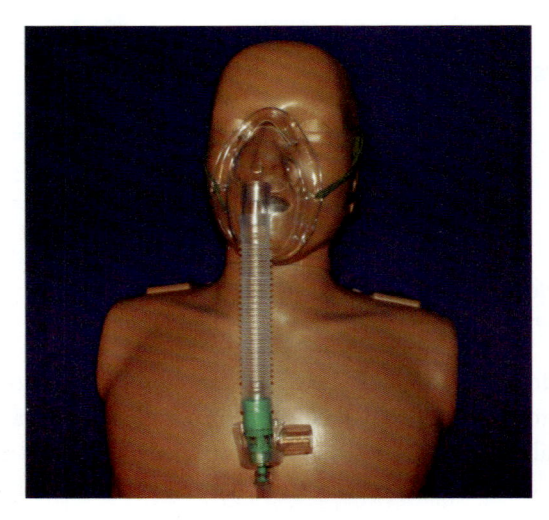

Figura 1.9. Máscara de Venturi adaptada no manequim.
Fonte: CETES-HCor. Fotógrafo: Sérgio Spezzia.

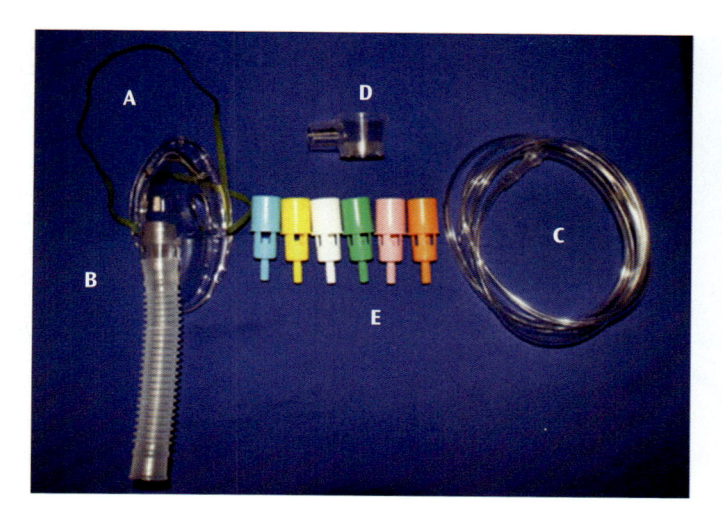

Figura 1.10 Kit Venturi completo.
Fonte: CETES-HCor. Fotógrafo: Sérgio Spezzia.

Máscaras com reservatório de oxigênio (Figuras 1.11 e 1.12)

São constituídas de uma máscara facial associada a uma bolsa-reservatório (600 mL a 1.000 mL). O fluxo de oxigênio deve ser titulado para permitir a distensão adequada da bolsa-reservatório (10 a 15 L/min) e, assim, permitir a eliminação do CO_2.

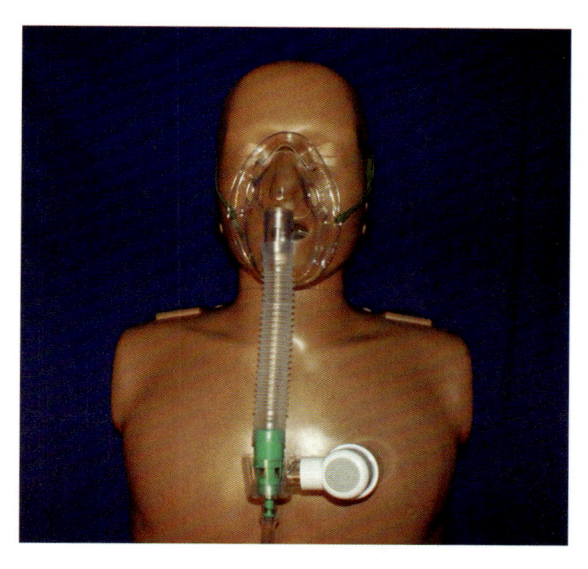

Figura 1.11. Máscara de Venturi, com inalação conectada.
Fonte: CETES-HCor. Fotógrafo: Sérgio Spezzia.

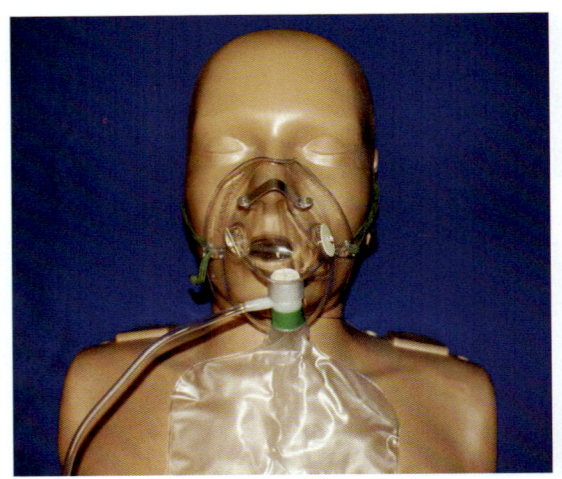

Figura 1.12. Máscara com reservatório.
Fonte: CETES-HCor. Fotógrafo: Sérgio Spezzia.

Há dois tipos de dispositivos de máscaras com reservatório, descritos a seguir.

Máscara com sistema de reinalação parcial

O sistema de reinalação parcial permite que o gás exalado na fase inicial da expiração retorne ao reservatório, promovendo diluição do teor de O_2, com aumento do risco de retenção de CO_2. Este dispositivo pode ofertar FiO_2 entre 70% e 80% (Figura 1.13).

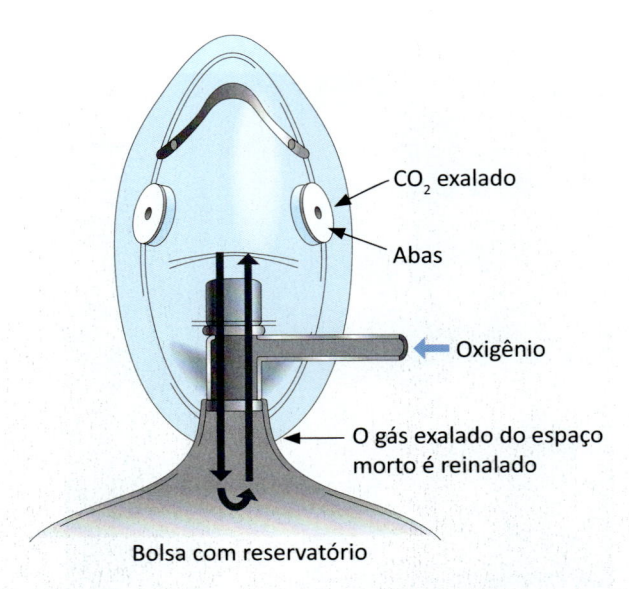

Figura 1.13. Sistema de reinalação parcial. Os 100 a 150 mL iniciais da expiração (espaço morto anatômico) retornam ao reservatório para a reinalação.
Adaptada de: The ICU Book, 3rd ed, 2007.

Máscara com sistema de não reinalação

Este dispositivo é semelhante ao sistema de reinalação parcial, acrescentando-se uma válvula unidirecional que evita que qualquer gás exalado retorne ao reservatório de oxigênio. Este sistema permite, em teoria, a inalação de oxigênio puro (FiO$_2$ = 100%) (Figura 1.14).

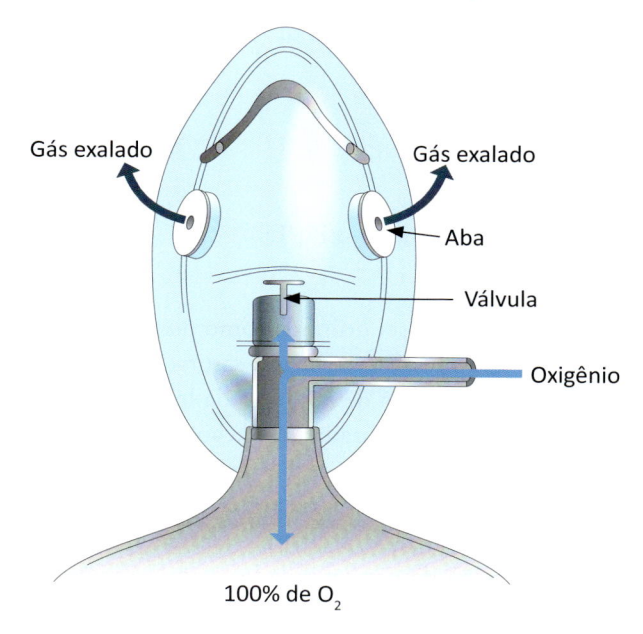

Figura 1.14. Sistema de não reinalação. Uma válvula unidirecional evita que o gás exalado retorne ao reservatório de oxigênio.
Adaptada por: The ICU Book, 3rd ed, 2007.

Efeitos fisiológicos da oxigenoterapia

O uso do oxigênio melhora a troca gasosa pulmonar, pois vasodilata a artéria pulmonar diminuindo a resistência e a pressão da mesma. Assim, melhora o débito cardíaco e diminui o trabalho da musculatura cardíaca, ocasionando uma vasodilatação sistêmica.

Monitorização da oxigenoterapia

A gasometria arterial continua sendo o método de escolha para a determinação do teor dos gases sanguíneos e do pH. Permite a determinação de forma acurada do pH, pressão arterial parcial de O$_2$ (PaO$_2$), pressão arterial parcial de CO$_2$ (PaCO$_2$) e da saturação arterial da hemoglobina pelo O$_2$ (SatO$_2$).

Antes da coleta na artéria radial, deve-se realizar manobra de Allen para avaliar a presença de circulação colateral no nível da artéria radial. Pedir ao paciente que abra e feche a mão vigorosamente, depois de haver localizado e comprimido os pulsos radial e cubital. Com a mão do paciente estendida, libera-se a compressão cubital, e registra-se o tempo necessário para que reapareça a coloração palmar habitual, o que deve acontecer em menos de 15 segundos, correspondendo a uma oxigenação adequada.

Valores de normalidade da gasometria arterial:

- PaO_2: 80 a 100 mmHg;
- $PaCO_2$: 30 a 45 mmHg;
- pH 7,35 a 7,45;
- BE (excesso de base): −2 a +2;
- HCO_3 (bicarbonato sérico) 22 a 28 mEq/L;
- $SatO_2$ > 95%.

A oximetria de pulso deve sempre ser utilizada como método de monitorização, uma vez que permite, de forma não invasiva, estimar a saturação de oxigênio da hemoglobina arterial. Está baseada na diferença de absorção da leitura de luz vermelha e infravermelha, exibida pela hemoglobina saturada (ligada ao oxigênio) e reduzida (ligada ao dióxido de carbono). Entretanto, o método exibe algumas limitações, em determinadas situações clínicas (hipoperfusão/choque, pigmentação cutânea, artefatos de movimentação do paciente, hipotermia, anemia) e externas (esmalte, excesso de iluminação). Outra limitação está na redução da confiabilidade quando atinge valores inferiores a 80%. Os valores da oximetria de pulso devem estar iguais ou acima de 92%, lembrando que em pacientes com DPOC podemos considerar valores normais entre 90% a 92%.

Complicações do uso do oxigênio

Apesar do uso comum e disseminado na prática clínica, a oxigenoterapia não é isenta de riscos. Níveis de $FiO_2 \geq 50\%$ e/ou a hiperóxia ($PaO_2 \geq 100$ mmHg) aumentam o risco de toxicidade relacionada ao oxigênio.

O metabolismo celular normal gera substâncias oxidantes, a queima ou consumo parcial do oxigênio leva à produção de espécies reativas de oxigênio ou radicais livres e, portanto, quanto maior a FiO_2 utilizada, maior a produção de radicais livres.

Os radicais livres são moléculas altamente reativas, que tendem a causar reações desreguladas e destrutivas às moléculas orgânicas. Elas são chamadas de radicais tóxicos do oxigênio porque são capazes de danificar as membranas celulares e as mitocôndrias, bem como inativar muitas enzimas nucleares e citoplasmáticas.

O excesso de radicais livres no organismo é combatido por antioxidantes produzidos pelo corpo (ex.: glutationa peroxidase) ou absorvidos da dieta (ex.: ácido ascórbico).

O conceito de estresse oxidativo baseia-se na relação entre os níveis celulares de oxidantes e antioxidantes. Um desequilíbrio nesta relação poderia determinar alterações importantes na fisiologia celular (lesão). Recentes dados aplicáveis a situações comuns de uso de O_2, como nas síndromes coronárias agudas, reforçam esta ideia do estresse oxidativo e uso consciencioso do oxigênio.

Retinopatia

O estresse oxidativo pode levar a alterações no desenvolvimento da vascularização interna da retina a partir das células fusiformes. As células fusiformes lesadas pelos radicais livres de oxigênio segregam fatores angiogênicos, responsáveis pela neovascularização anormal da retina. A retinopatia da prematuridade é a maior causa de cegueira infantil na América Latina.

Atelectasia de absorção

Pode ocorrer quando o oxigênio é administrado em concentrações maiores ($FiO_2 \geq$ 50%), reduzindo assim a concentração de nitrogênio no gás alveolar e promovendo o colapso alveolar.

Contaminação bacteriana

Associada à colonização dos sistemas de suplementação de oxigênio, nebulização ou umidificação. Recomenda-se trocar todo o circuito a cada 24 horas e a solução utilizada (soro fisiológico) a cada seis horas.

Toxicidade pulmonar

Os sinais e sintomas de toxicidade pelo oxigênio podem ser observados mesmo em voluntários sãos. Diversos estudos utilizando uso de oxigênio puro por um período $\geq$ 24 horas, nesse perfil de paciente, demonstraram sinais e sintomas inerentes da toxicidade como: desconforto esternal, dor pleurítica, tosse, dispneia e redução do *clearance* ciliar, infiltrados alveolares, atelectasias.

O advento da ventilação mecânica invasiva em pressão positiva permitiu o tratamento da insuficiência respiratória e suporte ventilatório adequado para os pacientes em terapia intensiva. Entretanto, tal prática também está acompanhada da maior complexidade e gravidade de diversas patologias. O tempo de permanência hospitalar, em terapia intensiva e em ventilação mecânica aumentou, assim como o uso da oxigenoterapia. Observamos o surgimento de patologias relacionadas ao suporte ventilatório.

A displasia broncopulmonar (DBP) observada em pediatria acomete, em geral, os recém-nascidos prematuros submetidos à oxigenoterapia e ventilação mecânica nos primeiros dias de vida. Deve ser considerada em qualquer neonato que permanece dependente de oxigênio em FiO_2 ≥ 21% por um período maior ou igual a 28 dias. A DBP resulta da interrupção do processo normal de desenvolvimento pulmonar, com comprometimento do crescimento alveolar e vascular, seguido de um processo anormal de reparação, em um pulmão extremamente imaturo. Podemos observar hiperinsuflação pulmonar com espessamento brônquico e atelectasias, fibrose, grandes cistos, enfisema intersticial e sinais de hipertensão pulmonar. Em sobreviventes, a DBP aumenta o risco de infecções, hiper-reatividade das vias aéreas, disfunção cardíaca e alterações neurológicas.

A síndrome do desconforto respiratório agudo (SDRA), desde a descrição por Ashbaugh, em 1967, uma de suas principais características é a presença de hipoxemia e a necessidade da suplementação de oxigênio. A exposição continuada a altas concentrações de oxigênio pode agravar a lesão pulmonar preexistente. O dano pulmonar pela toxicidade do oxigênio, como citado acima, é resultante de radicais livres e de substâncias reativas de oxigênio, gerados espontaneamente em ambientes hiperóxicos ou através de produtos da ativação de neutrófilos e macrófagos alveolares.

Doença Pulmonar Obstrutiva Crônica (DPOC)

A DPOC é uma enfermidade que se caracteriza pela presença de uma obstrução crônica do fluxo de ar geralmente progressiva e que está associada a uma resposta inflamatória anormal dos pulmões devido à inalação de partículas ou gases tóxicos, sendo fundamentalmente relacionada ao tabagismo.

A teoria do *drive* hipóxico, nos pacientes com DPOC, exprime que o estímulo para respiração é a diminuição do oxigênio no sangue em vez de uma elevação nos níveis de dióxido de carbono (CO_2). Assim, a administração de oxigênio poderia suprimir o reflexo respiratório, mantido à custa da hipoxemia, produzir a retenção progressiva de CO_2 e, por fim, resultar na morte do paciente devido à narcose e acidose. Diversos estudos demonstraram que a teoria do *drive* hipóxico é errônea. O paciente com DPOC, seja em repouso ou em insuficiência respiratória, apresenta elevada atividade do centro respiratório e a administração do oxigênio não promove efeito depressor/inibidor. A piora da hipercapnia, observada nesse perfil de pacientes, quando administramos oxigênio de forma não monitorada, deve-se a alterações na relação V/Q.

O uso da oxigenoterapia em pacientes com DPOC é seguro, desde que seja utilizado de forma a corrigir a hipoxemia e evitar a hiperóxia. Dessa forma, devemos titular sua administração a fim de manter níveis de $SatO_2$: 90% a 93%. A forma ideal de suplementação deve ser feita através do dispositivo de Venturi, que permite a estimativa mais acurada da FiO_2.

Referências consultadas

1. Marino PL. ICU Book, 3ª. ed. Lippincott Williams & Wilkins; 2007; 403-20.

2. Shifren A. Washington Manual Pulmonary Medicine Subspecialty Consult. Lippincott Williams & Wilkins; 2006. p. 35-40.

3. Vincent JL. Annual Update in intensive Care and Emergency Medicine. Springer; 2011.

4. Shapiro BA, Peruzzi WT, Templim R. Aplicação Clinica dos Gases Sanguíneos. 5ª. ed. 2004. p. 127-55.

5. Carvalho WB, Hirschheimer MR, Troster EJ, et al. Ventilação Pulmonar Mecânica em Pediatria e Neonatologia. 2ª. ed. Atheneu; 2005. p. 41-7.

6. Meyer EC, Barbas CSV, Filho GL, colaboradores. Monitorização Respiratória. In: Knobel E, editores. Condutas no paciente grave. São Paulo: Atheneu; 1998. p. 289-311.

7. American Heart Association (AHA). SBV - Suporte Basico de Vida-Manual do Profissional. American Heart Association, Texas: 85.

8. Laranjeira L, Regenga M., Corrêa D., Guimarães H., Guia de urgência e emergência para fisioterapia, 1ª Ed, São Paulo, 2012; 81-90.

9. Lemes AD, Guimarães FS. O Uso da hiperinsuflação como recurso fisioterapêutico em Unidade de Terapia Intensiva. Revista Brasileira de Terapia Intensiva Vol. 19 Nº 2, Abril-Junho, 2007.

10. Dres M, Demoule A. que todo intensivista deve saber sobre oxigenoterapia nasal de alto fluxo em pacientes críticos. Rev Bras Ter Intensiva. 2017;29(4):399-403.

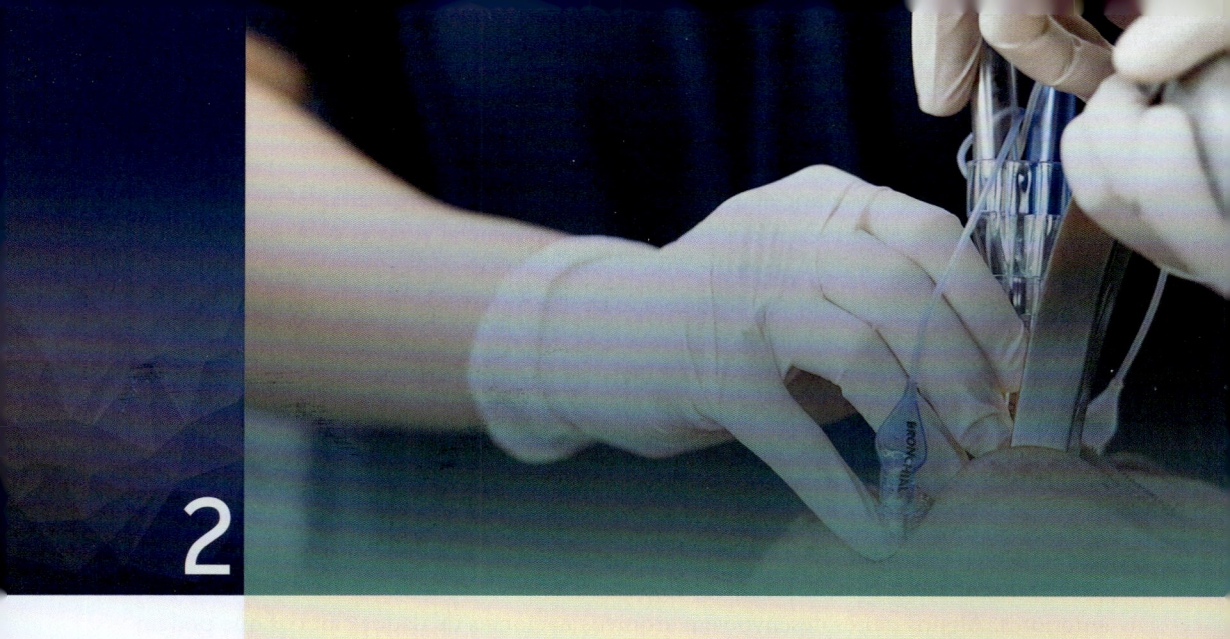

2

Maurício Luiz Malito
Hélio Penna Guimarães

Reconhecimento da Via Aérea Difícil

INTRODUÇÃO

O princípio básico para o manuseio das vias aéreas é a busca constante da segurança do paciente. Este objetivo é alcançado quando nossa abordagem não compromete a permeabilidade das vias aéreas e/ou impacta negativamente a capacidade do paciente em manter a respiração espontânea. Em 2003, a Sociedade Americana de Anestesiologia definiu como **via aérea difícil**: "a situação clínica onde um anestesiologista devidamente graduado e treinado encontra dificuldade em realizar ventilação efetiva com máscara facial ou dificuldade em concretizar a intubação traqueal ou ambas as situações". A via aérea difícil é um desafio para todos os profissionais de saúde. Os eventos respiratórios são importante causa de morbimortalidade tanto no Departamento de Emergência, como no Centro Cirúrgico e também na Unidade de Terapia Intensiva.

Para estabelecer a melhor abordagem nos casos de via aérea difícil é necessário o diagnóstico e reconhecimento dos pacientes com potencial risco e, com isso, elaborar a estratégia mais segura. O planejamento sempre deve priorizar a manutenção da respiração espontânea e a permeabilidade da via aérea nos casos suspeitos. As alterações anatômicas congênitas ou transitórias, estados clínicos (como obesidade e gravidez), e doenças sistêmicas (artrite reumatoide, diabetes), podem aumentar o risco de forma progressiva, temporária ou permanente. Dessa maneira, existem vários sinais e testes que podem ser empregados na avaliação da via aéreas, mas infelizmente, isoladamente nenhum deles pode prever com alto grau de segurança uma via aérea difícil. Na verdade, o único fator preditivo que deve ser **sempre** valorizado é a informação de dificuldade de manejo de via aérea no histórico clínico anterior do paciente. Estes dados podem ser obtidos nos arquivos de prontuários ou através de resumos clínicos das internações anteriores. Alguns países desenvolvem arquivos nacionais de dados clínicos que podem ser consultados a qualquer momento por todos os profissionais de saúde, e os pacientes portam identificações (cartões, braceletes ou colares) que alertam dos seus problemas básicos de saúde (*Medic Alert National Registry*).

CONCEITOS E DIAGNÓSTICO

A situação onde ocorre **ventilação difícil** com máscara facial é caracterizada por incapacidade de promover adequado trânsito de gases devido à falha do selo entre a máscara e a face, com consequente excesso de vazamento durante a ventilação, ou por alta resistência para o ingresso do volume de gás. Felizmente a ocorrência de ventilação difícil é mais rara quando comparada à intubação difícil. A incidência varia entre 0,008% a 5%. Langeron, em 2000, e mais tarde Kheterpal, em 2006, destacaram critérios objetivos de diagnóstico de risco de ventilação difícil. A presença de dois ou mais fatores de risco aumenta de forma importante a probabilidade de ventilação difícil (Quadro 2.1).

Quadro 2.1 Fatores de risco associados a ventilação difícil.	
1. Obesidade (Índice de Massa Corpórea – IMC maior 26)	5. Índice de Mallampati III ou IV
2. Presença de barba	6. Limitação da protrusão da mandíbula
3. Ausência de dentes	7. Distância tireomento < 6,0 cm
4. Apneia do Sono	8. Idade > 55 anos

MÉTODOS DE AVALIAÇÃO

Como diretriz geral podemos padronizar a abordagem inicial buscando os seguintes sinais:

1. **Patência das narinas:** procure por massas dentro da cavidade nasal (ex. pólipos) ou desvio do septo nasal, entre outros;
2. **Abertura bucal:** mínima de 4 a 6 cm ou três dedos entre os dentes incisivos. Isso compreende o espaço mínimo para utilização de dispositivos de acesso à via aérea como o laringoscópio;
3. **Dentes:** dentes incisivos ou caninos proeminentes podem impor limitações no alinhamento dos eixos da boca e da faringe durante a laringoscopia e principalmente associada à presença de uma língua com base larga, formam um conjunto de características que podem prejudicar a intubação traqueal e também a ventilação. Por outro lado, a ausência de dentes facilita o alinhamento, o que é bom para a intubação, mas libera o deslocamento posterior da língua, o que facilita a obstrução da ventilação;
4. **Palato:** arqueado ou longo e estreito, pode apresentar dificuldade de acesso;
5. **Prognatismo:** avaliar a capacidade do paciente subluxar voluntariamente a mandíbula anteriormente aos dentes incisivos superiores. O teste da protrusão da mandíbula positivo (*Upper Lip Bite Test* Classe A) indica possibilidade de desobstrução da base da língua com a tração da mandíbula durante ventilação; (Figuras 2.1A e 2.1B)

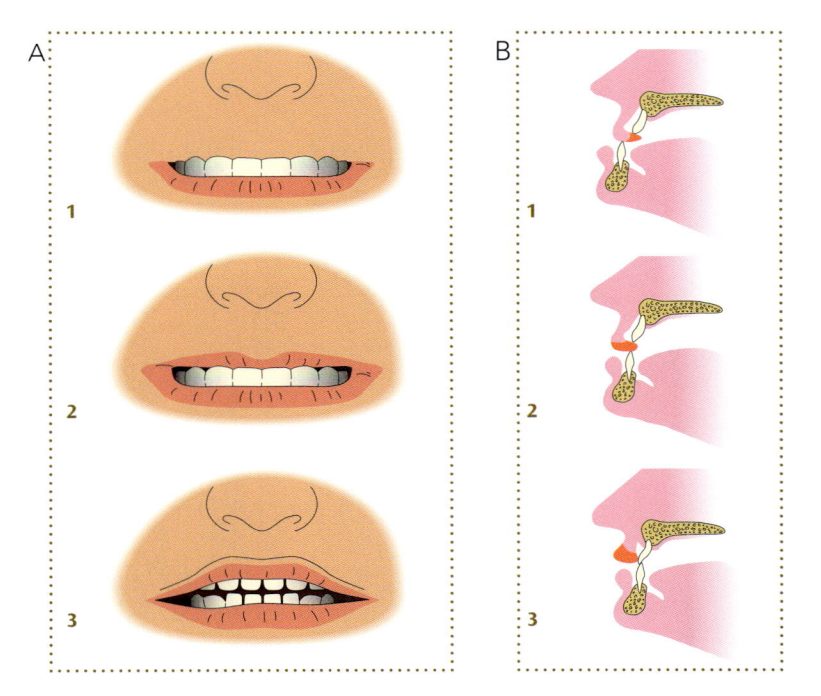

Figura 2.1. Coluna (**A**) visão frontal. Coluna (**B**) visão lateral. (1) Paciente consegue morder totalmente o lábio superior. (2) Paciente morde parcialmente o lábio superior. (3) Paciente não consegue tocar o lábio superior com os dentes inferiores.

Adaptada de: Khan ZH, Kashfi A, Ebrahimkhani E. *A comparison of the upper lip bite test (a single new technique) with Modified Mallampati classification in predicting difficult in endotracheal intubation: a prospective blinded study*. Anesth Analg 2003; 96: 595-9.

6. **Distância tireomentoniana:** a medida da distância entre a cartilagem tireoide e a borda inferior do mento menor que 6,0 cm sugere dificuldade de intubação. A medida é feita com o pescoço em extensão e indica dificuldade de alinhamento dos eixos da faringe e laringe necessário para a visualização das estruturas glóticas na laringoscopia.

7. **Distância hioidetireóide:** a medida da distância osso hioide e cartilagem tireoide mínima deve ser de dois dedos. A medida é feita com o pescoço em extensão e indica dificuldade para a visualização das estruturas glóticas na laringoscopia.

8. **Avaliação do risco de laringoscopia, 3-3-2:** 3 cm de abertura bucal/3 dedos mento-hioide/2 dedos hioide-tireoide (Figura 2.2).

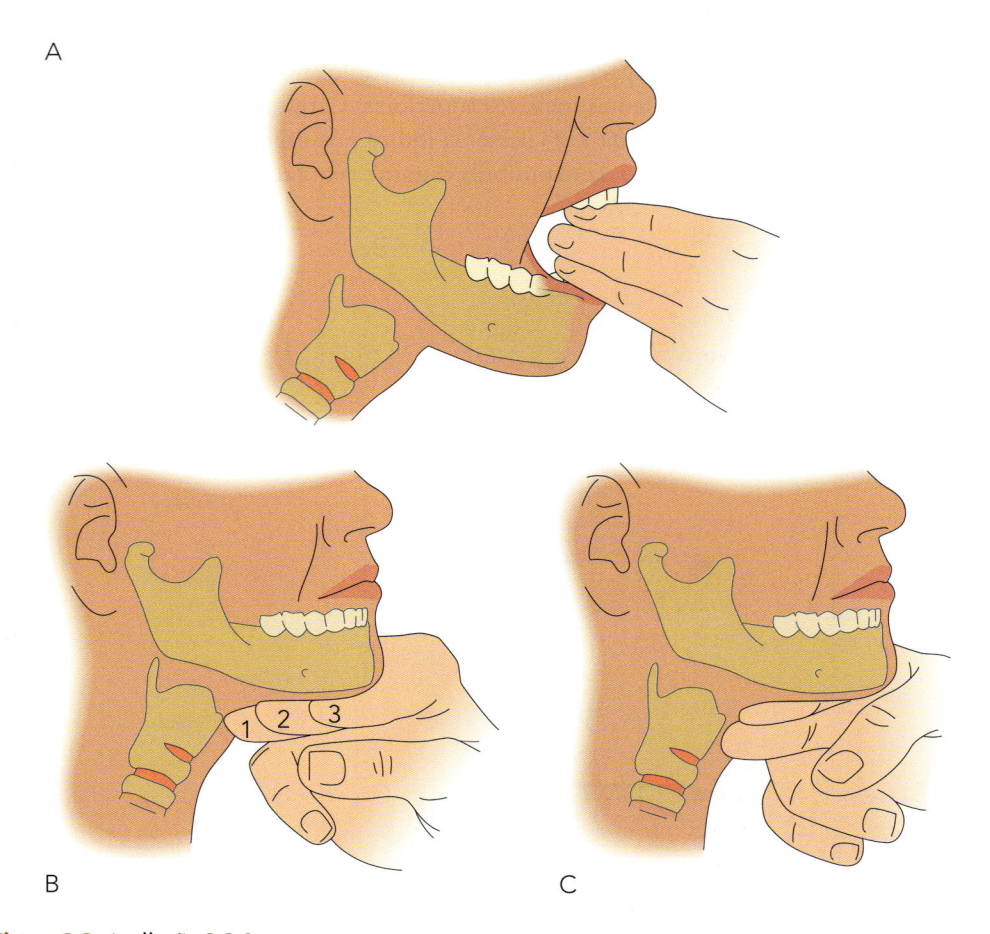

Figura 2.2. Avaliação 3-3-2.

9. **Avaliação do pescoço:** tamanho pequeno ou curto, presença de massas, artrose ou outras condições que limitem a mobilidade, extensão e/ou posicionamento adequado para intubação – posição olfativa – normalmente estão associados à dificuldade de acesso à via aérea. Em obesos, a circunferência do pescoço acima de 60 cm é um fator maior de dificuldade para laringoscopia maior que o próprio índice de massa corporal (IMC).

10. Alterações da voz, roncos e estridor ou história de traqueostomia podem sugerir presença de estenose subglótica.

11. Qualquer condição sistêmica ou congênita que necessite de atenção especial durante as manobras (insuficiência respiratória, doença coronariana, acromegalia, etc.).

12. **Infecção na via aérea:** epiglotite, abscessos, bronquites, pneumonia etc.

13. **Condições fisiológicas:** gravidez, obesidade.

Conceitualmente a intubação difícil é caracterizada quando ocorrem múltiplas tentativas de acesso à via aérea na presença ou ausência de patologia traqueal. A incidência pode variar 1,5% a 8,5% dependendo da população estudada. A falha na intubação traqueal em gestantes ocorre na proporção de 1 para cada 280 mulheres comparada a 1 para cada 2.330 indivíduos da população em geral.

O primeiro passo para aumentar as chances de sucesso é o adequado **posicionamento do paciente** antes do início da primeira abordagem. A posição olfativa (*Sniffing Position*) favorece o alinhamento dos eixos da boca, faringe e laringe, e possibilita uma boa visualização da via aérea durante a laringoscopia direta. Ela é realizada com a flexão do pescoço em relação ao tronco (aproximação dos eixos da laringe e faringe) e com a extensão atlanto-occipital da cabeça (aproxima o eixo da boca aos outros dois). Normalmente a colocação de um coxim na região do occipício ajuda o posicionamento. Mas nos grandes obesos a posição correta só é obtida com um coxim de forma trapezoidal que, além de elevar a cabeça, também apoia as escápulas. Na observação lateral do paciente, podemos traçar uma linha entre o pavilhão auditivo externo e a cartilagem esternal como referência para conseguir um posicionamento adequado. A incapacidade do paciente em assumir o posicionamento adequado é considerada um fator preditivo importante de intubação difícil (Figuras 2.3A e 2.3B).

O segundo passo é a avaliação da cavidade oral. Mallampati, em 1985, propôs um sinal clínico baseado na observação das relações entre a língua e a cavidade bucal. Dependendo do espaço ocupado pela língua seria possível ou não a visualização direta de estruturas como palato, úvula e pilares amigdalianos quando o paciente abrisse a boca sem fonação. Com a cabeça em posição neutra, solicitamos que o paciente abra totalmente a boca e coloque a língua para fora e nos posicionamos em frente ao paciente para observação. Assim, quanto pior a visualização das estruturas maior a chance de problemas com a intubação. Samsson e Young posteriormente desenvolveram uma classificação baseada no teste de Mallampati com quatro classes. As classes III e IV apresentam risco elevado de laringoscopia difícil (Figuras 2.4 e 2.5).

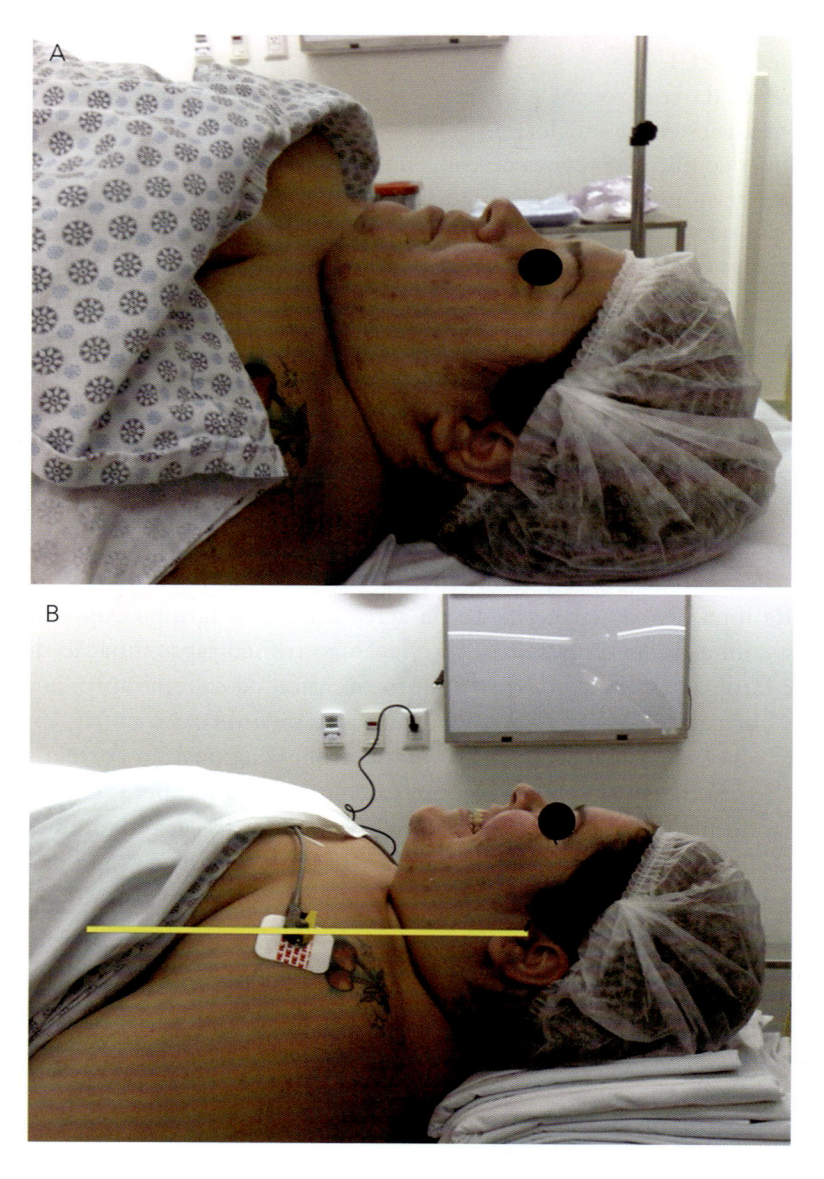

Figura 2.3. (A) Paciente obesa em decúbito dorsal horizontal. (**B**) A mesma paciente após a colocação do coxim trapezoidal. Observar o alinhamento do conduto auditivo externo com a cartilagem esternal ou ombro.

Fonte: arquivo do autor.

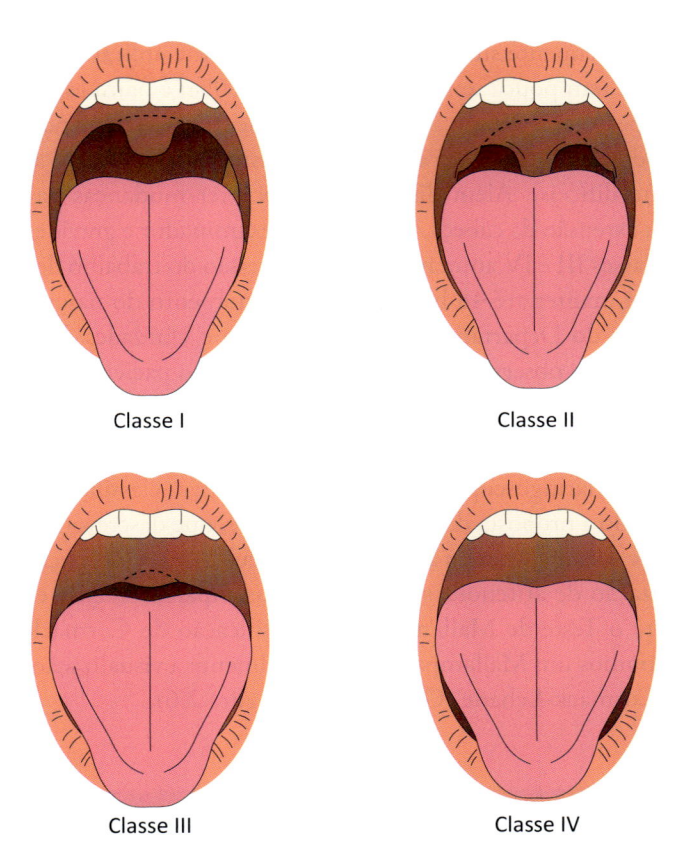

Classe I   Classe II

Classe III   Classe IV

Figura 2.4. Classificação de Mallampati modificada.
Adaptada de: Samsoon GLT, Young JRB. Difficult tracheal intubation: a retrospective study. Anaesthesia 1987; 42: 487-490.

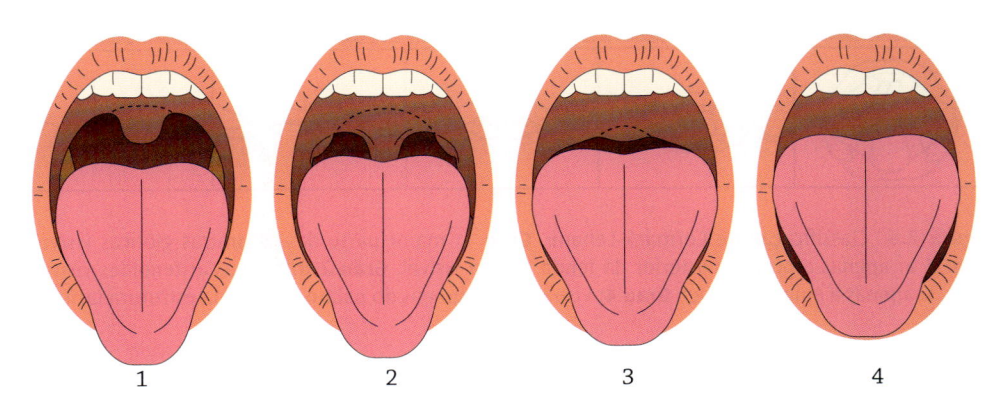

1   2   3   4

Figura 2.5. Teste Mallampati, Sansoon & Young. **Grau 1:** via aérea pode ser fácil. **Grau 4:** via aérea pode ser difícil.

Apesar de extremamente simples, indolor e facilmente aplicável, o teste de Mallampati isoladamente tem pouca sensibilidade (60% a 80%) e baixa especificidade (53% a 80%), ou seja, permite a presença de casos falso-negativos e falso-positivos e um valor preditivo de apenas 20% (de cada dez casos previstos como difíceis, apenas dois foram verdadeiramente difíceis). Além disso, podem ocorrer mudanças da classificação por variáveis como: extensão da cabeça, avaliação do examinador e gravidez. Nas gestantes a incidência de classes III e IV aumenta com a progressão do trabalho de parto e estas mudanças podem se manter até 48 horas depois do momento do nascimento. Adicionalmente, no cenário do Departamento de Emergência e Unidades de Terapia Intensiva, por questão técnica (o observador deve estar em frente ao paciente e com olhar no nível dos seus olhos) ou associada ao próprio paciente, nem sempre é possível a realização desta avaliação pelo médico emergencista ou intensivista.

No momento da laringoscopia direta podemos também classificar o grau de visão das estruturas seguindo a proposta de Cormack e Lehane, que descreveram 4 graus observados. Os graus 3 e 4 estão também associados à dificuldade na intubação traqueal devido à pobre visualização de aritenoides e cordas vocais. Aparentemente existe uma correspondência entre o Teste de Mallampati e a classificação de Cormack-Lehane. Assim, quando encontramos um Mallampati III, possivelmente a visualização na laringoscopia será pobre no Cormack-Lehane (Grau 3 ou 4) (Figura 2.6).

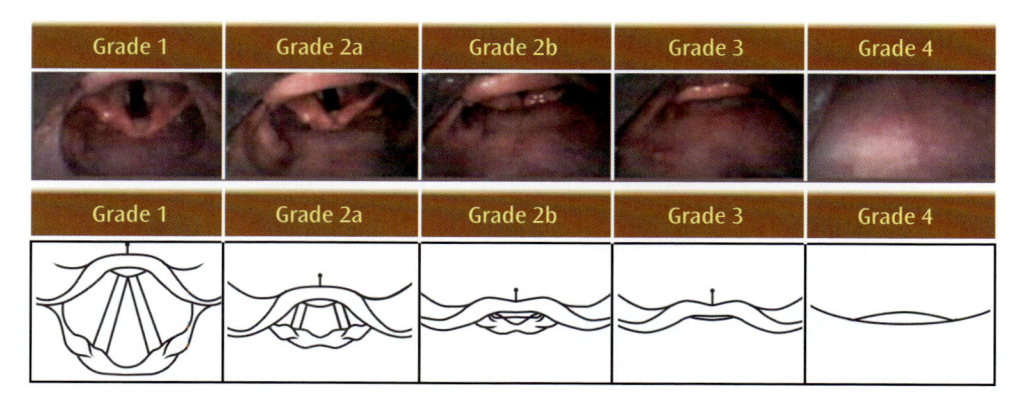

Figura 2.6. Classificação de Cormack-Lehane. **Grau 1:** maior parte das estruturas glóticas visíveis. **Grau 2 a:** apenas a porção posterior da fenda glótica visível. **Grau 2 b:** apenas aritenoides visíveis. **Grau 3:** apenas a epiglote visível. **Grau 4:** visualização apenas do palato, nenhuma estrutura laríngea.

Como isoladamente nenhum destes sinais ou testes podem prever com segurança uma via aérea difícil, alguns autores propõem associações ou a combinação de dados na forma de índices ou fórmulas onde cada dado relevante recebe uma nota ou ponto. Os casos que recebem altas notas ou muitos pontos teriam um risco elevado mais confiável. Wilson e colegas desenvolveram um escore onde estudaram cinco variáveis: peso, movimento (cabeça, pescoço), abertura bucal, mobilidade da mandíbula e dentes incisivos proeminentes. O escore varia de zero a 10 e eles encontraram que quanto maior o número de pontos melhor a confiabilidade da previsão e menor o número de falso-positivos (Quadro 2.2).

Quadro 2.2 *Wilson risk Score*: teste até 3 pontos – 75% confiabilidade e acima de 4 pontos – 90% confiabilidade.

	Zero	1	2
Peso	< 90	90-110	> 110
Cabeça e pescoço	NL	Limitação	Fixo
Boca	> 4 cm	3-4 cm	< 3 cm
Mandíbula	Subluxa	Neutra	Retro
Dentes	Anterior	Neutro	Posterior
Escore	Zero		10

Adaptada de: Wilson ME, Spiegelhalter D, Robertson JA, *et al.* Predicting difficult intubation. BR J Anaesth 1988; 61:211-16.

Outra associação conhecida utiliza o método mnemônico L.E.M.O.N. Sinais sugestivos de via aérea difícil. Distância tireomentoniana (Patil): menor 6,0 cm. Distância esternomentoniana: menor 12,5 cm. tambem estao fortemente associados a vias aereas dificieis (Figura 2.7).

Quadro 2.3 Mnemonico Lemon.

L = *Look* (olhe)	Obeso mórbido Barba Dentes protusos Trauma facial ou cervical Língua grande
E = *Evaluate the* 3-3-2	(Medidas distâncias dos 3-3-2 dedos) 3 dedos de abertura bucal 3 dedos mento-hioide 2 dedos hioide-tireoide

(Continua)

Quadro 2.3 Mnemonico Lemon.	*(Continuação)*
M = *Mallampati* maior ou igual a 3	
O = *Obstruction*	Trauma laríngeo Queimaduras na face ou pescoço Corpo estranho Edema de tecidos (infecção)
N = *Neck mobility*	Limitação na extensão ou flexão cervical Presença de colar cervical

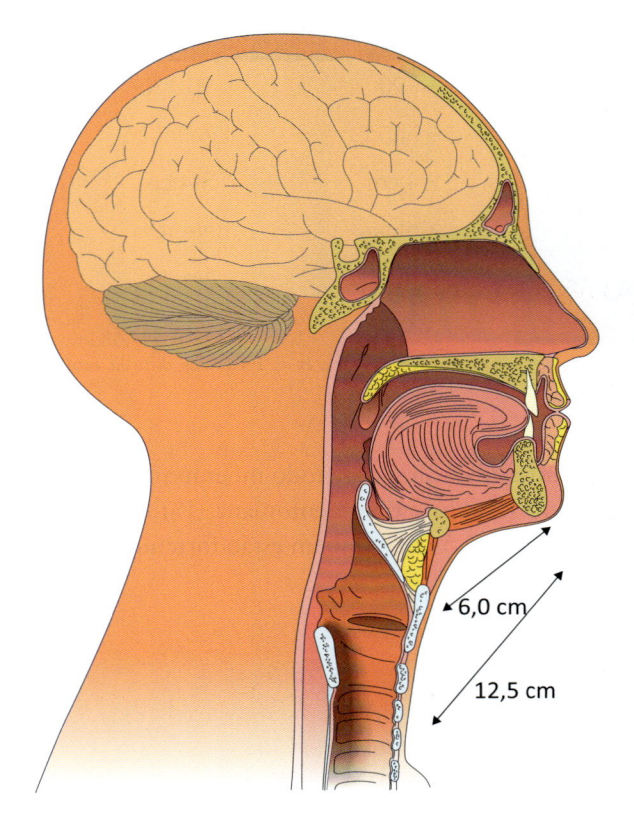

Figura 2.7. Sinais sugestivos de via aérea difícil. Distância tireomentoniana (Patil): menor 6,0 cm. Distância esternomentoniana: menor 12,5 cm.

Mais recente, programas de computador fazendo uma análise da face do paciente através de fotos, e seguindo modelos matemáticos calculados, surgem com aumento da capacidade de diferenciar a via aérea fácil da difícil com mais significância estatística que os métodos clínicos tradicionais (Figura 2.8).

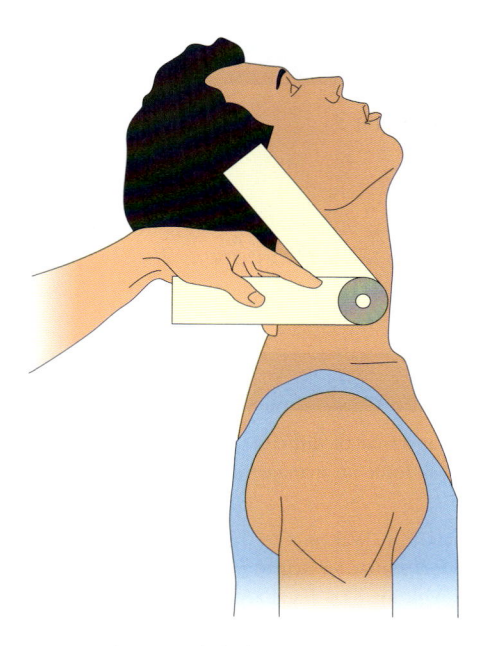

Figura 2.8. Limitação da extensão atlanto-occipital: menor 15°. Limitação flexão cervical: menor 80°.

A fibroscopia também pode ser usada como auxílio para obter dados para diagnóstico da via aérea difícil. Rosenblatt realizou exames nasofibroscópicos pré-operatórios em pacientes que receberiam anestesia geral e, com o estudo mais preciso da arquitetura da via aérea, diminuiu 26% a indicação de intubação acordada previamente. Sugere que o estudo prévio seja estimulado em populações com risco elevado de manejo da via aérea.

Em resumo, ainda não existem testes ou sinais clínicos que podem afirmar com certeza que uma via aérea é difícil. Dessa maneira, a experiência do profissional de saúde, associada aos dados positivos identificados (histórico e sinais clínicos), são determinantes para a escolha da melhor estratégia para abordagem da via aérea com segurança.

Variáveis com maior valor prognóstico de intubação difícil
▪ Histórico de via aérea difícil anterior
▪ Abertura bucal < 4,0 cm
▪ Distância tireomento < 6,0 cm (Figura 2.6)
▪ Mallampati-S&Y grau 3 e grau 4 (Figura 2.5)
▪ Dificuldade de protusão da mandíbula
▪ Flexão do pescoço < 80° (Figura 2.7)

Variáveis com maior valor prognóstico de ventilação difícil com máscara facial.

- Presença de barba
- Ausência de dentes
- Idade > 55 anos
- Apneia do sono
- Obesidade (IMC – Índice de Massa Corporal > 26)

Referências consultadas

1. Practice guidelines for management of difficult airway: An updated report by the American Society of Anesthesiologists task force on management of the difficult airway. Anesthesiology 2003; 98:1269-77.

2. Cherian M, Mark L, Schauble J, Walton C, Chalmers M, Keaton G, Driscoll J. The National Medic Alert Difficult Airway/Intubation Registry: Patient Safety and Patient Satisfaction. Anesthesiology. September 1994 – Volume 81 – Issue 3A – ppg A1233

3. Langeron O, Masso E, Huraux C, et al. Prediction of difficult mask ventilation. Anesthesiology 2000; 92:1229.

4. Kheterpal S, Han R, Tremper KK, et al. Incidence and predictors of difficult and impossible mask ventilation. Anesthesiology 2006; 105; 885-891.

5. Aiello G, Metcalf I. Anesthetic implications of temporomandibular joint disease. Can J Anaesth 1992; 39: 610.

6. Khan ZH, Kashfi A, Ebrahimkhani E. A comparison of the upper lip bite test (a single new technique) with Modified Mallampati classification in predicting difficult in endotracheal intubation: a prospective blinded study. Anesth Analg 2003; 96: 595-9.

7. Gupta S., Sharma KR, Jain D. Airway assessment: Predictors of difficult airway. Indian J. Anaesth 2005; 49(4):257-262.

8. Nichol HC, Zuck D. Difficult laringoscopy – The anterior larynx and the atlanto-occipital gap. BR J Anaesth 1983; 55:141.

9. Mallampati SR, Gatt SP, Gugino LD, Waraksa B, Freigurger D, Lui PL. A Clinical sign to predict difficult intubation. A prospective study. Can Anaesth Soc J 1985; 32: 429-434.

10. Samsoon GLT, Young JRB. Difficult tracheal intubation: a retrospective study. Anaesthesia 1987; 42: 487-490.

11. Boutonnet M, Faitot V, Katz A, Salomom L, Keita H. Mallampati classes change during pregnancy, labor and after deliver: can these be predicted? British J Anaesthesia 2010; (104) 1: 76-70.

12. Cormack RS, Lehane J. Difficult tracheal intubation in obstetrics. Anaesthesia 1984; 39: 1105-1111.

13. Cattano D, Panicucci E, Poalicchi A, Forfori F. Giunta F, Hagberg C. Risk factors assessment of the difficult airway: an italian survey of 1956 patients. Anesth Analg 2004; 99: 1774-9.

14. Wilson ME, Spiegelhalter D, Robertson JA, et al. Predicting difficult intubation. BR J Anaesth 1988; 61:211-16.

15. Reed MJ, Dunn MJG, Mackeown DW. Can an airway assessment score predict difficulty at intubation in the emergency department? Emerg Med J 2005; 22:99-102.

16. Connor CW, Segal S. Accurate classification of the difficult intubation by computerized facial analysis. Anesth Analg 2011; 120(1) 84-93.

17. Rosenblatt W, Ianus IA, Sukhupragam W, Fickenscher A, Sasaki C. Perioperative Endoscopic Airway Examination (PEAE) provides superior airway information and may reduce the use of unnecessary awake intubation. Anesth Analg 2011; 112: 602-7.

18. Scordamaglio PR; Manto, R.; Guimarães, Hélio Penna. Guia Prático de Acesso às Vias Aéreas. 1. ed. São Paulo: Editora Atheneu, 2014. v. 1. 182p.

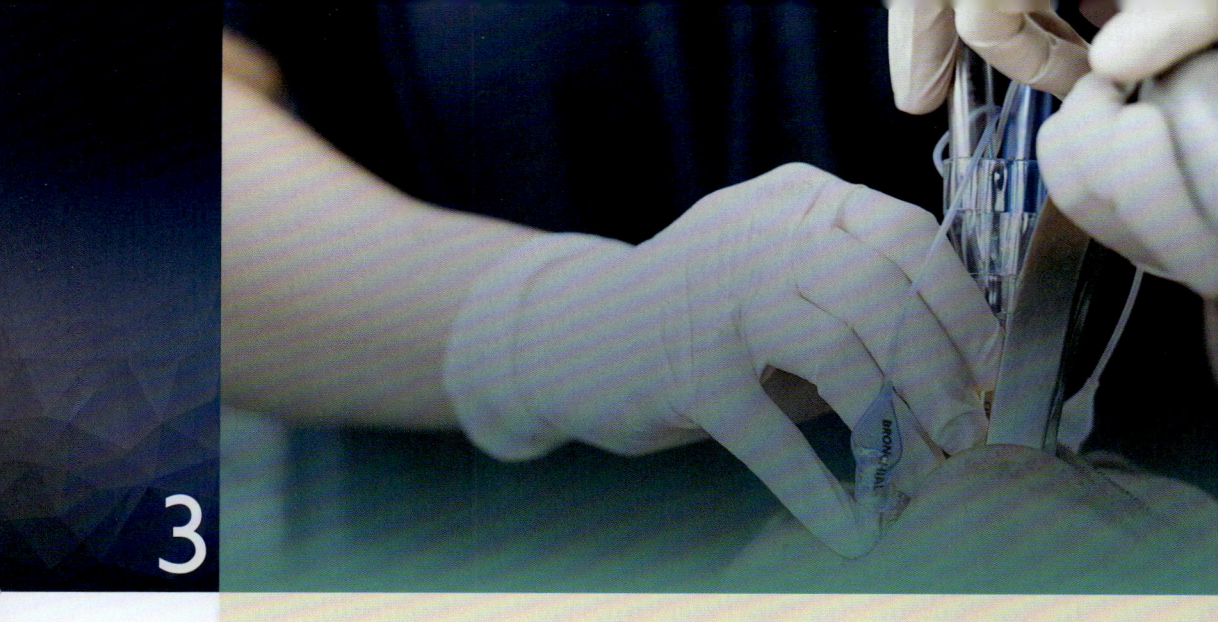

Daniel Perin
Hélio Penna Guimarães
Kaile de Araújo Cunha

Algoritmo de Atendimento à Via Aérea Difícil

Algoritmo significa um conjunto de regras e procedimentos lógicos perfeitamente definidos que levam à solução de um problema em um número finito de etapas.

A literatura mostra grande evidência que estratégias específicas facilitam o atendimento de pacientes com vias aéreas difíceis (VAD). A Sociedade Americana de Anestesiologistas (ASA) criou um algoritmo para cuidar melhor dos pacientes com VAD e diminuir a chance do acontecimento de eventos adversos.

As principais complicações relacionadas à VAD são: óbito, lesão cerebral permanente ou não, hipóxia prolongada, parada cardiorrespiratória, traqueostomias desnecessárias, lesões traqueais e dentes quebrados, entre outras.

William Rosemblatt descreveu um planejamento para médicos que necessitam realizar uma intubação através da formulação de perguntas: é realmente necessária a intubação para esse paciente? A laringoscopia direta e a intubação serão de fácil obtenção? Pode-se usar ventilação supralaríngea? Existe risco para broncoaspiração? Em caso de falha de intubação, o paciente tolera um período de apneia?

Esses questionamentos são muito interessantes, pois estimulam o médico a rever as possíveis ocorrências adversas e planejar, enfatizo a palavra **planejar**, para que não fique diante de uma situação catastrófica.

Existem outros algoritmos de outros países como França, Itália, Alemanha, Espanha, porém, o mais bem aceito e usado é o americano, e por essa razão que será detalhado aqui.

O algoritmo revisado de 2003 foi publicado pela primeira vez em 1993 e divide-se em quatro grandes blocos:

1. Acesso à ocorrência e impacto clínico dos problemas de manejo básico:

A: Dificuldade de ventilação;

B: Dificuldade de intubação;

C: Dificuldade com pacientes que não cooperam ou não consentem;

D: Dificuldade em realizar a traqueostomia.

Quando pensamos em dificuldade de ventilação, devemos avaliar fatores que evidenciem uma impossibilidade de ventilação com máscara facial.

Olivier Langeron e colaboradores publicaram, em 2000, um estudo prospectivo com 1.502 pacientes e fizeram a seguinte observação: a incidência de dificuldade de ventilação com bolsa máscara facial (Dispositivo Bolsa Valvula Mascara – DVBM) foi de 5% na população adulta geral; a DVBM é mais frequente em pacientes onde a intubação foi mais difícil; médicos não conseguiram prever bem a DVBM e detectaram-se cinco fatores de risco independentes para ventilação com máscara facial difícil (Idade > 55 anos, IMC > 26 kg/m^2, falta de dentes, presença de bigode ou barba vastos e história prévia de ronco).

O mneumônico MOANS ou ROMAN (Quadro 3.1) pode ajudar a recordar os marcadores associados à dificuldade para ventilação com DVBM.

Existem vários métodos mnemônicos para designar dificuldade de intubação traqueal, mas o que deve ficar claro é que nenhum paciente vai a óbito porque não foi intubado: o paciente morre quando não pode ser oxigenado e/ou ventilado.

Pacientes pediátricos e pacientes com necessidades especiais representam outro desafio a ser enfrentado, pois não existe colaboração para realização da técnica acordada somente com anestesia tópica. A mensagem a ser passada é que nunca deve-se retirar de um paciente aquilo que não temos certeza se conseguiremos devolver. Isso significa que, na medida do possível, nos pacientes em que se tem dúvida no sucesso da ventilação com máscara facial, utiliza-se qualquer técnica de indução anestésica que preserve a ventilação espontânea.

Quadro 3.1 MOANS ou ROMAN: mneumônico para avaliar a dificuldade de ventilação com bolsa valva-máscara.

Mask seal	R	Radiação/restrição
Obstruction or obesity	O	Obesidade/obstrução/apneia obstrutiva do sono
Aged	M	Vedação da máscara/Mallampati/sexo masculino
No teeth	A	Idade (Age)
Stiffness (resistance to ventilation)	N	Nenhum dente

Adapted with permission form the difficult Airway course: Emergency and Walls RM, Murphy MF, eds. Manual of emergency aiway management, 4th ed. Philadelphia: Lippincott, Williams & Wilkins; 2012.

Para pacientes onde não há possibilidade de realizar a traqueostomia por alterações anatômicas locais ou tumorações, deve-se ter especial atenção, pois a última técnica de resgate, que é o acesso cirúrgico da via aérea, estará impossibilitada.

2. Procurar ativamente oportunidade para administrar oxigênio suplementar durante o manejo da VAD.

A administração de oxigênio suplementar pode ser feita em qualquer momento do manejo de uma VAD. Pode ser através de uma simples cânula de oxigênio tipo óculos, até máscaras fenestradas para realização de broncofibroscopia sem interromper a oxigenação do paciente.

A técnica de ventilação apneica é descrita para manutenção dos níveis elevados de pressão parcial de oxigênio, assim como da saturação de O_2, fazendo com que o paciente tolere mais tempo de apneia.

3. Considerar o mérito e a capacidade de realização das escolhas básicas no manejo:

Intubação acordado	*vs.*	Intubação após indução de anestesia geral
Iniciar com técnicas não invasivas para intubação	*vs.*	Iniciar com técnicas invasivas para a intubação
Preservar a ventilação espontânea	*vs.*	Interromper a ventilação espontânea

Essas são decisões que devem levar em conta: o local do atendimento (fora do hospital, Departamento de Emergência, dentro do centro cirúrgico, na enfermaria); quais os recursos disponíveis no local de trabalho e, finalmente, qual a experiência do médico e da equipe que irão prestar assistência ao paciente.

É importante salientar que, após a indução, deve-se observar que uma vez que a IOT não foi possível com a laringoscopia direta, a atuação do médico deve seguir estritamente o passo-a-passo do algoritmo, pois a situação já começa a ficar mais tensa e o médico tende a pular etapas quanto maior o grau de nervosismo (Figura 3.1).

4. Desenvolver estratégias primária e alternativa.

A sequência de atendimento do algoritmo é autoexplicativa tanto no lado esquerdo do diagrama (parte não emergencial) como do lado direito (parte emergencial).

O mais importante neste algoritmo é que ele sirva de base para o atendimento, mas deve-se desenvolver um algoritmo pessoal de acordo com a sua realidade, seus conhecimentos e materiais disponíveis no serviço.

Os novos videolaringoscópios não entraram no algoritmo, pois não haviam sido descobertos ou não tinham ratificação da comunidade científica suficiente para serem indicados no uso da VAD. Atualmente, são indispensáveis no manejo da VAD tanto no âmbito hospitalar quanto no resgate de pacientes fora do hospital.

Nenhum paciente evolui ao óbito pelo fato de não ter sido intubado, mas sim pelo fato de não ter sido oxigenado e/ou ventilado. O algoritmo insiste que a avaliação clínica seja muito bem feita, e que seja tomada a decisão adequada para cada situação mas, principalmente, que o médico tenha sempre ajuda ao seu lado e use todo o arsenal de equipamentos disponíveis para o tratamento de um paciente com via aérea difícil.

Na identificação da via aérea difícil é a abordagem clínica que deve ser usada no caso de previsão de uma via aérea difícil.

Ação maior deve sempre estar focada em pedir ajuda que depende das circunstâncias clínicas específicas, da habilidade do profissional, do equipamento e dos recursos disponíveis, além da disponibilidade de pessoal adicional. A ajuda pode incluir pessoas, equipamentos especiais para a via aérea ou ambos. Se a ventilação e a oxigenação são adequadas e a saturação de oxigênio pode ser mantida acima de 92%, então pode-se realizar uma abordagem planejada e metódica, mesmo havendo necessidade de tempo significativo para a preparação.

As trocas gasosas podem ser mantidas pela ventilação com bolsa válvula máscara (VBVM) ou pelo uso de um dispositivo extraglótico (DEG) no caso de ad-

A. | Intubação em vigília | vs. | Tentativas de intubação após indução de anestesia geral

B. | Técnica não invasiva para abordagem inicial a intubação | vs. | Técnica invasiva para abordagem inicial a intubação

C. | Preservação de ventilação espontânea | vs. | Ablação de ventilação espontânea

4. Desenvolva estratégias primárias e alternativas:

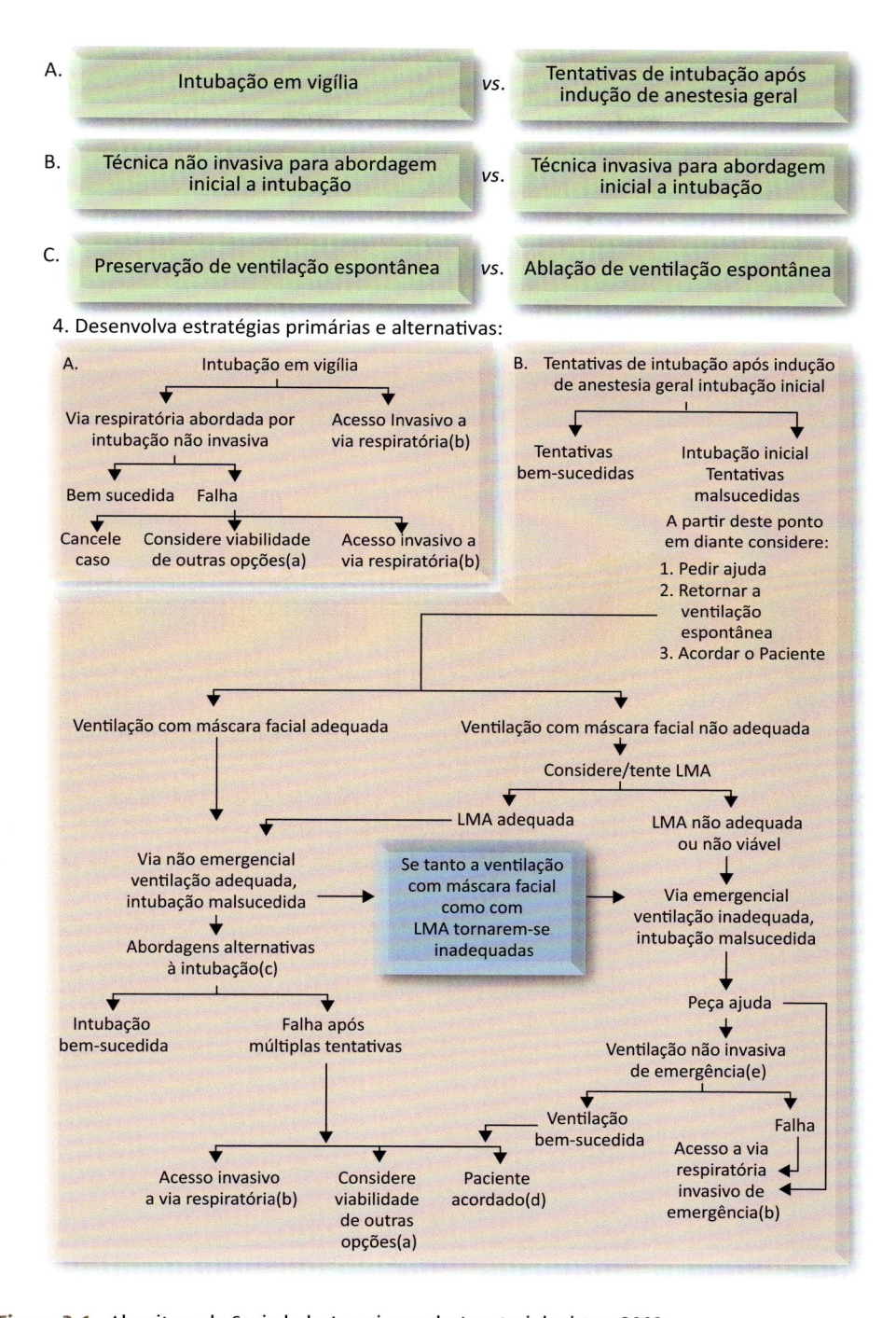

Figura 3.1. Algoritmo da Sociedade Americana de Anestesiologistas, 2003.

ministração de fármacos da ISR que deixariam o paciente paralisado e apneico. A previsão de oxigenação bem-sucedida com o uso de VBVM ou DEG é um pré-requisito fundamental para a indução em sequência rápida (ISR).

Se houver probabilidade de sucesso com a intubação oral, apesar da previsão de via aérea difícil, deve ser tentada a ISR, baseando-se no fato de que caso haja falência desta, as trocas gasosas (com VBVM ou DEG) serão bem-sucedidas após o bloqueio neuromuscular. A ISR é realizada com plano de resgate (em geral a cricotireotomia), e deve estar acessível para esta condição.

Referências consultadas

1. Houaiss A, Villar MS. Dicionário da Língua Portuguesa, 1a edição Editora Objetiva 2001; 155.

2. Practice Guidelines for the Management of the Difficult Airway: An updated report by the American Society of Anesthesiologist Task Force on the Management of the Difficult Airway. Anesthesiology 2003; 98:1269-77.

3. Hagberg CA, Benumof JL. 'The American Society of Anesthesiologists' management of the difficult airway algorithm and explanation – analysis of the algorithm. In Benumof's Airway Management 2ª edition. Mosby Elsevier 2007; 236-51.

4. Rosenblatt WH. Preoperative planning of airway management in critical care patients. Crit Care Med 2004; 32(4):S186-S192.

5. Langeron O, Masso E, Huraux C, Guggiari M, Bianchi A, Coriat P, Riou B. Prediction of Difficult Mask Ventilation. Anesthesiology 2000; 92(5):154-9.

6. Kheterpal S, Han R, Tremper KK, Shanks A, Tait AR, O'Reilly M, Ludwig TA. Incidence and Predictors of Difficult and Impossible Mask Ventilation. Anesthesiology 2006; 105:885-91.

7. Kheterpal S, Martin L, Shanks A, Tremper KK. Prediction and Outcomes of Impossible Mask Ventilation. Anesthesiology 2009; 110:891-7.

8. Langeron O, Amour J, Vivien B, Aubrun F. Clinical review: Management of the difficult airway. Crit Care Med 2006; 10:243-7.

9. Jones PM, Harle CC, Turkstra TP. The Glidescope Cobalt videolaryngoscope – a novel single-use device. Can J Anesth 2007; 54(8):677-8.

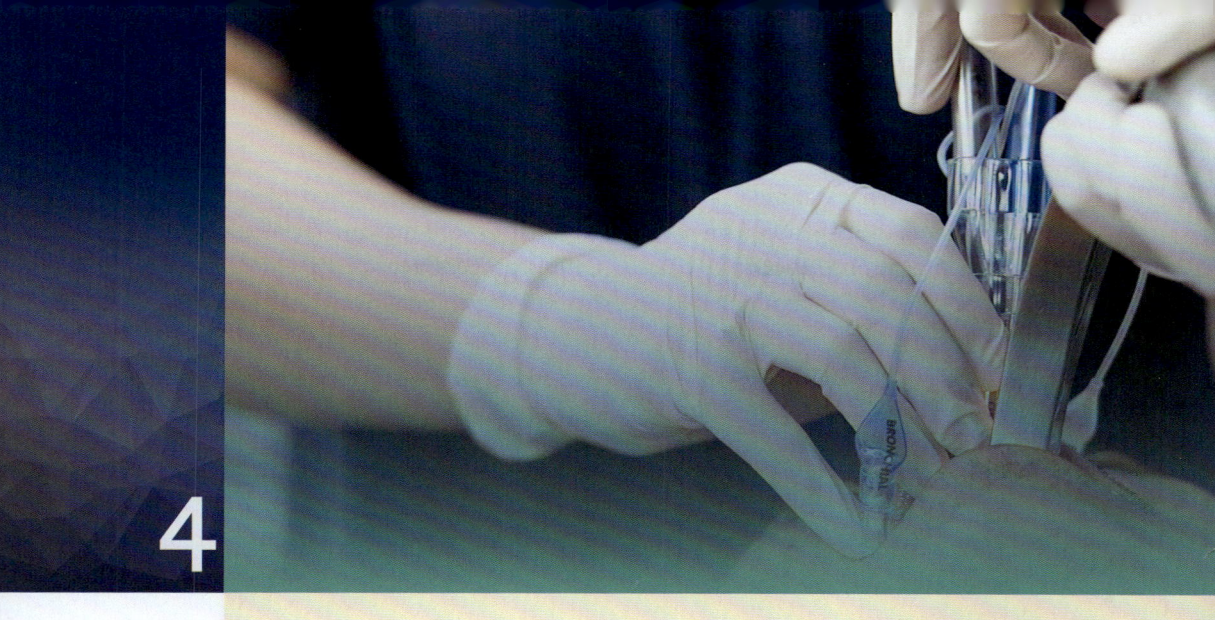

4

Hélio Penna Guimarães
Kaile de Araújo Cunha
Alexandre Biasi Cavalcanti
Carlos Eduardo de Melo Leite

Evidências para Intubação Orotraqueal Segura

INTRODUÇÃO

A Intubação Traqueal (IT) está entre os três procedimentos mais executados no Departamento de Emergência e Unidades de Terapia Intensiva, logo após a inserção de acesso venoso central e pressão arterial invasiva. A taxa de complicações relacionadas a este procedimento é de 24% a 39%. Dentre os eventos adversos maiores destaca-se a hipotensão arterial grave, hipoxemia severa (SpO_2 < 80%), parada cardiorrespiratória e óbito. São também complicações comuns a broncoaspiração de conteúdo gástrico, intubação esofágica, arritmias cardíacas por hipóxia e lesão dentária. Cerca de 25% das ITs estão relacionadas à via aérea difícil e em muitas unidades não se dispõe de equipamentos de via aérea difícil, como por exemplo máscara laríngea ou outros dispositivos extraglóticos, alternativos à cânula orotraqueal.

A via aérea difícil é definida como aquela situação onde o médico adequadamente treinado enfrenta dificuldades para realizar a ventilação com máscara facial, para realizar intubação traqueal ou para a realização de ambos procedimentos. Pacientes que estão sendo submetidos à intubação eletiva no centro cirúrgico geralmente toleram bem vários minutos enquanto se realizam tentativas de intubação traqueal. Porém, pacientes graves com instabilidade respiratória ou hemodinâmica, que necessitam de intubação no Departamento de Emergência ou Unidade de Terapia Intensiva, podem apresentar eventos clínicos graves após períodos curtos de tentativas não bem sucedidas de intubação. Óbito durante a intubação e nos 30 a 60 minutos seguintes, por exemplo, pode ocorrer em 0,8% a 3% dos pacientes, e parada cardiorrespiratória em 2% dos casos. Outras complicações como intubação esofágica e aspiração ocorrem em 8% a 18%, e 4% a 15% dos pacientes, respectivamente.

Em contrapartida, apesar da maior frequência de complicações graves na UTI do que no centro cirúrgico, o conhecimento dos profissionais de terapia intensiva sobre as técnicas corretas de intubação é insatisfatório. Em um grande hospital universitário em São Paulo, por exemplo, profissionais de duas UTIs e Departamento de Emergência responderam um questionário para avaliar o conhecimento sobre intubação traqueal. A variabilidade de condutas e escolhas foi ampla, como por exemplo: escolha do hipnótico para sequência rápida; uso de bloqueadores neuromusculares de ação rápida na quase totalidade dos casos pelos anestesiologistas, enquanto a maioria dos não anestesistas não os utiliza regularmente. A maioria dos profissionais não soube caracterizar corretamente as diferenças entre intubação com sequência rápida e intubação clássica, e apenas 15% aplicam a manobra de Sellick ou BURP no momento correto.

As causas de insuficiência respiratória com necessidade de IT são amplas e a condição hemodinâmica do paciente, assim como a anatomia das vias aéreas, pode sofrer variações individuais, as quais podem corroborar com o sucesso e/ou o fracasso da IT. Devido à interação destes fatores, existem poucas evidências na literatura dentro do cenário do Departamento de Emergência ou terapia intensiva para reduzir tais complicações de forma ampla e efetiva. Observamos ações direcionadas a algum item específico, como algoritmos de via aérea difícil, iniciado em cenários de pré-hospitalar e cirurgias eletivas (anestesia) e posteriormente inserido no Departamento de Medicina de Emergência e Terapia Intensiva. Entretanto, devemos pensar na situação de forma temporal ou continuada, ou seja, avaliação e intervenção pré-intubação, peri-intubação e pós-intubação no intuito de reduzir complicações e aumentar a segurança aos nossos pacientes.

Intubação traqueal segura: revisão das evidências

Avaliação das vias aéreas

Não há evidências de boa qualidade que suportem a utilidade da realização de história médica e exame físico para predizer via aérea difícil em pacientes graves. Além disso, não é factível realizar avaliação das vias aéreas previamente à intubação em 70% dos pacientes no Departamento de Emergência. De qualquer modo, é razoável supor que a utilização de dados de história ou sinais que indiquem dificuldade para ventilação com máscara, ou para intubação, possa ser útil para definir a melhor estratégia de intubação, bem como considerar alguns aspectos ou regras mnemônicas que podem ser consideradas para prever aspectos de dificuldade para VBVM, IT, uso de dispositivos extraglóticos e acesso cirúrgico das vias aéreas (MOANS ou ROMAN, LEMON, RODS, SMART ou SHORT) (Figura 4.1).

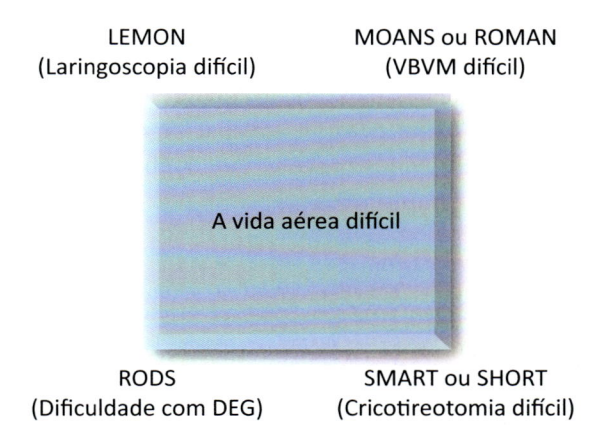

LEMON (Laringoscopia difícil)   **MOANS ou ROMAN** (VBVM difícil)

A vida aérea difícil

RODS (Dificuldade com DEG)   **SMART ou SHORT** (Cricotireotomia difícil)

Figura 4.1. Quadro da via aérea difícil. Note que os quatro cantos representam as quatro dimensões de dificuldade.
Fonte: adaptado de Difficult Airway Course: Emergency and walls RM, Murphy MF, eds. Manual of Emergency Airway Management, 4th ed. Philadelphia: Lippincott, Williams & Wilkins; 2012.

Pré-oxigenação

A pré-oxigenação por 3 minutos por meio de máscara que forneça oxigênio a 100% (*non-rebreather mask*) é recomendada para substituir o nitrogênio alveolar por oxigênio (denitrogenação), reduzindo o risco de queda da saturação de oxigênio durante a intubação. A despeito de protocolos clássicos de sequência rápida de intubação, recomenda-se não utilizar ventilação com pressão positiva para minimizar o risco de aspiração. No entanto, este tem sido o modelo mais eficiente para conseguir a adequada denitrogenação.

O uso de pressão positiva, por exemplo, através de bolsa-valva-máscara (BVM), ou ventilação não invasiva, tem sido largamente recomendado como eficiente. Mort e colaboradores evidenciaram aumento de 67 mmHg para 87 mmHg na pressão parcial de oxigênio (PaO_2) de pacientes hipoxêmicos internados em UTI, realizando pré-oxigenação com BVM. O aumento da oxigenação sanguínea se correlaciona com a diminuição da hipóxia tecidual e, por conseguinte, com a redução das complicações tardias da IT como disfunção celular.

Os mecanismos envolvidos na insuficiência respiratória aguda do paciente crítico hipoxêmico incluem áreas de *shunts* e de espaço morto. Em situações de *shunts*, ou seja, áreas que são perfundidas e não são ventiladas, a utilização da BVM nem sempre é efetiva em aumentar a PaO_2. Baseando-se neste mecanismo, Baillard e colaboradores compararam a pré-oxigenação com BVM *versus* a ventilação não invasiva em estudo randomizado envolvendo 53 pacientes. A SpO_2 foi superior no grupo sob ventilação não invasiva quando comparada ao grupo BVM ao fim da pré-oxigenação (98% ± 2 *vs*. 93% ± 6, $p < 0,001$). Durante a intubação o nadir de SpO_2 foi 81% ± 15 no grupo BVM em comparação a 93% ± 8% no grupo VNI ($p < 0,001$). Doze pacientes (46%) no grupo BVM e dois (7%) no grupo controle apresentaram SpO_2 inferior a 80% ($p < 0,01$). Subsequentemente, o mesmo grupo de autores utilizou pré-oxigenação com ventilação não invasiva como parte de um pacote de intervenções para reduzir complicações da intubação em UTI. O pacote, que também incluía sequência rápida, mostrou-se eficaz em reduzir complicações graves.

Sedação e bloqueio neuromuscular

O objetivo da utilização de fármacos sedativos ou hipnóticos, analgésicos e bloqueadores neuromusculares durante a IT é facilitar o procedimento e garantir segurança e conforto ao paciente. O conhecimento de seus mecanismos de ação, assim como a compreensão dos seus efeitos cardiocirculatórios, é de fundamental importância.

Num primeiro momento, em cenários de pré-hospitalar e de cirurgia eletiva (anestesia), iniciou-se o protocolo denominado Sequência Rápida de Intubação (SRI), o qual consiste na utilização de fármaco analgésico, hipnótico e bloqueador neuromuscular no intuito de diminuir o tempo de procedimento, aumentar o sucesso e reduzir as complicações como, por exemplo, broncoaspiração e instabilidade hemodinâmica. Não há evidências provenientes de estudos randomizados sobre a eficácia e segurança da RSI. Entretanto, estudos observacionais demonstram que a técnica é segura e associada a menor ocorrência de complicações do que a intubação precedida de sedação, mas sem paralisia.

Dentre as medicações sedativas/hipnóticas que causam menor instabilidade hemodinâmica encontram-se o etomidato e a cetamina. O etomidato é uma droga derivada da carboxilação dos imidazólicos, introduzida inicialmente em 1972 como um agente sedativo para a IT. Suas características como rápido início de ação, curta duração, supressão respiratória limitada e principalmente estabilidade cardiovascular, na presença de alterações hemodinâmicas, fazem com que seja uma droga de eleição. Uma objeção feita por alguns autores ao etomidato é que esta droga pode induzir um estado de insuficiência adrenal relativa ou bloqueio adrenocortical, ocasionando deterioração hemodinâmica. Existe controvérsia na literatura se sua utilização em dose única é capaz de levar à supressão adrenal clinicamente relevante.

A cetamina é outro agente que pode ser útil como hipnótico para intubação traqueal. Como o etomidato, tem rápido início de ação e não produz depressão hemodinâmica. A cetamina foi comparada ao etomidato em um estudo randomizado envolvendo 655 pacientes graves intubados em UTI ou Departamento de Emergência. Não se observou diferença estatisticamente significativa quanto ao desfecho primário, média do escore SOFA máximo nos primeiros três dias de internação (10,3 para etomidato *versus* 9,6 para cetamina, $P = 0,056$). A facilidade para intubação também foi similar nos grupos. Entretanto, a proporção de insuficiência adrenal nas primeiras 48 horas após admissão em UTI foi maior no grupo tratado com etomidato do que com cetamina (*odds ratio* 6,7; IC95% 3,5 a 12,7). Como não houve diferença para outros desfechos clínicos avaliados, a relevância dessa observação não é clara.

O propofol é considerado fármaco com potencial neuroprotetor para eventuais casos de trauma cranioencefálico ou hipertensão intracraniana com estabilidade hemodinâmica. Mas a situação de hipotensão ou choque grave pode contraindicar seu uso.

No protocolo de sequência rápida de intubação utiliza-se agente indutor (hipnótico) quase instantaneamente seguido de bloqueador neuromuscular (BNM). O agente hipnótico ideal para intubação traqueal deve ter início de ação rápido e curta duração.

Após utilizar agentes hipnóticos e/ou sedativos, utiliza-se bloqueadores neuromusculares (BNM) na SRI, que de preferência sejam de início rápido e curta duração, pois no caso de insucesso na intubação é possível ventilar adequadamente o paciente. Dentre os BNM, destacamos inicialmente a succinilcolina, um BNM despolarizante com rápido início de ação e curta duração, utilizado há mais de 50 anos dentro de cenários de emergência e terapia intensiva, com segurança e respaldo científico. Devemos lembrar de suas contraindicações como hipercalemia, síndrome de esmagamento e queimaduras severas. No caso de contraindicação à succinilcolina, podemos utilizar o rocurônio, um BNM não despolarizante, com características de início de ação, duração e estabilidade circulatória semelhantes à succinilcolina.

Prevenção da hipotensão

A utilização de outras drogas indutoras anestésicas ou BNM, ou pressão positiva com BVM, pode acarretar hipotensão arterial minutos após a IT. Um fator associado a este quadro hemodinâmico pode ser a hipovolemia relativa e/ou induzida por situações já descritas anteriormente e que talvez a expansão volêmica pré-intubação reduza esta complicação. Uma intervenção no sentido de diminuir tal complicação, seria administrar uma expansão volêmica pré-intubação utilizando soluções isotônicas como ringer lactato ou soro fisiológico 0,9%. A contraindicação absoluta seria edema agudo de pulmão cardiogênico conforme dados publicados por Jaber e colaboradores. A realização desta intervenção diminuiu a taxa de complicações relacionadas à IOT.

Cuidados pós-intubação

Outro alicerce relacionado à diminuição de complicações decorrentes da IT são as intervenções pós-intubação: cuidados nos parâmetros ventilatórios do respirador, administração imediata de vasoconstritores (norepinefrina em bomba de infusão) em casos de hipotensão, e sedação adequada para diminuir a agitação do paciente crítico.

Protocolos para prevenção de complicações

A implementação isolada destas intervenções não é suficiente para reduzir as complicações relacionadas à IT, mas sim, se forem aplicadas de forma sistemática, e como uma lista de checagem, podem alterar a evolução dos pacientes que necessitem de IT no Brasil.

Proposta de um pacote/protocolo de intervenções para intubação traqueal segura

O pacote de intervenções é composto dos seguintes itens:

1. Educação dos provedores sobre a relevância do problema e técnicas baseadas em evidências para reduzir complicações da intubação.
2. Elaboração de um protocolo baseado em evidências para intubação orotraqueal.
3. Treinamento com simulação e retreinamento periódico em manejo básico e avançado de vias aéreas.
4. Padronização de uma bandeja para vias aéreas.
5. Implantação de lista de checagem a ser preenchida por enfermeiro em conjunto com o intensivista.
6. Conferir poder ao enfermeiro para solicitar interrupção do procedimento de intubação se o protocolo não for seguido.

Cada Departamento de Emergencia ou UTI deverá ter um líder médico e de enfermagem, que serão responsáveis por envolver os demais membros da UTI nos procedimentos do estudo e auxiliar na organização dos treinamentos.

Protocolo baseado em evidências para intubação orotraqueal

O protocolo de intubação orotraqueal tem por objetivo homogeneizar o procedimento de IOT nas unidades de terapias intensivas alocadas no estudo, assim como disponibilizar equipamento de via aérea difícil.

Não dispomos de dados brasileiros, mas é fortemente recomendado o uso de algoritmos e equipamentos auxiliares em unidades de pacientes críticos pela Associação Brasileira de Medicina de Emergência (ABRAMEDE) e Associação de Medicina Intensiva Brasileira (AMIB). Desenvolvemos um algoritmo (Figura 4.2) baseado no pacote

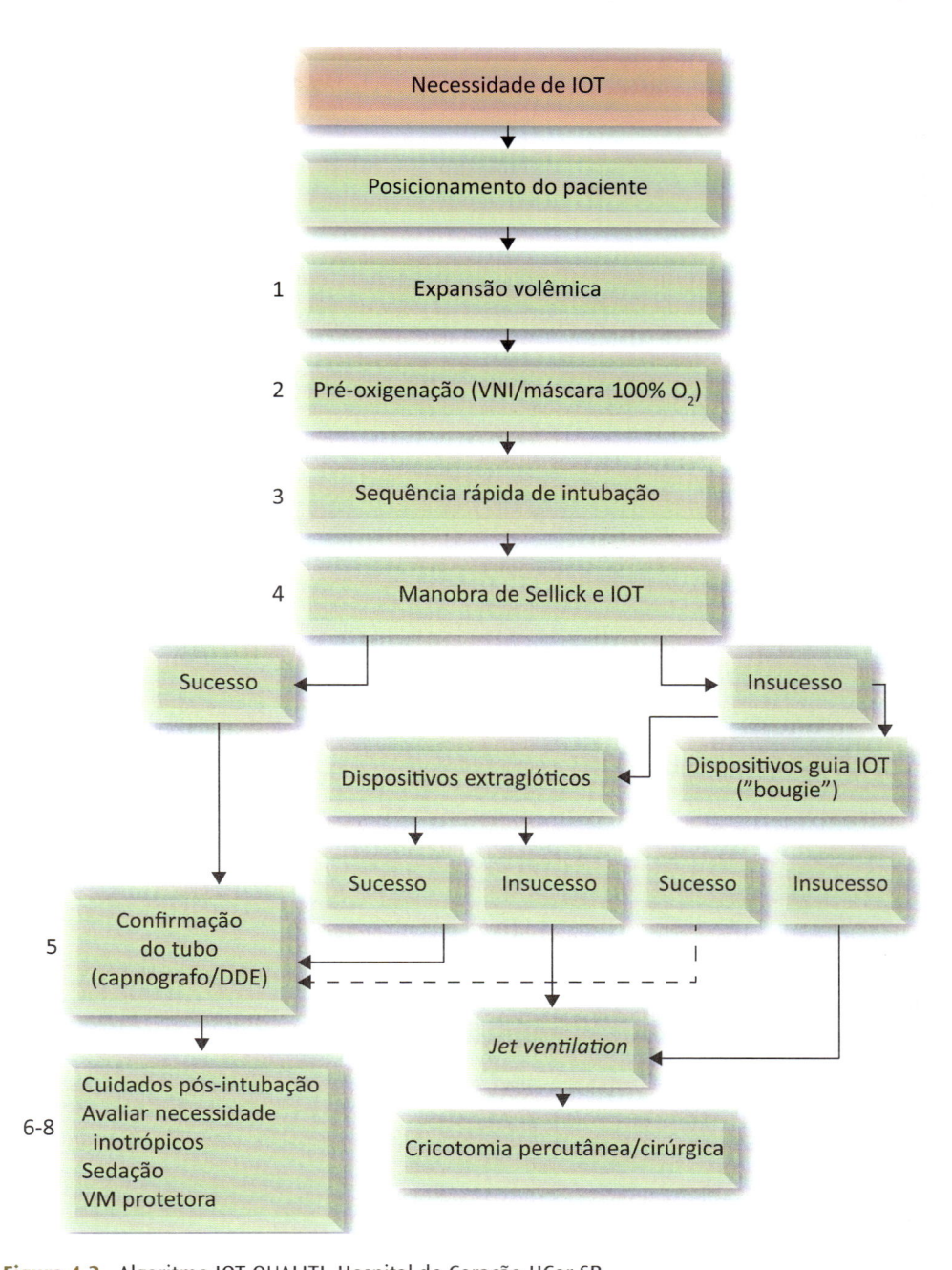

Figura 4.2. Algoritmo IOT-QUALITI, Hospital do Coração-HCor-SP.

de intervenções (descritos no Quadro 4.1), associado ao reconhecimento de via aérea difícil e manejo de dispositivos supraglóticos, caso existir insucesso na inserção de tubo traqueal.

A expansão volêmica deve ser realizada com 500 mL de solução isotônica periprocedimento, excluindo situações de edema agudo de pulmão e/ou sinais clínicos de congestão pulmonar.

A pré-oxigenação deve ser realizada de preferência com ventilação não invasiva, utilizando ventiladores dedicados para VNI ou ventiladores convencionais microprocessados com parâmetros descritos no Quadro 4.2. Na ausência de VNI, podem ser utilizadas máscaras com reservatório de alto fluxo, com fração inspirada de oxigênio de 100% por 4 minutos.

Quadro 4.1 Itens do pacote de intervenções QUALITI HCor.

Pacote de intervenções inseridas no protocolo

1. Expansão volêmica pré-IOT
2. Posicionamento do paciente
3. Pré-oxigenação com VNI/máscara O_2
4. Sequência rápida de intubação
5. Confirmação do tubo traqueal com capnógrafo/DDE
6. Utilização de vasoconstritor em casos de hipotensão pós-IOT
7. Sedação pós-IOT
8. Ventilação mecânica protetora

Quadro 4.2 Parâmetros de ventilação não invasiva (adaptado de Jaber e cols.).

Parâmetros da VNI

- Tempo: 4-5 minutos
- Máscara adequada
- Tipo de modo ventilatório: modalidade VNI no Ventilador Mecânico (VM)/alternativa: PS ou PCV
- Disparo inspiratório do ventilador (*trigger*): 1 a 2 litros/minuto
- Ciclagem: fluxo de 40%-60% do pico-fluxo ou 0,5-1 segundo
- Pressão inspiratória: 10-15 cm H_2O
- PEEP: 5-10 cm H_2O
- FiO_2: 100%

A utilização de SRI deve ser realizada com ou sem opioide (fentanil), associado ao hipnótico etomidato ou cetamina, e associado ao bloqueador neuromuscular succinil-colina ou rocurônio (Quadro 4.3).

Quadro 4.3 Drogas para utilização na sequência rápida de intubação.

Analgesia – opioides					
Nome	Classe	Dose (mcg/Kg)	Início de ação (min)	Duração (minutos)	Antídoto
Fentanil	Opioide	1-3	0,5	0	Naloxone (Narcan)
Sedativos – hipnóticos					
Nome	Classe	Dose (mg/Kg)	Início de ação (min)	Duração (min)	Antídoto
Etomidato	Não barbitúrico	0,3	0,5-1	3-5	–
Cetamina	Anestésico dissociativo	1-2	1-2	5-15	–
Bloqueadores neuromusculares					
Nome	Classe	Dose (mg/Kg)	Início de ação (min)	Duração (min)	Antídoto
Succinilcolina	Despolarizante	1,5	0,5-1,0	5-15	–
Rocurônio	Não despolarizante	0,6	2	30	Neostigmina

Um dos fatores relacionados ao aumento de tempo de internação, infecções nosoco-miais e extubação acidental é o desenvolvimento de *delirium* em UTI. Umas das formas de diluir tais complicações é realizar a sedação e a analgesia adequada do paciente em ventilação mecânica. Frente a este fato, optamos por iniciar um esquema de sedação logo após a IOT, no intuito de diminuir tais complicações. Os esquemas de analgesia e sedação devem ser seguidos por protocolos de assistências de cada unidade, e para ava-liação deste quesito observamos o início da sedação realizada ao paciente nos primeiros 60 minutos da IOT.

Com a utilização da SRI e expansão volêmica, diminuímos os efeitos deletérios de instabilidade hemodinâmica associados com alguns sedativos como, por exemplo, ben-zodiazepínicos. Entretanto, a hipotensão arterial, definida como pressão arterial sistó-lica inferior 90 mmHg ou PAM inferior a 65 mmHg, pode ocorrer devido a fatores relacionados com a morbidade do paciente. No intuito de diminuir a lesão secundária ocasionada pela hipotensão arterial periprocedimento, devemos iniciar imediatamente a administração de fármacos vasopressores, de preferência noradrenalina, para reverter o *status* hemodinâmico.

Outro ponto importante pós-IOT é a monitorização da mecânica respiratória relacionada ao modo ventilatório. Está bem estabelecido na literatura que a ventilação mecânica de forma inadequada pode provocar lesões de barotrauma, volutrauma, atelectrauma em alvéolos até então normais. Para evitar lesões secundárias relacionadas à ventilação mecânica pós-IOT, seguiremos as recomendações do III Consenso Brasileiro de Ventilação Mecânica (Quadro 4.4).

Quadro 4.4 Ventilação mecânica protetora.

Parâmetros de ventilação mecânica protetora inicial

1. Volume corrente entre 6-8 mL/Kg do peso ideal
2. PEEP 5-8 cm H_2O
3. Pressão de Platô < 30 cm H_2O
4. Frequência respiratória entre 10-20 rpm
5. FiO_2 = 100%

Após a realização da IOT, procede-se à confirmação através de exame físico e capnografia qualitativa na porção distal do tubo traqueal. Caso não se dispor deste dispositivo, pode-se optar pelos dispositivos de detecção esofágica, como por exemplo, capnógrafo qualitativo e/ou dispositivo de sucção desenvolvido para tal. A utilização destes dispositivos se faz necessária para confirmar ou não o posicionamento da cânula. Em casos que forem utilizados dispositivos extraglóticos, não se deve utilizar aqueles para confirmação. A correta identificação de posicionamento de cânula está associada à redução de eventos adversos sérios, como por exemplo hipoxemia e deterioração hemodinâmica.

O reconhecimento de via aérea difícil em terapia intensiva muitas vezes não é fácil, pois não há tempo hábil para realização de um exame semiológico de vias aéreas, como por exemplo, avaliar a abertura da maxila com visualização da úvula e classificar em graus segundo Mallampati. Devido a estas dificuldades, durante a primeira laringoscopia, ou seja, inserção do laringoscópio, deve-se avaliar e identificar a anatomia da via de entrada da laringe. Neste momento, classificamos se estamos diante de uma via aérea difícil e nos preparamos para a possibilidade de necessitarmos de dispositivos extraglóticos (DEGS) ou introdutores de cânulas (ICOT) orotraqueais como o estilete maleável (FROVA) ou Bougie. No insucesso de intubação com DSS ou ICOT, devemos ventilar e oxigenar nosso paciente e realizar via aérea percutânea e/ou cirúrgica através de traqueostomia ou cricotomia. O treinamento para reconhecer via aérea difícil através de simulação deve ser constante para não retardar ações em situações reais.

Padronização de uma bandeja para vias aéreas

Em todas as UTIs, sempre que possível, deve-se ter uma bandeja padronizada de vias aéreas (Quadro 4.5). Os objetivos são:

- Evitar retardos durante o manejo de vias aéreas para obtenção de equipamentos, o que pode colocar em risco a vida do paciente;
- Disponibilizar material de qualidade adequada para o manejo de vias aéreas.

Quadro 4.5 Bandeja de vias aéreas – QUALITI HCor.

Bolsa-valva-máscara com reservatório de oxigênio (BVM) adulto

Máscara facial (adulto)

Extensão de PVC para oxigênio

Cânulas orotraqueais (Guedel): tamanhos 3, 4 e 5

Máscara laríngea: três tamanhos (3, 4, 5) ou Tubo laringeo três tamanhos: 3, 4, 5

Introdutor de tubo endotraqueal: 65 cm (P. ex.: *Frova Intubating Introducer With Rapi-Fit® Adapter – Cook Medical*) ou Bougie

Cateter para troca de tubo endotraqueal (P. ex.: *Cook Airway Exchange Catheters* 83 cm/3,4 mm ou *Soft Tipped Cook Airway Exchange Catheters* 100 cm/3 mm de diâmetro)

Tubos traqueais: 6 até 9

Cânula para traqueostomia (4-9,0)

Kit curativo (Kelly, pinça dente de rato)

Bisturi e lâmina 11
Dispositivo de punção transmembrana cricoide (CVPT) ou dispositivo Quicktrach II

Sonda de aspiração traqueal nº 12, 10

Fixador de cânula orotraqueal

Sonda nasogástrica nº 14, 16, 18

Dois laringoscópios preparados para uso imediato

Jogo de pilhas

(Continua)

Quadro 4.5 Bandeja de vias aéreas – QUALITI HCor.	*(Continuação)*

Luva estéril (7,5/8/8,5)

Lâminas de Macintosh: tamanho 3 e 4

Lâmina reta (Miller): tamanho 3 e 4

Fio-guia para o tubo endotraqueal

2 seringas 20 mL

Equipamento de proteção individual: óculos de proteção individual e máscara (avental se risco de sangramento em vias aéreas)

Soro fisiológico 500 mL (2 unidades) e equipo macrogotas

2 Kit's de punção periférica (*Abbocath* nº 16 e 18)

Formulários:
- *Checklist* de Intubação Traqueal
- Algoritmo de Intubação Traqueal
- Doses de fármacos Sequência Rápida para Intubação

Implantação de lista de checagem a ser preenchida por enfermeiro em conjunto com o emergencista/intensivista

Veja Quadro 4.6.

Quadro 4.6 *Checklist* IOT.		*(Continuação)*
1. Foi realizada expansão volêmica pré-procedimento: (solução salina isotônica 500 mL) na ausência de congestão pulmonar.	( ) sim	( ) não
2. Foi realizado o posicionamento adequado do paciente: (tirar a cabeceira da cama, DDH, hiperextensão da região cervical na ausência de suspeita de lesão, coxim em região occipital).	( ) sim	( ) não
3. Foi realizada pré-oxigenação durante 3 minutos com ventilação não invasiva: (preferencialmente com FiO_2: 100%, Volume Corrente: 6-8 mL/Kg e Pressão Inspiratória: entre 5 a 15 mmHg; Pressão Expiratória: 5 mmHg) ou máscara de reservatório (FiO_2: 100%).	( ) sim	( ) não

(Continua)

Quadro 4.6 *Checklist* IOT. *(Continuação)*

4. Foi utilizada Sequência Rápida de Intubação: Fentanil 2 mcg/kg, após 3 minutos etomidato 0,3 mg/Kg ou cetamina 2 mg/Kg combinado com bloqueador neuromuscular, succinilcolina 1-1,5 mg/Kg na ausência de alergia, hipercalemia, acidose severa (qual pH), doença neuromuscular preexistente, queimaduras por mais de 48h e trauma medular. Alternativa à succinilcolina pode ser usado rocurônio 0,2-0,3 mg/Kg.	( ) sim	( ) não
5. Confirmação imediata do tubo traqueal por capnografia direta ou indireta e/ou pera.	( ) sim	( ) não
6. Foi iniciada sedação em longo prazo: (exceções: parada cardiorrespiratória ou necessidade de avaliação neurológica nas próximas 2-4 horas).	( ) sim	( ) não
7. Foi realizada ventilação protetora: (FiO_2 = 100%, volume corrente 6-8 mL/Kg peso ideal, PEEP 5 cmH_2O, FR entre 10-20 rpm e pressão de platô < 30 cmH_2O).	( ) sim	( ) não

Referências consultadas

1. Griesdale DE, Bosma TL, Kurth T, Isac G, Chittock DR. Complications of endotracheal intubation in the critically ill. Intensive Care Med 2008; 34(10):1835-42.

2. Jaber S, Amraoui J, Lefrant JY et al. Clinical practice and risk factors for immediate complications of endotracheal intubation in the intensive care unit: a prospective, multiple-center study. Crit Care Med 2006; 34(9):2355-61.

3. Petrini F, Accorsi A, Adrario E et al. Recommendations for airway control and difficult airway management. Minerva Anestesiol 2005; 71(11):617-57.

4. Schwartz DE, Matthay MA, Cohen NH. Death and other complications of emergency airway management in critically ill adults. A prospective investigation of 297 tracheal intubations. Anesthesiology 1995; 82(2):367-76.

5. Practice guidelines for management of the difficult airway: an updated report by the American Society of Anesthesiologists Task Force on Management of the Difficult Airway. Anesthesiology 2003; 98(5):1269-77.

6. Schmidt UH, Kumwilaisak K, Bittner E, George E, Hess D. Effects of supervision by attending anesthesiologists on complications of emergency tracheal intubation. Anesthesiology 2008; 109(6):973-7.

7. Jaber S, Delay JM, Chanques G et al. Outcomes of patients with acute respiratory failure after abdominal surgery treated with noninvasive positive pressure ventilation. Chest 2005; 128(4):2688-95.

8. Li J, Murphy-Lavoie H, Bugas C, Martinez J, Preston C. Complications of emergency intubation with and without paralysis. Am J Emerg Med 1999; 17(2):141-3.

9. Yamanaka CS, Góis AFT, Vieira PCB et al. Intubação orotraqueal: Avaliação do conhecimento médico e das práticas clínicas adotadas em unidades de terapia intensiva. Rev Bras Ter Intensiva 2010; 22(2):103-11.

10. Le TS, Wolter P, Rusterholtz T et al. [Complications of difficult tracheal intubations in a critical care unit]. Ann Fr Anesth Reanim 2000; 19(10):719-24.

11. Stauffer JL, Olson DE, Petty TL. Complications and consequences of endotracheal intubation and tracheotomy. A prospective study of 150 critically ill adult patients. Am J Med 1981; 70(1):65-76.

12. Levitan RM, Dickinson ET, McMaster J, Everett W. Assessing Mallampati Scores, Thyromental Distance, and Neck Mobility in Emergency Department Intubated Patients. Acad Emerg Med 2003; 10[5], 468. Ref Type: Abstract

13. Reynolds SF, Heffner J. Airway management of the critically ill patient: rapid-sequence intubation. Chest 2005; 127(4):1397-1412.

14. Mort TC, Waberski BH, Clive J. Extending the preoxygenation period from 4 to 8 mins in critically ill patients undergoing emergency intubation. Crit Care Med 2009; 37(1):68-71.

15. Baillard C, Fosse JP, Sebbane M et al. Noninvasive ventilation improves preoxygenation before intubation of hypoxic patients. Am J Respir Crit Care Med 2006; 174(2):171-7.

16. Jaber S, Jung B, Corne P et al. An intervention to decrease complications related to endotracheal intubation in the intensive care unit: a prospective, multiple-center study. Intensive Care Med 2009.

17. Dufour DG, Larose DL, Clement SC. Rapid sequence intubation in the emergency department. J Emerg Med 1995; 13(5):705-10.

18. Rose WD, Anderson LD, Edmond SA. Analysis of intubations. Before and after establishment of a rapid sequence intubation protocol for air medical use. Air Med J 1994; 13(11-12):475-8.

19. Sakles JC, Laurin EG, Rantapaa AA, Panacek EA. Airway management in the emergency department: a one-year study of 610 tracheal intubations. Ann Emerg Med 1998; 31(3):325-32.

20. Bergen JM, Smith DC. A review of etomidate for rapid sequence intubation in the emergency department. J Emerg Med 1997; 15(2):221-30.

21. Kamp R, Kress JP. Etomidate, sepsis, and adrenal function: not as bad as we thought? Crit Care 2007; 11(3):145.

22. Sprung CL, Annane D, Keh D et al. Hydrocortisone therapy for patients with septic shock. N Engl J Med 2008; 358(2):111-24.

23. Jabre P, Combes X, Lapostolle F et al. Etomidate versus ketamine for rapid sequence intubation in acutely ill patients: a multicentre randomised controlled trial. Lancet 2009; 374(9686):293-300.

24. Rogers RS, Pronovost P, Isaac T et al. 'Systematically Seeking Clinicians' Insights to Identify New Safety Measures for Intensive Care Units and General Surgery Services. Am J Med Qual 2010.

25. Winters BD, Gurses AP, Lehmann H, Sexton JB, Rampersad CJ, Pronovost PJ. Clinical review: checklists – translating evidence into practice. Crit Care 2009; 13(6):210.

26. Pronovost PJ, Combes J, Joshi M. An executive checklist. Hosp Health Netw 2009; 83(11):52.

27. Ian R, Fowler RA, Greets R, et al: Knowledge translation in critical care: Factors associated with prescription of commonly recommended best practices for critically ill patients. Critical Care Med.2007; 3516 -1702. 2010. Ref Type: Generic

28. Grol R, Grimshaw J. From best evidence to best practice: effective implementation of change in patients' care. Lancet 2003; 362(9391):1225-30.

29. Andrews LB, Stocking C, Krizek T, et al. An alternative strategy for studying ad- verse events in medical care. Lancet 1997; 349:309-13. 2010. Ref Type: Generic

30. Beckmann U, Bohringer C, Carless R, et al. Evaluation of two methods for quality improvement in intensive care: facilitated incident monitoring and retrospective medical chart review. Crit Care Med 2003; 31:1006-11. 2010. Ref Type: Generic

31. McMullin J, Cook D, Griffith L, et al. Minimizing errors of omission: behavioural reenforcement of heparin to avert venous emboli: the BEHAVE study. Crit Care Med 2006; 34:694-9. 2010. Ref Type: Generic

32. Russell JA. Culture and the categorization of emotions. Psychol Bull 1991; 110(3):426-50.

33. Lavery GG, McCloskey BV. The difficult airway in adult critical care. Crit Care Med 2008 Jul; 36(7):2163-73.

34. Porhomayon J, El-Solh AA, Nader ND. National survey to assess the content and availability of difficult-airway carts in critical-care units in the United States. J Anesth 2010 Aug 7. [Epub ahead of print].

35. Carvalho C R, Toufen-Junior C, França S A. III Consenso Brasileiro de Ventilação Mecânica. Ventilação mecânica: princípios, análise gráfica e modalidades ventilatórias 2007; 33(2S):70.

36. Scordamaglio PR; Manto, R.; Guimarães, Hélio Penna. Guia Prático de Acesso às Vias Aéreas. 1. ed. São Paulo: Editora Atheneu, 2014. v. 1. 182p.

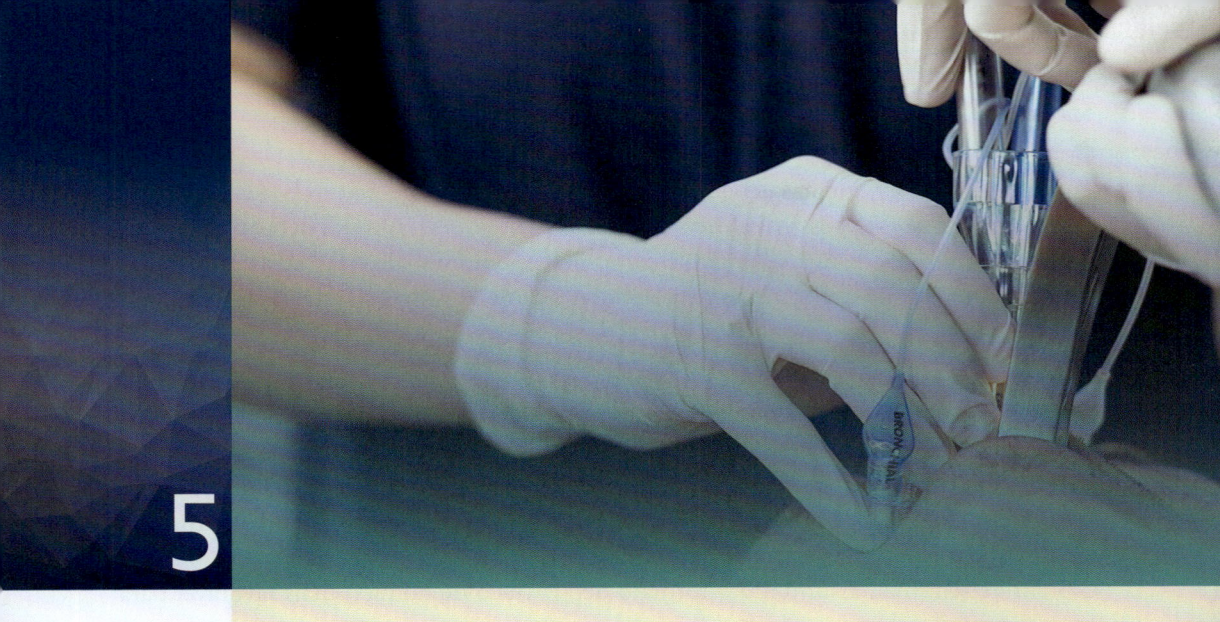

Valéria Melhado Fortuna
Aníbal de Oliveira Fortuna
Carlos Eduardo de Melo Leite

Dispositivos Auxiliares para Intubação

INTRODUÇÃO

Situações diversas de intubação difícil levaram ao desenvolvimento de técnicas alternativas para seu auxílio e, entre estas, os guias introdutores se destacam entre as mais importantes, por serem simples, comparativamente de baixo custo e efetivos na grande maioria dos casos.

Guia para intubação traqueal – GIT (*bougie*)

Guia (GIT) *ou introdutor semirrígido para intubação traqueal*, também chamado de *"Bougie"* (Figura 5.1), foi desenvolvido com a finalidade de facilitar a intubação orotraqueal (IOT). Este dispositivo, uma vez introduzido na traqueia sob laringoscopia direta, irá servir em um segundo tempo como um condutor para o tubo endotraqueal (TT), guiando-o em seu trajeto pela orofaringe e através das estruturas laríngeas até que este possa finalmente atingir a luz traqueal. O GIT não deve ser confundido com os estiletes mais rígidos comumente denominados de "guias metálicos", que introduzidos no TT servem apenas para moldá-lo em uma conformação adequada à IOT.

O GIT reutilizável clássico (de *"Macintosh-Venn-Eschmann"*) é um estilete semirrígido de pontas arredondadas que apresenta certa maleabilidade. É constituído por uma malha de poliéster trançado com 60 a 65 cm de comprimento, recoberta com resina, cujo diâmetro varia entre 5 FR (1,7 mm), 10 FR (3,3 mm) e 15 FR (5 mm), o que permite que este guia passe facilmente por entre as cordas vocais. Geralmente uma de suas extremidades é reta enquanto a outra é angulada anteriormente em 35º a 40º, a 3,5 cm de seu final, assumindo o formato de "J" (taco de hóquei) mais favorável para um acesso à glote e traqueia.

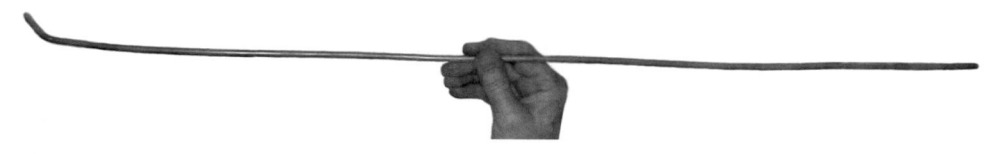

Figura 5.1. GIT com sua extremidade angulada no formato de "J" (taco de hóquei), mais favorável para o acesso à glote e traqueia.

Atualmente por praticidade, menor risco de contaminação e custos, os GITs mais empregados são os modelos descartáveis fabricados em plástico com 45 a 70 cm de comprimento.

Além do tradicional acrônimo *"GEB"*, nos EUA o GIT é também conhecido pela sigla *"ETTI"* (*endotracheal tube introducer*), ou simplesmente por *"Bougies"*.

Conforme o fabricante e a indicação, GITs descartáveis geralmente se apresentam nos seguintes tamanhos e formatos (Figura 5.2):

a) Uso em adultos/crianças: comprimento de 70 cm; uma ponta reta e outra angulada anteriormente a 3,0 cm em 35º a 40º; diâmetros de 15 FR (5,0 mm) e 10 FR (3,3 mm);

b) Uso neonatal: comprimento de 47 cm; ambas as pontas retas e diâmetro de 5 FR (1,7 mm).

Apesar de sua simplicidade, estes artefatos estão entre os instrumentos mais importantes no auxílio da intubação traqueal, sobretudo em casos de VAD (Via Aérea Difícil) quando a laringoscopia se mostra restrita.

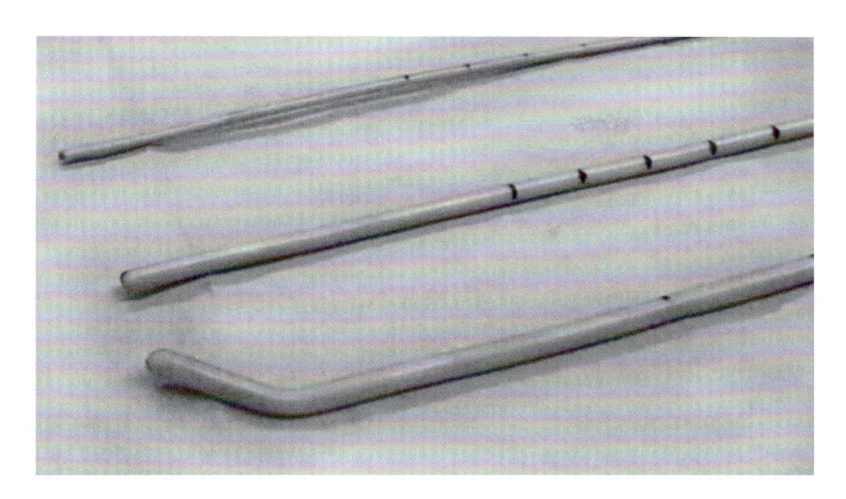

Figura 5.2. GIT adulto com extremidade angulada e neonatal com extremidade reta.

INDICAÇÃO

O **GIT** é um dispositivo consagrado e bastante eficaz para o manuseio da VA. Seu uso está indicado sempre que fatores anatômicos, traumáticos ou patológicos não permitam boa visualização das cordas vocais através de laringoscopia direta com lâmina curva, como as encontradas no grau IIb de Cormack – Lehane (visão apenas da epiglote e a parte posterior da glote (aritenoides)) e grau III (onde somente a epiglote é identificada). O GIT tem seu lugar também em casos de dificuldade na introdução do TT sob laringoscopia com lâmina reta. Excepcionalmente, ou em certas situações imprevistas de emergência, o GIT pode ser empregado até mesmo em laringoscopias de grau IIIb, quando a epiglote se encontra aderida à parede posterior da faringe, e em grau IV, onde nenhuma parte da laringe é reconhecida.

O GIT provou ser particularmente útil em pacientes onde o acesso do TT é mais difícil, como na presença de edema de vias aéreas e naqueles com imobilização ou trauma cervical.

Por ter menor diâmetro e uma maior capacidade de manobra que o TT, o uso do GIT é de grande valia em situações onde a abertura bucal é limitada, especialmente se combinado com acesso via lâmina reta, inserida lateralmente através da rima oral buscando uma abordagem retromolar/paraglossal.

Lembrar que é sempre razoável tentar uma intubação traqueal assistida com o uso do GIT, antes de prosseguir para outros métodos invasivos como a cricotireodostomia. No entanto, é preciso ressaltar que o GIT não substitui a técnica correta de intubação, mas vem somar como facilitador quando outras tentativas para otimizar a laringoscopia tenham falhado.

VANTAGENS

O GIT tem custo muito baixo quando comparado com outros adjuntos para intubação traqueal e, ao contrário destes, necessita de pouco tempo de treinamento ou conhecimento técnico específico em seu uso.

O GIT, quando corretamente inserido na traqueia, evita intubações esofágicas inadvertidas.

Memória de posição e flexibilidade relativa conferem ao GIT a propriedade de adequar individualmente sua conformação à anatomia do paciente, aumentando, assim, o sucesso da intubação traqueal.

Facilidade de manobra, aliada a uma menor espessura quando comparado com um TT com balonete e em relação ao tamanho da fenda glótica, faz com que o GIT tenha melhores chances de alcançar a traqueia, especialmente nas situações desfavoráveis.

Mesmo após a introdução com visão restrita ou às cegas, muitas vezes é possível confirmar se o GIT está adequadamente posicionado na traqueia apenas por meio da sensação de fricção de sua ponta contra os anéis cartilaginosos traqueais.

Comparativamente em laringoscopias de grau III, o sucesso em IOT com o uso do GIT é significativamente superior àquele observado com o TT moldado apenas com estilete metálico clássico.

CONTRAINDICAÇÕES

A técnica tem valor limitado quando a epiglote não puder ser elevada sob laringoscopia (Cormark-Lehane, grau IIIb) ou não possa ser visualizada (grau IV). O GIT não é um dispositivo para ser simplesmente inserido "às cegas" e, sim, sempre que possível deve ser guiado por visão direta em todo seu trajeto por debaixo da epiglote até sua efetiva passagem por entre as cordas vocais.

O GIT não é indicado em pacientes que necessitem de intubação nasotraqueal, casos de disrupção laríngea ou naqueles em que a cavidade oral seja inacessível.

COMPLICAÇÕES

Dor na orofaringe ou rouquidão no pós-operatório, associadas ao uso do GIT, são incomuns, e quando ocorrem, provavelmente sejam consequência de algum trauma local durante a laringoscopia.

No entanto, apesar de serem bastante raras, há relatos de algumas complicações mais sérias com o uso do GIT, como: perfuração da faringe, pneumotórax, hemopneumotórax, enfisema mediastinal e dissecção da mucosa traqueal com falso trajeto.

É possível ocorrer uma inserção esofágica inadvertida do GIT não percebida pelo operador, levando em seguida a uma intubação do esôfago.

O GIT deve sempre ser examinado antes da sua utilização com o propósito de que sua integridade seja confirmada. Isto é particularmente importante com os modelos não descartáveis. Foram descritas fraturas no GIT e um caso raro onde houve perda do segmento distal, com necessidade de se recorrer à broncoscopia para sua retirada.

CARACTERÍSTICAS IDEAIS DE UM GIT

1. Uso único em embalagem estéril;
2. Baixo custo;
3. Apresentação que permita sua rápida identificação para uso imediato em emergências;
4. Cor clara e contrastante com a mucosa orofaríngea para uma melhor visualização e posicionamento durante a laringoscopia, como por exemplo: amarelo claro e azul claro (evitar o vermelho e laranja);
5. Dar preferência àqueles fabricados com material liso o suficiente que garanta um deslizar bastante suave do TT, sem que este venha a aderir à sua superfície;
6. Pontas bem arredondadas para minimizar chances de trauma;
7. Haste com graduações referenciais demarcadas;
8. Marcação no ponto de deflexão do segmento angulado distal de forma a facilitar sua identificação quando passar através da fenda glótica;
9. Haste rígida o suficiente para ser manobrada com facilidade, mas ao mesmo tempo com certa maciez e flexibilidade para não traumatizar as estruturas durante sua passagem.

TÉCNICA DE USO DO GIT

Em seguida, orientações gerais para o procedimento de IOT com o auxílio do GIT (Quadro 5.1).

Quadro 5.1 Orientações para a IOT com o auxílio do GIT.
Fatores que levam a melhores resultados – GIT
1) Posicionamento adequado da cabeça do paciente = IOT
2) Presença de um assistente
3) Escolha adequada de tamanhos do GIT e TT
4) Laringoscopia durante a passagem do TT = facilita a introdução e posterior progressão do TT
6) Pinça de Magill = ajuda no direcionamento do GIT para a traqueia
7) Restrição da abertura bucal = lâmina reta + abordagem paraglossal/retromalar

1. Cuidados usuais no preparo do material e planos alternativos para uma laringoscopia difícil.
2. Escolher o GIT de diâmetro compatível ao TT que se pretenda utilizar:

   - 10 FR (3,3 mm) – TT de 4,0 mm (DI) a 6,0 mm;
   - 15 FR (5,0 mm) – TT a partir de 6,0 mm;
   - O GIT tamanho adulto (15 FR) não deve ser utilizado em pacientes abaixo de 14 anos. Para estes, o GIT recomendado é o de 10 FR.

3. Uso adulto/adolescentes: comprimento de 70 cm com uma extremidade reta e a outra angulada anteriormente a 3,0 cm em 35º a 40º.
4. Uso neonatal: comprimento de 47 cm; ambas as extremidades retificadas e diâmetro de 5 FR (1,7 mm) para uso com TT a partir de 2,5 mm.
5. Confirmar a presença de um auxiliar.
6. Laringoscopia ótima (Figura 5.3) na tentativa de se obter sempre a melhor visualização da abertura glótica. Nesta, deve-se observar a ponta da epiglote e, quando possível, também a incisura e as cartilagens aritenoides no vestíbulo laríngeo.
7. Iniciar as manobras de introdução do GIT na traqueia, para que este possa, em um 2º tempo, servir como "guia" para um TT. (Figura 5.3)

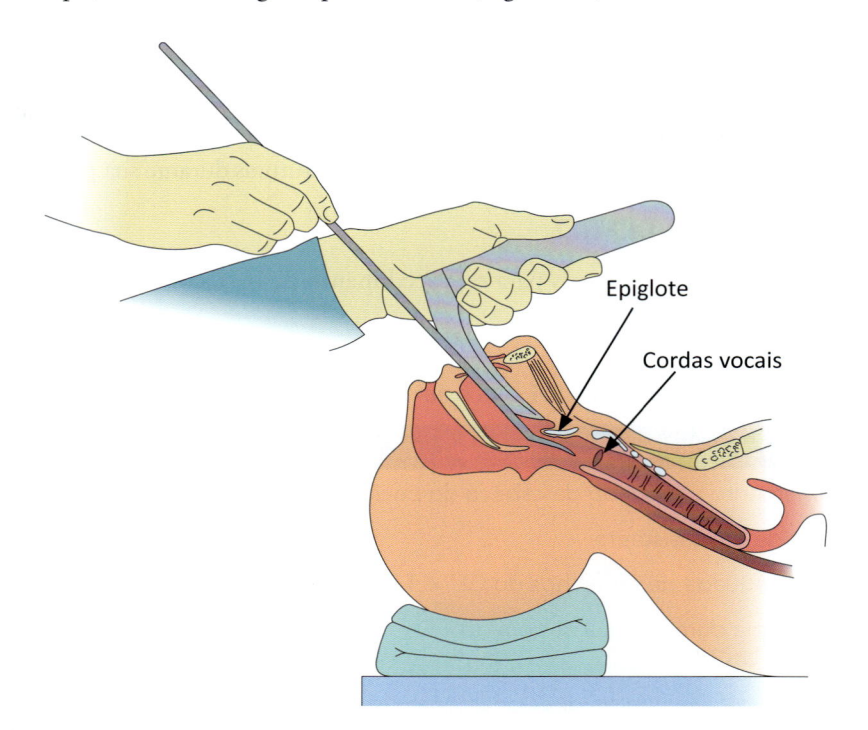

Epiglote

Cordas vocais

Figura 5.3. Início da introdução do GIT.

8. Se a laringoscopia permitir uma boa visão das estruturas laríngeas (Cormack-Lehane grau I) pode-se optar por inserir o GIT pela sua extremidade reta. Caso contrário, a preferência deve sempre recair pela extremidade angulada "para cima", que é a conformação mais favorável para o acesso à glote.

9. Procure acompanhar visualmente o trajeto da ponta angulada do guia em seu deslizar por baixo da face posterior da epiglote (Figura 5.4) ou de preferência acima da incisura interaritenóidea, até que sua passagem através da fenda glótica seja concluída; caso a visualização das estruturas laríngeas esteja prejudicada ou não for possível, direcione o segmento angulado distal do GIT "para cima", na tentativa de que mesmo "às cegas" este encontre a abertura glótica e de lá siga para a traqueia (Figura 5.5). Se não houver resistência, continue a avançar o guia mantendo a linha média.

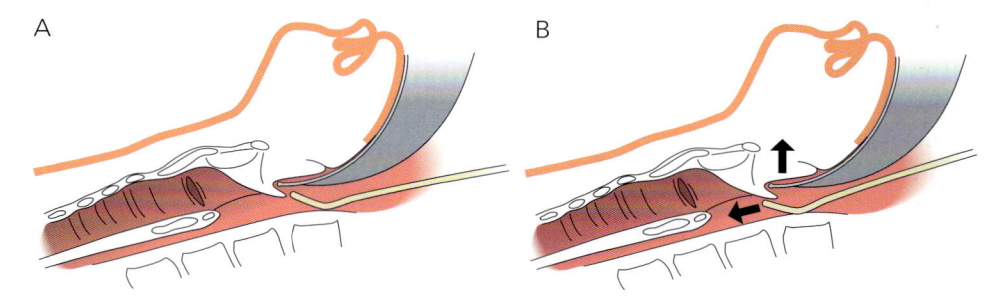

Figura 5.4. (**A**) Extremidade angulada do GIT posicionada "para cima"; (**B**) Extremidade angulada do GIT deslizando por baixo da face posterior da epiglote.

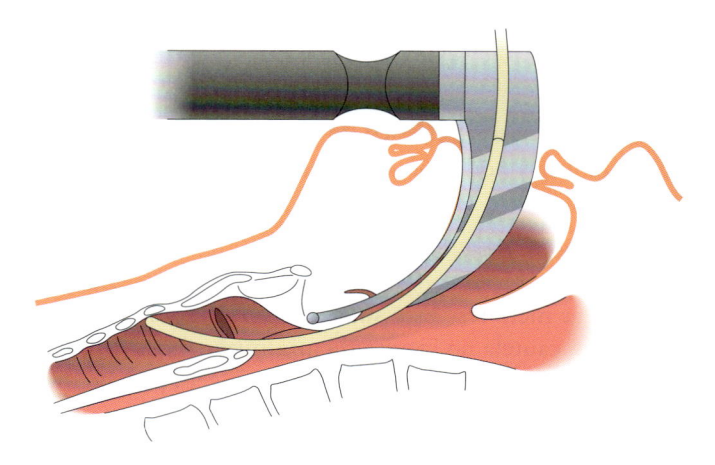

Figura 5.5. GIT ultrapassa a fenda glótica e é introduzido na traqueia.

10. Em certas situações, o uso de uma pinça de Magill pode ajudar no direcionamento do GIT.

11. Após o GIT ultrapassar a fenda glótica em direção à traqueia, muitas vezes é possível ao operador perceber uma sensação táctil quando sua ponta toca e em seguida "salta" alguns anéis traqueais neste trajeto (Figura 5.6). A presença deste sinal é um bom indicativo de que a extremidade distal do GIT está bem posicionada na luz traqueal e, assim sendo, o guia deve continuar a ser cuidadosamente introduzido ainda por mais 15 a 20 cm para assegurar que sua ponta esteja bem abaixo da glote. Ao contrário, caso o GIT venha a inadvertidamente penetrar no esôfago, não haverá sensação táctil, uma vez que as lisas paredes esofágicas não irão oferecer qualquer empecilho à sua progressão.

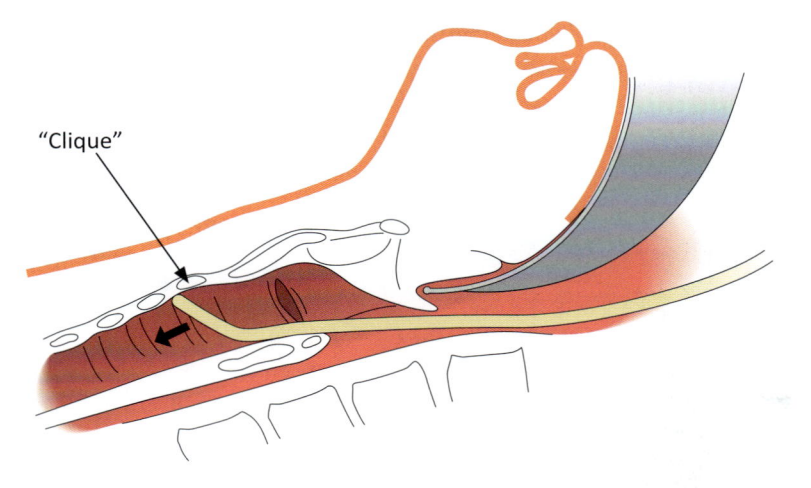

Figura 5.6. Representação da sensação táctil da extremidade do GIT "saltando" os anéis traqueais.

Lembrar que às vezes este sinal clássico de percepção táctil da fricção da ponta do GIT sobre os anéis traqueais pode não ser sentido, mesmo com o dispositivo corretamente posicionado.

Outro indicador de bom posicionamento do GIT na traqueia é o progressivo aumento da resistência à introdução após a marca de 24-40 cm, devido ao contato de sua ponta com as vias aéreas menores. Este sinal é também conhecido como "*hold-up*" e deve ser empregado com cautela no intuito de minimizar riscos de trauma às estruturas brônquicas, principalmente com o uso de GITs descartáveis, por serem estes geralmente mais rígidos.

Devido à maior facilidade no acesso ao brônquio fonte direito, é possível que ocorra uma leve rotação do GIT para a direita durante sua introdução mais profunda. Este é mais um dado favorável ao bom posicionamento traqueal.

A presença destes sinais se dá em 65% a 90% dos casos e são bastante sugestivos que o GIT esteja na luz traqueal (Quadro 5.2). No entanto, apesar de sua ausência em pacientes adultos, muitas vezes indicar posicionamento esofágico em jovens e crianças nem sempre é válido, pois nesta faixa etária os anéis traqueais ainda não estão totalmente desenvolvidos e, portanto, menos rígidos, o que torna mais difícil sua identificação táctil.

Quadro 5.2 Sinais indicativos de posicionamento correto do GIT.
Sinais indicativos de posicionamento correto do GIT
1) Sensação táctil de sobressaltos (cliques) decorrentes do contato da ponta do GIT com os anéis traqueais.
2) Leve rotação para a direita durante a introdução mais profunda do GIT, devido à maior facilidade no acesso ao brônquio fonte direito.
3) Resistência à introdução após 30-40 cm: ponta do GIT alojada na árvore brônquica – manobra conhecida como "*hold-up*".
4) Reflexo de tosse: em pacientes sem uso de bloqueador neuromuscular.

12. Uma vez confirmado o posicionamento do GIT na traqueia, a laringoscopia deve ainda ser mantida, enquanto um assistente introduz o TT escolhido pela extremidade proximal do GIT (Figura 5.7), deslizando-o anteriormente até que esta seja

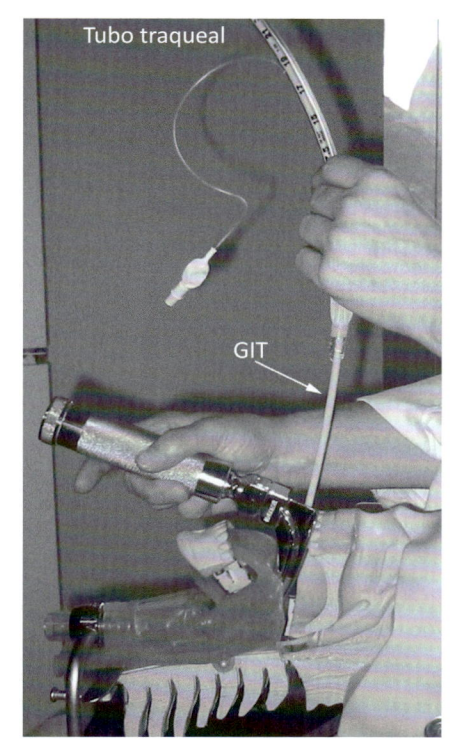

Figura 5.7. Confirmado o posicionamento do GIT na traqueia, a laringoscopia é mantida, enquanto um assistente introduz o TT pela extremidade proximal do GIT.
Fonte: arquivo do autor.

novamente exposta. Neste momento, o assistente segura a ponta proximal do GIT, mantendo-o em posição, enquanto o operador segue deslizando cuidadosamente o TT sobre o guia até que o TT ultrapasse a laringe e atinja a luz traqueal (Figura 5.8). Se possível, todo o trajeto até a passagem do TT pela fenda glótica deve ser acompanhado por laringoscopia.

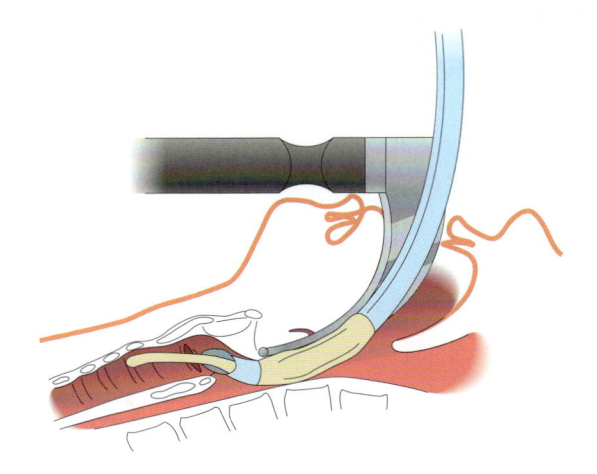

Figura 5.8. GIT corretamente posicionado permitindo o deslizar do TT para a traqueia.

13. Caso haja alguma resistência à progressão do TT no vestíbulo da laringe, provavelmente esta se deve ao contato da ponta biselada do TT contra as cartilagens laríngeas, mais frequentemente a aritenoide direita, que poderia se encontrar impactada entre o bisel do TT e o GIT. Este problema é mais comum com TT de maior diâmetro, onde a folga entre a ponta do TT e o GIT é mais acentuada (Figura 5.9).

Lembrar que a passagem do TT deve ser sempre suave e nunca forçada.

Assim sendo, havendo resistência, recomenda-se recuar ligeiramente o TT ao mesmo tempo em que se aplica uma leve torção anti-horária de 90º (1/4 de volta) para reposicionar o bisel para baixo (Figura 5.10). Uma disposição mais favorável para superar esta dificuldade e com menores riscos de traumatismo às cartilagens laríngeas.

Prosseguir introduzindo o TT neste sentido até que sua ponta ultrapasse as cartilagens laríngeas, quando então a torção é desfeita para que o TT retorne à posição anterior com seu bisel alinhado à fenda glótica, conformação esta mais favorável para o TT passar por entre as cordas vocais.

14. Uma vez o TT corretamente posicionado, retirar o GIT.

15. Insuflar o balonete e confirmar a intubação pelos métodos usuais.

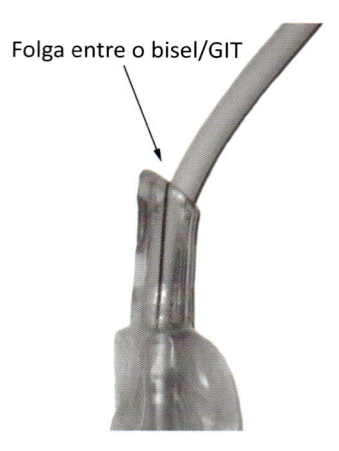

Folga entre o bisel/GIT

Figura 5.9. TT maior de diâmetro: folga entre a ponta do TT e o GIT é mais acentuada.
Fonte: arquivo do autor.

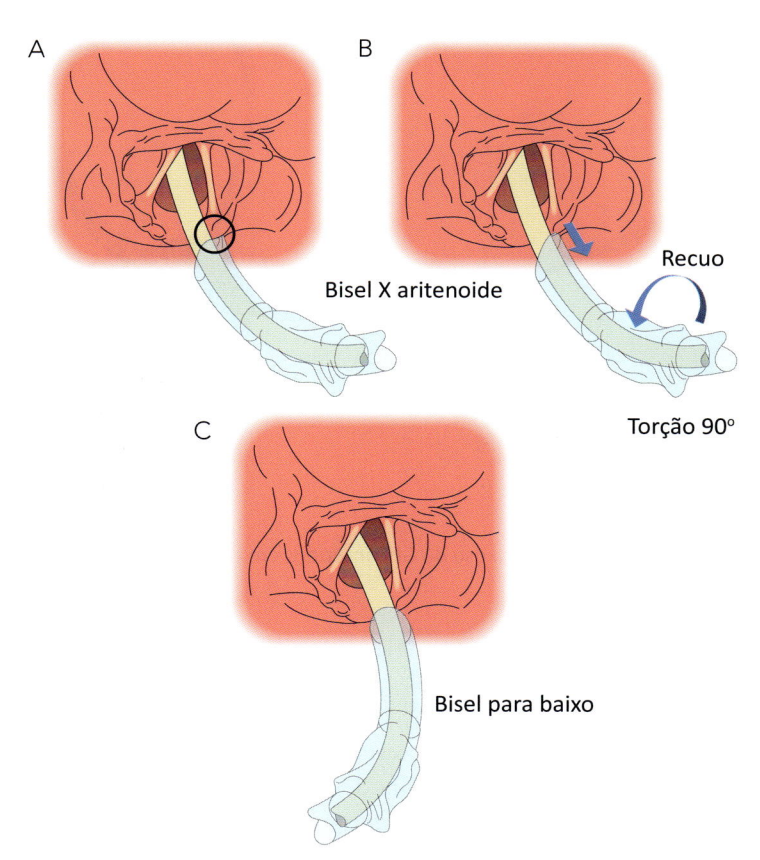

A

B

Bisel X aritenoide

Recuo

Torção 90°

C

Bisel para baixo

Figura 5.10. Técnica para solucionar a resistência à progressão do TT. (**A**) Contato da ponta biselada do TT contra as cartilagens laríngeas. (**B**) Recuar o TT e aplicar uma leve torção anti-horária de 90°, reposicionando o bisel para baixo. (**C**) TT com bisel para baixo é introduzido até sua extremidade ultrapassar as cartilagens laríngeas.

TÉCNICA ALTERNATIVA PARA O USO DO GIT

Em certas circunstâncias, como na falta de um assistente, o GIT e o TT podem ser inseridos em conjunto. Nesta variante técnica, o GIT é previamente introduzido no TT até que parte de sua extremidade angulada distal esteja aproximadamente 10 cm livres à frente do bisel do TT, enquanto a proximal é curvada anteriormente e presa junto ao corpo do TT (Figura 5.11).

O conjunto GIT + TT é então inserido conforme a técnica clássica, com o GIT buscando a laringe e traqueia, seguido pelo TT. A desvantagem desta técnica é que o peso do TT sobre o GIT pode interferir em sua manipulação.

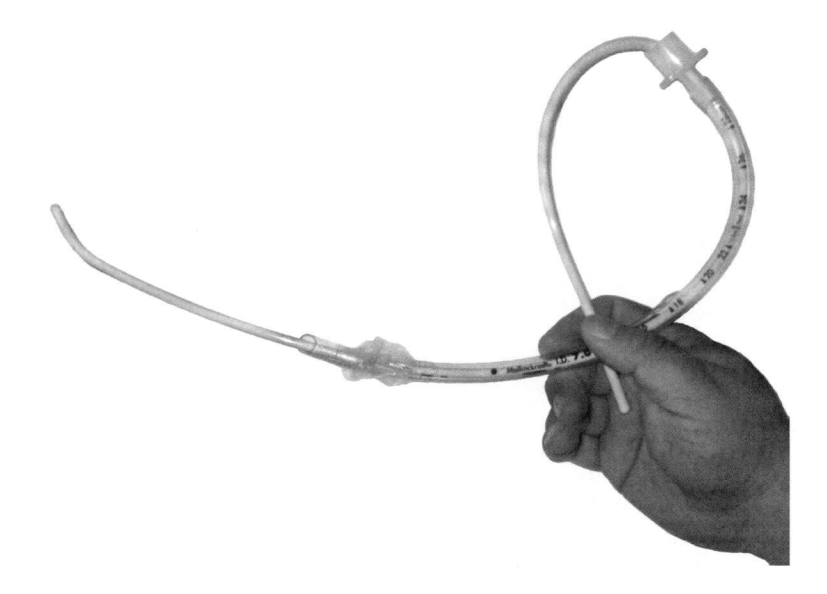

Figura 5.11. Técnica alternativa para o uso do GIT: inseridos em conjunto com o TT.
Fonte: arquivo do autor.

Outros usos para o GIT

Uso do GIT como trocador de tubos

Apesar de não ser esta sua indicação, eventualmente o GIT pode ser empregado como guia para substituição de TT na falta de uma "sonda trocadora" própria. Neste caso, a técnica empregada é a inversa da anteriormente descrita, ou seja, a extremidade reta do GIT é introduzida através do TT que se quer trocar até atingir a traqueia. Confirmado o posicionamento traqueal do GIT na marca de 30 a 35 cm da rima oral, o GIT é mantido nesta posição, enquanto o TT é retirado. Em seguida, outro TT é guiado para a traqueia através do GIT, conforme a técnica usual.

Cricotireoidostomia + GIT

No lugar do tubo, o GIT pode ser introduzido diretamente na traqueia através de cricotireoidostomia e posteriormente servir como guia para a passagem de um TT ou tubo de traqueostomia. Este recurso, chamado de "BACT" (*Bougie-Assisted Cricothyrotomy Technique*), mostrou ser mais fácil e rápido ao garantir uma via aérea do que o acesso cirúrgico tradicional.

IOT em pacientes pré-hospitalares

Em casos de intubação difícil em pacientes pré-hospitalares (Figura 5.12), autores relatam que o simples uso do GIT possibilitou um rápido acesso traqueal em quase 80% dos casos de emergência. Uma amostragem de 1.442 pacientes pré-hospitalares, demonstrou que o sucesso da IOT com o uso do GIT variou entre 75% a 94%, respectivamente, dependendo se fatores associados à via aérea difícil estavam presentes ou não. Nestes trabalhos, não se observou nenhuma complicação ou efeito adverso com o emprego do **GIT**.

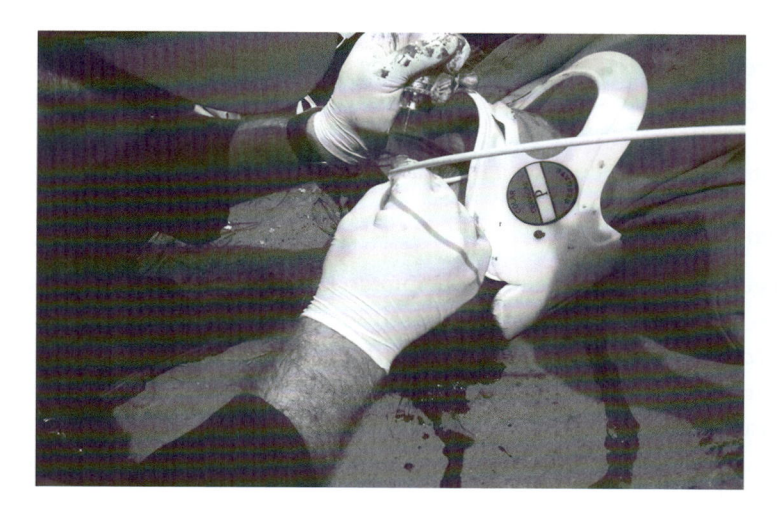

Figura 5.12. Uso do GIT no atendimento pré-hospitalar.
Cortesia dos médicos do Resgate GRAU 193 – São Paulo.

Compressão cricóidea + GIT

Em situações onde a compressão cricóidea é necessária durante a IOT, o emprego do GIT tem se mostrado útil. Dentro da faixa efetiva e dependendo da pressão exercida sobre a cartilagem cricoide, haverá uma marcante deformação das estruturas laríngeas em decorrência desta manobra, dificultando ou mesmo impossibilitando a IOT convencional.

Devido ao menor diâmetro relativo e maior manobrabilidade, o GIT quando associado à compressão cricóidea, tem melhores chances de alcançar a traqueia do que o TT. No entanto, apesar do guia muitas vezes conseguir vencer as dificuldades de acesso e se encontrar bem alocado na traqueia, o TT por sua vez, pode não progredir bem ao longo do guia devido ao contato de seu bisel contra as cartilagens laríngeas, situação que piora pela deformação das estruturas laríngeas devido à compressão exercida. Na maioria dos casos esta dificuldade pode ser contornada apenas com a torção do TT 90° à esquerda, conforme já descrito anteriormente. Em um reduzido número de pacientes, principalmente mulheres, a compressão cricóidea em si pode ser responsável por falha na IOT.

Uso de videolaringoscópios + GIT

Autores constataram que o uso associado do GIT reduz significativamente a necessidade de extensão e movimentação cervical em IOT com o uso de videolaringoscópios.

Uso do GIT como guia para máscaras laríngeas com drenagem esofágica

Há alguns anos, Brimacombe descreveu o uso do GIT como forma de facilitar a alocação de máscaras laríngeas com drenagem esofágica. Nesta técnica, o GIT é inicialmente introduzido diretamente ao esôfago, de onde posteriormente irá guiar uma máscara laríngea através de sua abertura de drenagem até seu posicionamento supraglótico final. Com isso, segundo este autor, minimizam-se os problemas de dobras e obstrução comumente observados durante a inserção desta classe de máscaras laríngeas.

GIT "Frova"

Outro guia que segue o mesmo princípio do GIT é o estilete para intubação conhecido como *"Frova"*, em homenagem ao seu idealizador. Este dispositivo, descrito no final da década de 1990, se diferencia do GIT por ser uma cânula plástica com outra interna removível feita em aço, cujo tamanho é menor que o comprimento total da cânula plástica, terminando no ponto em que esta inicia sua deflexão anterior. A cânula interna de aço serve para retificar e dar firmeza ao conjunto, ao mesmo tempo em que permite ventilação a jato através de um adaptador, análise de amostras de CO_2 expirado ou insuflação de oxigênio durante as tentativas de IOT.

A técnica descrita para o uso do *Frova* refere que este dispositivo deve ser inserido sob laringoscopia direta, de forma que sua ponta flexível seja direcionada por debaixo da epiglote até alcançar a abertura glótica, quando então o estilete interno de aço é removido ao mesmo tempo em que a cânula plástica é introduzida ainda mais até a traqueia, para em seguida ser utilizada como guia para TT, da mesma forma que com o GIT. Sua eficácia tem se mostrado semelhante ao GIT, no entanto, há uma preocupação de alguns autores quanto uma maior possibilidade de trauma às vias aéreas com o uso deste tipo de estilete.

Referências consultadas

1. Melhado VB, Fortuna AO. Via aérea difícil em: Curso a Distância em Anestesiologia. Vol. IV. Comissão de Ensino e treinamento – SBA: Office Editora; 2004; 52-60.

2. Macintosh RR. An aid to oral intubation. Br Med J 1949; 1:28.

3. Henderson JJ. Development of the 'gum-elastic bougie'. Anaesthesia. 2003; 58(1):103-4.

4. McCarroll SM, Lamont BJ, Buckland MR, et al. The gum-elastic bougie: old but still useful. Anesthesiology1988; 68:643-4.

5. Viswanathan S, Campbel C, Wood DC et al. The Eschmann Tracheal Tube Introducer. Anesthesiology1992; 6:29-34.

6. Combes X, Dumerat M, Dhonneur G et al. Emergency gum elastic bougie-assisted tracheal intubation in four patients with upper airway distortion. Can J Anesth 2004; 51(10):1022-24.

7. Groves J, Edwards N, Hood G. Difficult intubation following thoracic trauma. Anaesthesia. 1994; 49:698-9.

8. Nolan JP, Wilson ME. Orotracheal intubation in patients with potential cervical spine injuries: an indication for the gum elastic bougie. Anaesthesia 1993; 48:630-3.

9. Randalls B, Toomey PJ. Laryngeal oedema from a neck haematoma. Anaesthesia 1990; 45:850-2.

10. Gataure PS, Vaughan RS, Latto IP. Simulated difficult intubation. Comparison of the gum elastic bougie and the stylet: Anaesthesia 1996 Oct; 51(10):935-8.

11. Nolan JP, Wilson ME. An evaluation of the gum elastic bougie: intubation times and incidence of sore throat. Anaesthesia1992; 47:878-81.

12. Arndt GA, Cambray AJ, Tomasson J. Intubation Bougie Dissection of Tracheal Mucosa and Intratracheal Airway Obstruction. Anesth Analg 2008; 107:603-4.

13. Kadry M, Popat M. Pharyngeal wall perforation – an unusual complication of blind intubation with a gum elastic bougie. Anaesthesia1999; 54:404-5.

14. Prabhu A, Pradhan P, Sanaka R et al. Bougie trauma – it is still possible. Anesthesia 2003; 8:811-13.

15. Gardner M, Janokwski S. Detachment of the tip of a gum-elastic bougie. Anaesthesia 2002; 57:88-9.

16. Kidd JF, Dyson A, Latto IP. Successful difficult intubation. Use of the gum elastic bougie. Anaesthesia1988; 43:437-8.

17. Dogra S, Falconer R, Latto IP. Successful difficult intubation: tracheal tube placement over a gum-elastic bougie. Anaesthesia1990; 45:774-6.

18. Hill C, Reardon R, Joing S et al. Cricothyrotomy technique using gum elastic bougie is faster than standard technique: a study of emergency medicine residents and medical students in an animal lab. Acad Emerg Med 2010; 17(6):666-9.

19. Birnbaumer DM. Bougie-Assisted Cricothyrotomy: Simple and Effective. Journal Watch Emergency Medicine 2010; July 16.

20. Scordamaglio PR; Manto, R.; Guimarães, Hélio Penna. Guia Prático de Acesso às Vias Aéreas. 1. ed. São Paulo: Editora Atheneu, 2014. v. 1. 182p.

21. Jabre P, et al. Gum elastic bougie for prehospital difficult intubation; American Journal of Emergency Medicine 2005; 23:552-5.

22. Martin et al. Emergent Intubation Outcomes at a Teaching Hospital. Anesthesiology 2011; 114:42-48.

23. Noguchi T, Koga K, Shiga Y et al. The gum elastic bougie eases tracheal intubation while applying cricoid pressure compared to a stylet. Can J Anaesth 2003; 50:712-7.

24. U. McNelis et al. Cricoid pressure effect on intubation. Anaesthesia 2007; 62: 456-9.

25. Takenaka I et al. Approach Combining the Airway Scope and the Bougie for Minimizing Movement of the Cervical Spine during Endotracheal Intubation. Anesthesiology 2009; 110:1335-40.

26. Brimacombe J, Keller C, Judd DV. Gum elastic bougie–guided insertion of the ProSeal™ laryngeal mask airway is superior to the digital and introducer tool techniques. Anesthesiology 2004; 100:25-9.

27. Hodzovic I, Latto IP, Wilkes AR et al. Evaluation of Frova, single-use intubation introducer, in a manikin. Comparison with Eschmann multiple-use introducer and Portex single-use introducer*. Anaesthesia 2004; (59):8116.

28. Moscati R, Jehle D, Christiansen G et al. Endotracheal tube introducer for failed intubations: a variant of the gum elastic bougie. Ann Emerg Med. 2000; 36:52-6.

29. Nocera A. A flexible solution for emergency intubation difficulties. Ann Emerg Med. 1996; 27:665-7.

30. Reis LA, Reis GFF, Oliveira MRM et al. Bougie*. Rev Bras Anestesiol 2009; 59(5):618-23.

31. Benumof J, Hagberg CA. Intubating Stylets, em: Hagberg CA. Benumof's Airway Management, 2nd Ed, Philadelphia, Mosby Elsevier 2007; 463-75.

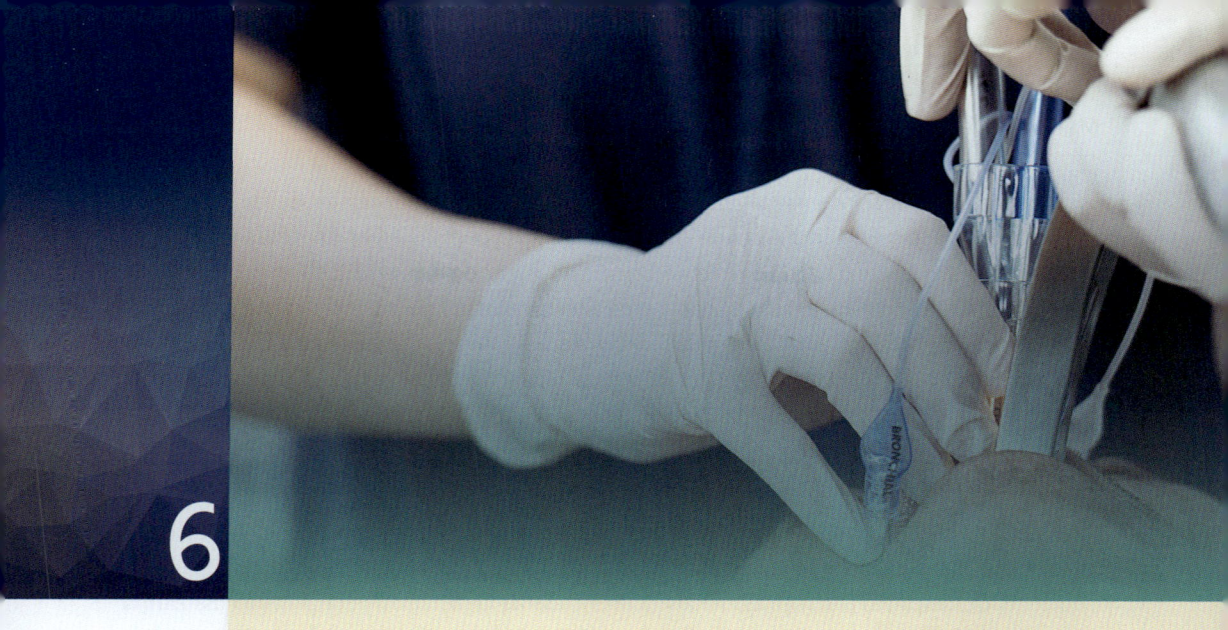

Rafael de Macedo Coelho
Hélio Penna Guimarães
Kaile de Araújo Cunha

Dispositivos Extraglóticos

INTRODUÇÃO

Durante a maior parte do século XX, o manejo das vias aéreas se resumia ao uso da máscara facial e à intubação traqueal, duas abordagens opostas em relação à invasividade e ao grau de controle das vias aéreas: a primeira é simples e não invasiva, sendo facilmente aplicável, porém instável, sujeita à obstrução das vias aéreas superiores – que pode ser contornada com o uso de cânulas naso e orofaríngeas – e não confere proteção às vias aéreas inferiores quanto à aspiração de conteúdo gástrico, sangue e debris; a segunda, considerada o "padrão ouro" no controle das vias aéreas, é estável e confere proteção às vias aéreas inferiores, mas é invasiva, com aplicação mais complexa, necessita de treinamento e equipamentos específicos, e requer circunstâncias adequadas, como espaço, luminosidade e uma linha de visão entre o olho do laringoscopista e a laringe, além de ser potencialmente traumática.

Desta combinação de vantagens e desvantagens surgiu a necessidade de um equipamento que aliasse a simplicidade da máscara facial com a estabilidade da intubação traqueal. Neste contexto, o Dr. Archie Brain, na Inglaterra, realizou diversas pesquisas que culminaram com o desenvolvimento da máscara laríngea em 1981, posteriormente introduzida na prática clínica em 1988. Segundo as próprias palavras do Dr. Brain em seu artigo original, a máscara laríngea é "uma alternativa para o tubo endotraqueal ou a máscara facial, tanto com ventilação espontânea quanto com pressão positiva." Paralelamente, na Áustria, o Dr. Michael Frass e cols. desenvolveram, a partir de estudos com um obturador esofágico, o Combitube, publicando seus primeiros artigos em 1987.

As criações de Brain e de Frass revolucionaram o manejo das vias aéreas, modificando conceitos e servindo de inspiração para a criação e o desenvolvimento de inúmeros modelos de dispositivos supraglóticos (DSG), assim chamados pela posição assumida pelo balonete do dispositivo acima da glote, nomenclatura inadequada por não incluir outros dispositivos que não necessariamente posicionam-se acima da glote, mas que possuem componentes retroglóticos como o próprio Combitube. Assim, o termo mais amplo seria dispositivos extraglóticos para descrever todos aqueles dispositivos que não violam a laringe. Apesar das várias diferenças no desenho e na função destes dispositivos, todos compartilham os mesmos conceitos da máscara laríngea original e do Combitube, criando uma dicotomização nas linhagens de dispositivos que se seguiram: de um lado, dispositivos tubulares que terminam em um único balonete distal inflável, e que após inserido aloja-se na hipofaringe, criando um selo de pressão que separa a via aérea do trato digestório, à semelhança da máscara laríngea; do outro lado, dispositivos tubulares, com duplo balonete, cuja extremidade distal isola o esôfago, enquanto o balonete proximal isola a hipofaringe da orofaringe. Ambos compartilham a inserção às cegas e sem a necessidade de instrumentos adicionais, e o fato de estabelecerem uma via aérea de forma confiável e rápida.

Devido ao seu alto grau de sucesso no estabelecimento da via aérea, as máscaras laríngeas ganharam grande importância não só como uma alternativa intermediária entre a máscara facial e o tubo traqueal em casos eletivos, mas também como meio para o resgate da ventilação em situações de emergência onde as técnicas de ventilação com máscara facial e de intubação com laringoscopia direta falharam. Isto pode ser atribuído à sua origem, a partir de estudos em vias aéreas de cadáveres, obtendo-se um produto que se adapta naturalmente à anatomia humana, em vez de deformá-la para atingir um fim, preenchendo o espaço potencial na faringe à semelhança de uma mão que se adapta a uma luva.

Avaliando potencial dificuldade para uso de um DEG

A regra mnemônica RODS auxilia a recordar as dificuldades para implantação de um DEG a saber:

Com o uso crescente destes dispositivos, diversos fabricantes empenharam-se em lançar seus produtos no mercado, com modificações no desenho para suprir as necessidades de diferentes cenários clínicos. Exemplos destas modificações incluem tubos aramados resistentes ao acotovelamento, balonetes com capacidade de gerar maiores selos de pressão e dispositivos desenhados para facilitar a intubação através deles (Quadro 6.1). Uma das modificações mais marcantes foi a incorporação de uma via para drenagem gástrica, separando os dispositivos em primeira geração (sem a possibilidade de drenagem gástrica) e segunda geração (com acesso ao trato digestório, presente em alguns modelos como a máscara laríngea Supreme® e o tubo laríngeo LTS-II®). Devido ao grande número de dispositivos desenvolvidos, cada um com suas peculiaridades, foge do escopo deste capítulo descrevê-los detalhadamente, sendo aqui descritos apenas os dispositivos mais comumente encontrados no Brasil: máscara laríngea clássica (cLMA), a máscara laríngea de intubação (iLMA, ou Fastrach®), e o tubo laríngeo (TL).

Quadro 6.1 Resumo de alguns DEGs disponíveis atualmente.

Modelo	Tamanhos	Características
		Ambu Inc.
AuraStraight	Adulto e pediátrico	■ Uso único ■ Sem barras epiglóticas
AuraOnce	Adulto e pediátrico	■ Uso único ■ Pré-moldada
Aura40	Adulto e pediátrico	■ Reutilizável ■ Versões reta e pré-moldada
AuraFlex	Adulto e pediátrico	■ Tubo flexível resistente a acotovelamento
Aura-i	Adulto e pediátrico	■ Pré-moldado ■ Tubo rígido e largo para acomodar tubos até 8,0 mm
		Cookgas LLC
air-Q/ILA	Adulto e pediátrico	■ Reutilizável (ILA) ou descartável (air-Q) ■ Adaptador de 15 mm removível ■ Aceita tubos padrão de 5,5-8,0 mm ■ Sem barras epiglóticas

(Continua)

Quadro 6.1 Resumo de alguns DEGs disponíveis atualmente.		*(Continuação)*
Modelo	**Tamanhos**	**Características**
LMA North America Inc		
LMA Classic (cLMA)	Adulto e pediátrico	▪ Reutilizável ▪ Balonete de silicone ▪ Barras epiglóticas
LMA Unique (uLMA)	Adulto e pediátrico	▪ Versão descartável da cLMA ▪ Balonete de PVC
LMA Flexible (fLMA)	Adulto e pediátrico	▪ Tubo aramado, flexível e resistente a acotovelamento ▪ Versões reutilizável e descartável
LMA ProSeal (pLMA)	Adulto e pediátrico	▪ Reutilizável ▪ Via para drenagem gástrica ▪ Protetor de mordedura (exceto no tamanho 1) ▪ *Cuff* adicional para tamanhos 3, 4 e 5
LMA Supreme (sLMA)	Adulto e pediátrico	▪ Uso único ▪ Pré-moldada ▪ Via para drenagem gástrica ▪ Protetor de mordedura ▪ Formato elíptico, evitando a rotação
LMA Fastrach (iLMA)	Adulto	▪ Versões reutilizável e descartável ▪ Pré-moldado ▪ Barra elevadora da epiglote ▪ Tubo rígido, acomoda tubos até 8,0 mm ▪ Possui tubos específicos (opcional)
LMA Excel	Adulto	▪ Reutilizável ▪ Similar à cLMA, mas com adaptador de 15 mm removível e barra elevadora da epiglote, para facilitar a intubação
Smith Medical		
Portex Soft Seal	Adulto e pediátrico	▪ Uso único ▪ Similar à LMA Unique, mas sem as barras epiglóticas ▪ Balonete menos permeável ao N_2O

(Continua)

Quadro 6.1 Resumo de alguns DEGs disponíveis atualmente. *(Continuação)*

Modelo	Tamanhos	Características
		Intersurgical Ltd.
i-gel	Adulto e Pediátrico	• Uso único • *Cuff* de gel termoplástico não inflável • Via de drenagem gástrica • Protetor de mordedura integrado e desenhado para prevenir a rotação
		King System/VBM Medizintechnik GmbH
King/VBM LT/LT-D	Adulto e pediátrico	• Reutilizável • Único lúmen com dois balonetes insuflados por uma única linha • Tamanhos identificados por diferentes cores
VBM LTS II	Adulto e pediátrico	• Similar à LT-D, mas com via distal para drenagem gástrica
VBM G-LT (Gastro-Laryngeal Tube)	Adulto	• Permite a introdução de um endoscópio para EDA
		Covidien Inc.
Combitube	Adulto	• Dois lúmens, permite a ventilação por um dos dois após inserção às cegas • 95% o lúmen distal entra no esôfago e a ventilação se dá pelo lúmen proximal (azul) • O contrário acontece se o lúmen distal entra na traqueia • Duas linhas separadas para insuflação de dois balonetes

Adaptada de Hernandez MR, Klock Jr PA, Ovassapian A. Evolution of the extraglottic airway: a review of its history, applications, and practical tips for success. Anesth Analg. 2012;114:349-68.

A cLMA (Figura 6.1) foi o primeiro modelo de máscara laríngea lançado no mercado, e desde então é o mais utilizado no mundo inteiro, provavelmente devido a seu design simples, encontrado em modelos de diferentes fabricantes, e sua eficiência, comprovada com milhares de usos em mais de duas décadas. Consiste em um adaptador padrão de 15 mm na extremidade proximal, um tubo flexível – que se curva na orofaringe após a inserção – e um balonete inflável em forma de gota na extremidade distal de onde sai um tubo fino ligado ao balão piloto e à válvula para insuflação. Na face laríngea do balonete pode-se observar duas barras paralelas, chamadas de barras epiglóticas, que servem para evitar que a epiglote obstrua a ventilação.

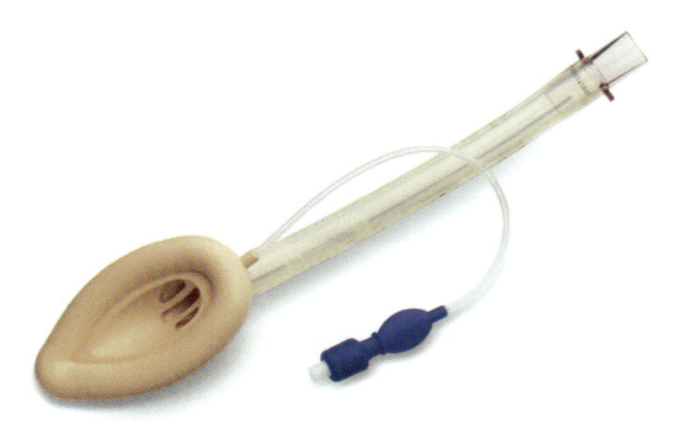

Figura 6.1. cLMA – Máscara laríngea.
Fonte: arquivo do autor.

A iLMA (Figura 6.2), também chamada de Fastrach®, e descrita pela primeira vez em 1997, foi concebida para ser um método rápido e confiável de estabelecimento da via aérea, devido a seu tubo rígido e anatomicamente curvo (pré-moldado), além de

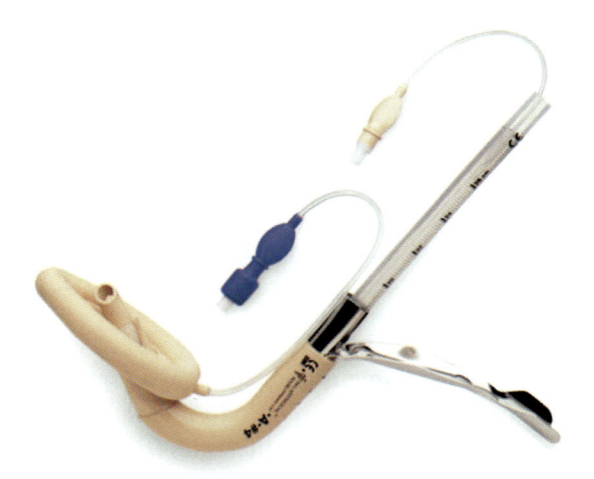

Figura 6.2. Fastrach® Máscara Laríngea de Intubação (iLMA).
Fonte: arquivo do autor.

possibilitar a intubação traqueal através do dispositivo, sem a necessidade de retirá-lo. Isto é possível devido ao tubo curto, com diâmetro interno de 13 mm, amplo o suficiente para acomodar uma cânula traqueal, e à presença da barra elevadora da epiglote, em lugar das barras paralelas fixas em forma de grade da cLMA. Possui um balonete distal semelhante ao da cLMA, e uma ampla haste rígida externa que serve tanto para a inserção, como para manipulação do dispositivo a fim de direcioná-lo nas tentativas de intubação. Em um estudo realizado em mais de 250 pacientes com via aérea difícil reconhecida, a inserção da iLMA foi realizada com sucesso em todos os pacientes em até três tentativas, a intubação através da iLMA foi realizada às cegas em 96,5% e com auxílio de fibroscopia flexível em 100%.

No outro grupo de DSG, encontram-se aqueles originários do Combitube (Figura 6.3), tubo relativamente rígido, com dois balonetes e dois conectores para ventilação, inserido às cegas, que em 95% dos casos posiciona-se no esôfago. O uso mais complexo e o maior potencial para complicações em mãos destreinadas tornam o Combitube menos popular que a máscara laríngea, forçando o desenvolvimento de dispositivos que contornassem estas desvantagens. Isso levou à criação dos tubos laríngeos (Figura 6.4) que, tendo aspecto semelhante ao Combitube, com dois balonetes (insuflados simultaneamente por apenas uma válvula), foram concebidos para inserção da extremidade distal sempre no esôfago proximal, eliminando a necessidade de duas vias de ventilação, além de serem oferecidos em diversos tamanhos.

O objetivo deste capítulo é apontar as indicações e contraindicações dos DEGS de uma forma geral, descrever as técnicas de inserção dos principais dispositivos encontrados na prática clínica no Brasil (cLMA, iLMA e TL) e comentar suas principais complicações.

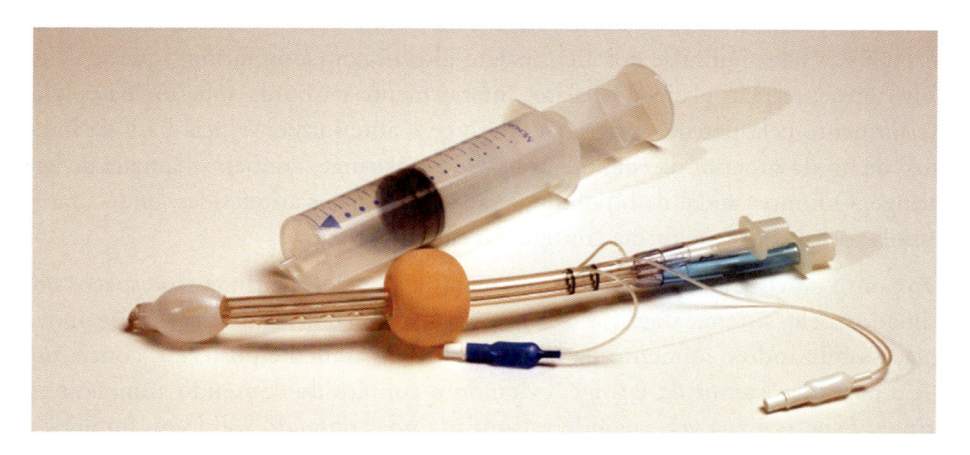

Figura 6.3. Combitube ou tubo esofagotraqueal.
Fonte: arquivo do autor.

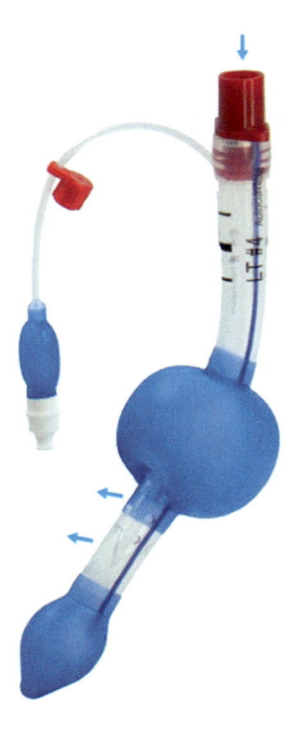

Figura 6.4 Tubo laríngeo VBM Laryngeal tube®.
Fonte: arquivo do autor.

REVISÃO DA ANATOMIA E FISIOLOGIA

Durante o uso de um dispositivo supraglótico, as estruturas anatômicas envolvidas são apenas a boca e a faringe. O limite cefálico da boca é formado pelo palato duro seguido pelo palato mole, e o limite caudal pelo seu assoalho, contendo a língua. Posteriormente, a boca limita-se nos arcos palato-glossos com a orofaringe, que se delimita superiormente pelo plano do palato, inferiormente na borda superior da epiglote, posteriormente pela parede posterior da faringe e anteriormente pela base da língua. Abaixo da borda superior da epiglote, torna-se hipofaringe, também chamada de laringofaringe. O limite caudal da hipofaringe são as cartilagens aritenoides, onde a faringe se afunila tornando-se, de forma contígua, o esôfago proximal.

Do ponto de vista fisiológico, resumidamente, a boca e a faringe são espaços compartilhados pelo sistema digestório e respiratório. O reflexo da deglutição move a língua, mobilizando o alimento na boca em direção cranial e posterior, contra o palato e a parede posterior da faringe, evitando o contato do conteúdo alimentar com a laringe. Esta, por sua vez, quando estimulada por conteúdo sólido ou líquido, desencadeia reflexos protetores a fim de expulsar qualquer conteúdo que por ventura se insinue através da glote.

O ato da mastigação tem a finalidade de processar o alimento na boca, transformando-os em uma pasta chamada de bolo alimentar, que é deglutida de forma reflexa sob ação da língua, que pressiona o bolo alimentar contra o palato, espalhando-o de forma que a pressão seja distribuída em uma grande área, sem gerar nenhum ponto específico de pressão, o que causaria dor e regurgitação em vez de deglutição. O bolo alimentar move-se, portanto, cefalicamente contra o palato e posteriormente em direção à faringe, passando sobre a epiglote que protege a laringe da entrada de conteúdo alimentar.

Após testes com diversos protótipos, o formato final da máscara laríngea foi desenvolvido para mimetizar, durante e após sua inserção, o trajeto do alimento ingerido, deslizando contra o palato e posicionando-se na hipofaringe, rechaçando a epiglote cranialmente contra a base da língua, com sua interface ventilatória voltada para a laringe e sua ponta distal no esôfago proximal (Figura 6.5).

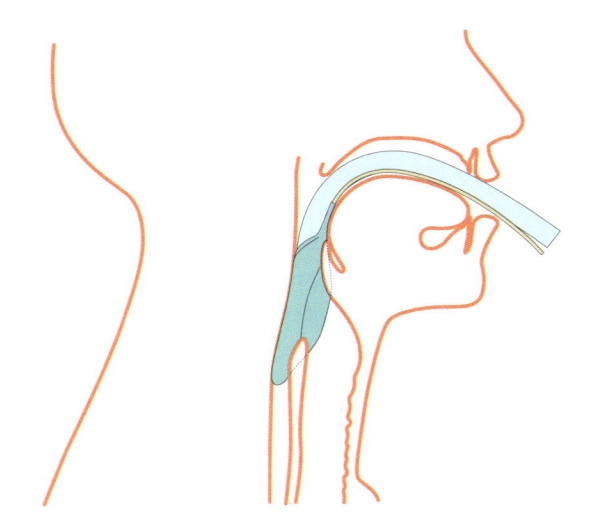

Figura 6.5. Corte sagital mostrando a máscara laríngea corretamente posicionada.
Fonte: arquivo do autor.

INDICAÇÕES E CONTRAINDICAÇÕES (QUADRO 6.2)
Indicações

Em linhas gerais, os DSG estão indicados (1) eletivamente, como via para ventilação e (2) em caso de via aérea difícil, tanto para resgate da ventilação como para auxiliar a intubação. No primeiro caso, são utilizados para ventilação espontânea ou com pressão positiva em casos de obstrução das vias aéreas, incluindo pacientes com rebaixamento da consciência produzido farmacologicamente (ex., anestesia geral) ou patologicamente (trauma, doenças neurológicas, metabólicas, intoxicação aguda, etc).

Quadro 6.2 Resumo das indicações, contraindicações e complicações dos DSG.

Indicações	Contraindicações	Complicações
Via aérea eletiva	Risco aumentado de aspiração pulmonar	Dor de garganta
Resgate da ventilação (cenário NINV – Não Intubo, Não Ventilo)	Ventilação com PPICO ou PEEP altos	Obstrução das vias aéreas (deslocamento do DSG, laringoespasmo, broncoespasmo)
Como via para a intubação traqueal (às cegas – iLMA; guiada por fibroscopia)	Posição prona	Isquemia da língua
	Lesões orofaciais que impeçam o uso	Aspiração pulmonar

No segundo caso, também estão indicados em situações emergenciais como forma de resgate da ventilação no caso de falha de ventilação com máscara facial, e/ou falha de intubação sob laringoscopia direta. Neste cenário, as máscaras laríngeas do tipo pré-moldado (ex.: iLMA), por serem mais fáceis de posicionar, teriam precedência na escolha sobre as outras. Porém, também devido ao seu formato, são mais difíceis de ajustar à anatomia do paciente, enquanto a cLMA molda-se à anatomia do paciente, podendo ser inserida ao máximo e em seguida tracionada lenta e continuamente até obter-se a melhor ventilação possível. Da mesma forma, no caso de falha de um DSG, pode-se optar por utilizar outro dispositivo com um formato diferente (LMA e TL e vice-versa), pois a relação dos dispositivos com as vias aéreas pode ser mais favorável em determinados pacientes com um ou outro dispositivo. Portanto, no caso de falha de um dispositivo, outro pode ser utilizado com chance de sucesso, desde que os níveis de oxigenação sanguíneos permitam outra tentativa.

Também pode ser utilizada como pertuito para a intubação (a iLMA de forma direta, ou cLMA para intubação guiada por broncofibroscopia), como via de acesso às vias aéreas inferiores (ex.: para realização de broncoscopia sob sedação) e como um adjunto para a extubação, técnica conhecida como manobra de Bailey, em casos de via aérea difícil, suspeita ou diagnóstico de paralisia de corda vocal (podendo-se observar a função das cordas vocais com um broncofibroscópio através do DSG), em pacientes com ventilação com máscara facial difícil (ex.: alterações faciais como trauma, queimadura, cirurgia estética, deformidades anatômicas, barba), ou em pacientes que necessitem de um despertar mais suave, sem as intensas respostas hemodinâmicas associadas à extubação.

Contraindicações

Considerando que o estabelecimento de uma via para ventilação é prioritária no atendimento a qualquer paciente, não há contraindicações absolutas ao uso dos dispositivos supraglóticos. Todas as contraindicações mencionadas devem ser ponderadas levando em consideração o cenário clínico e a urgência na necessidade de estabelecer uma via para ventilação.

As contraindicações para o uso de DSG são: risco aumentado para aspiração pulmonar de conteúdo gástrico (ex.: jejum inadequado, doença do refluxo gastroesofágico sintomática, hérnia de hiato, estenose pilórica, abdome agudo, pós-operatório recente de cirurgia no esôfago ou estômago, pós-operatório tardio de gastroplastia, uremia, gravidez), pacientes com necessidade de ventilação com picos de pressão ou PEEP altos, posição não supina (posição prona, decúbito lateral), ou doenças na boca, faringe e laringe que impossibilitem o uso dos dispositivos.

Não foi estabelecido um limite de tempo para permanência dos DSG. Logo após o lançamento das máscaras laríngeas foi sugerido um limite de 2 horas, devido ao receio de que tempos de uso prolongados aumentariam o risco de aspiração pulmonar. No entanto, este receio nunca foi provado e há relatos em que máscaras laríngeas foram utilizadas sem complicações por até 8 horas durante anestesia, e por até 24 horas na unidade de terapia intensiva.

Material necessário

Dispositivo extraglótico

Escolher o dispositivo no tamanho adequado ao paciente. Recomenda-se ter em mãos mais dois, um dispositivo de tamanho maior e um de tamanho menor ao escolhido, caso seja necessária a troca devido ao tamanho.

Gel lubrificante à base de água

Deve-se preferir lubrificantes à base de água, pois os lubrificantes à base de silicone degradam o material constituinte dos dispositivos, reduzindo sua vida útil. Os lubrificantes contendo anestésico local (ex.: geleia de lidocaína 2%) podem retardar o retorno dos reflexos protetores da laringe, desejáveis ao retirar o dispositivo, são potencialmente neurotóxicos (efeito que, associado à compressão gerada pela insuflação do dispositivo, pode aumentar o risco de dano nervoso, principalmente dos nervos da língua) e podem ocasionar reações alérgicas, sendo indicados apenas quando se deseja um efeito terapêutico do anestésico local.

Seringa de 20 ou 60 mL

Para insuflação do(s) balonete(s). Cuffômetro para mensuração das pressões de insuflação.

Fita adesiva

Para fixação do dispositivo.

Gaze

Pode-se utilizar um ou dois rolos de gaze para estabilizar o dispositivo na boca do paciente, evitando seu deslocamento.

Escolha do tamanho do dispositivo (Quadros 6.3 a 6.5)

Habitualmente a escolha do tamanho dos DEGs baseia-se no peso do paciente, mas pode-se basear também no sexo, altura e outros dados antropométricos, com resultados semelhantes. Deve-se ter em mente que nenhum método é ideal e ocasionalmente o tamanho escolhido baseado nestes critérios mostra-se inadequado clinicamente, requerendo a substituição do dispositivo.

Quadro 6.3 Escolha do tamanho das cLMA baseado no peso do paciente.

cLMA			
#1	< 5 kg	#3	30-50 kg
#1½	5-10 kg	#4	50-70 kg
#2	10-20 kg	#5	70-100 kg
#2½	20-30 kg	#6	> 100 kg

Quadro 6.4 Escolha do tamanho das iLMA baseado no peso do paciente.

iLMA	
#3	30-50 kg
#4	50-70 kg
#5	70-100 kg

Quadro 6.5 Escolha do tamanho dos TL baseado no peso e altura do paciente.

TL			
0 Transparente	< 5 kg	3 Amarelo	< 155 cm
1 Branco	5-12 kg	4 Vermelho	155-180 cm
2 Verde	12-25 kg	5 Roxo	> 180 cm
2.5 Laranja	125-150 cm		

SEQUÊNCIA DO ATO CLMA (QUADRO 6.6)

Existem literalmente dezenas de técnicas possíveis para o uso da máscara laríngea, e aquela que será escolhida depende da experiência do usuário, de sua preferência pessoal e das necessidades específicas do paciente. A técnica padrão de inserção, descrita abaixo, associa-se a maior chance de sucesso, menor incidência de trauma e menor risco de

Quadro 6.6 Resumo da escolha do tamanho, volumes máximos para insuflação e guia para o uso das máscaras laríngeas (cLMA e iLMA-Fastrach®).

Máscaras Laríngeas (cLMA e iLMA-Fastrach®)			
Escolha do tamanho e volume máximo de insuflação			Guia para o uso
#1	< 5 kg	4 mL	▪ Desinsuflar totalmente a máscara, deixando-a em forma de colher
#1½	5 – 10 kg	7 mL	▪ Utilizar lubrificante à base de água
#2	10 – 20 kg	10 mL	▪ cLMA: paciente em posição olfativa (flexão cervical e extensão atlanto-occipital) ▪ iLMA: paciente em posição neutra
#2½	20 – 30 kg	14 mL	▪ Introduzir contra o palato, com movimento cranioposterior
#3	30 – 50 kg	20 mL	▪ Insuflar sem segurar o dispositivo, permitindo que se mova discretamente, no máximo até 60 cm H_2O
#4	50 – 70 kg	30 mL	▪ Estabilizar com rolos de gaze (opcional) e fixar com fita adesiva nas maxilas
#5	70 – 100 kg	40 mL	

complicações como aspiração pulmonar de conteúdo gástrico. Quando uma técnica alternativa é utilizada, a chance de falha é cerca de cinco vezes maior.

1. **Desinsuflação:** apoiar o balonete da LMA contra uma superfície lisa, pressionando com os dedos, enquanto se desinsufla totalmente o balonete da LMA, mantendo sua superfície livre de dobras.

2. **Lubrificação:** aplicar generosa camada de lubrificante à base de água, principalmente na face posterior (faríngea) da LMA.

3. **Posicionamento:** segurando a máscara com a mão dominante (Figura 6.1), o operador posiciona-se à cabeceira do paciente e utilizando sua mão não dominante, apoiada sobre o topo da cabeça do paciente, realiza pressão em direção occipital, movimento que estende a cabeça, flete o pescoço e ajuda a abrir a boca do paciente, aumentando o espaço disponível na faringe para a máscara laríngea. Caso necessário pode-se solicitar que um ajudante realize manualmente a abertura da boca do paciente.

4. **Achatar a máscara contra o palato:** aplicar pressão com a máscara contra o palato duro (Figura 6.2), a fim de achatar a máscara contra ele. A melhor maneira de fazer isso é segurar a máscara com o dedo indicador posicionado entre o tubo e o anel desinsuflado do balonete da máscara, como se segura uma caneta, exercendo pressão com o dedo.

5. **Movimento cranioposterior do dedo indicador:** deslizar a LMA ao longo do palato, pressionando-a com o dedo indicador em direção cranial e posterior. É importante salientar que deve-se manter o mesmo sentido do movimento, mesmo que a máscara e o dedo, ao deslizarem contra a curvatura do palato, se direcionem caudalmente. Nunca se deve exercer força consciente em sentido caudal, caso contrário a língua será força posteriormente diminuindo o espaço disponível para aceitar a máscara. A máscara deve ser inserida até que se sinta uma leve resistência. Neste ponto o operador deverá estar com o punho fletido e o dedo indicador estendido ao máximo (Figura 6.3).

6. **Retirada do dedo indicador:** após o posicionamento da máscara, segura-se o tubo com a mão não dominante e retira-se o dedo indicador da mão dominante da boca do paciente (Figura 6.4), evitando deslocar a máscara neste movimento.

7. **Insuflação:** com uma seringa de 20 mL, realiza-se a insuflação da máscara até a pressão desejada, ou até que não haja escape de ar. Recomenda-se fortemente a insuflação baseada na pressão do balonete, de no máximo 60 cm H_2O. É importante notar que com a insuflação, a máscara ganha volume e desloca-se levemente em sentido cranial. Não se deve tentar segurar a máscara para mantê-la na posição anterior, pois isto pode causar a distensão excessiva do esôfago proximal, traumatizando o paciente e deformando a máscara. O operador não deve segurar ou manipular a máscara durante a insuflação (Figura 6.5), e é normal que ela se mova alguns milímetros. Os volumes máximos para cada tamanho de cLMA estão dispostos no Quadro 6.7.

Quadro 6.7 Volumes máximos para insuflação dos balonetes das cLMA.			
#1	4 mL	#3	20 mL
#1½	7 mL	#4	30 mL
#2	10 mL	#5	40 mL
#2½	14 mL	#6	50 mL

Uma opção é adicionar 50% deste volume máximo e testar quanto ao escape de ar. Se necessário, adicionar mais 25% e testar novamente, e apenas se necessário, adicionar os 25% restantes.

8. **Fixação:** após a insuflação, pode-se exercer leve pressão no tubo da cLMA contra o palato, aumentando o contato da extremidade distal da máscara contra o esfíncter esofagiano superior. Fita adesiva é aplicada na maxila do paciente, em volta do tubo exteriorizado da cLMA, e na maxila contralateral.

iLMA (Fastrach®)

Passagem da máscara para ventilação

1. **Desinsuflação e lubrificação:** vide os itens 1 e 2 sobre o uso da cLMA, explicados anteriormente.
2. **Posicionamento:** o operador deve situar-se na cabeceira do paciente e segurar a máscara com sua mão dominante. Posicionar o paciente em posição neutra, com um travesseiro sob a cabeça. Não estender a cabeça.
3. **Achatar a máscara contra o palato:** diferentemente da cLMA, deve-se manipular a iLMA através de sua haste, exercendo pressão com a máscara contra o palato duro, a fim de achatar a máscara contra ele.
4. **Introdução (Figura 6.6):** deslizar a iLMA ao longo do palato, pressionando-a na direção cranial e posterior através da haste, avançando o dispositivo em linha reta (sem rotação), até que o tubo proximal da iLMA faça contato com o mento do paciente, e então, em movimento rotacional contínuo, introduzir a máscara (Figura 6.7), garantindo que a pressão seja feita contra o palato mole e a faringe posterior. Nunca se deve exercer força consciente em sentido caudal, caso contrário a língua será força posteriormente diminuindo o espaço disponível para aceitar a máscara. A máscara deve ser inserida até que se sinta uma leve resistência. Neste ponto, a haste deve estar posicionada paralelamente à face do paciente.

> **Atenção:** nunca usar a haste para elevar a língua, pois a pressão na língua irá dificultar a inserção.

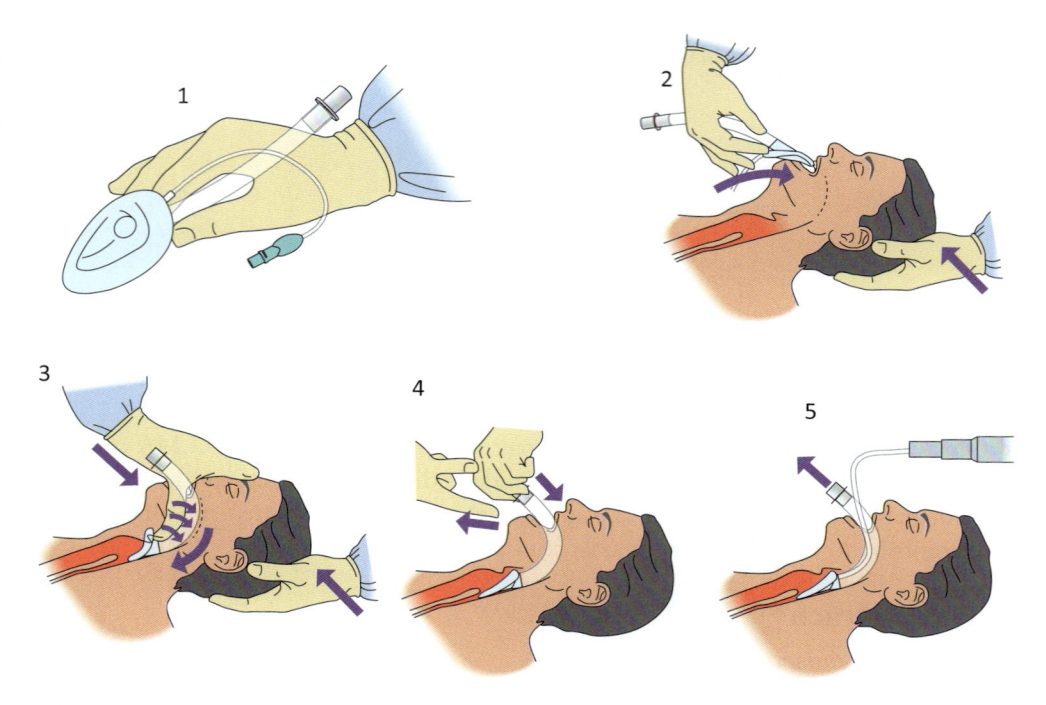

Figura 6.6. Sequência para o posicionamento correto da máscara laríngea.

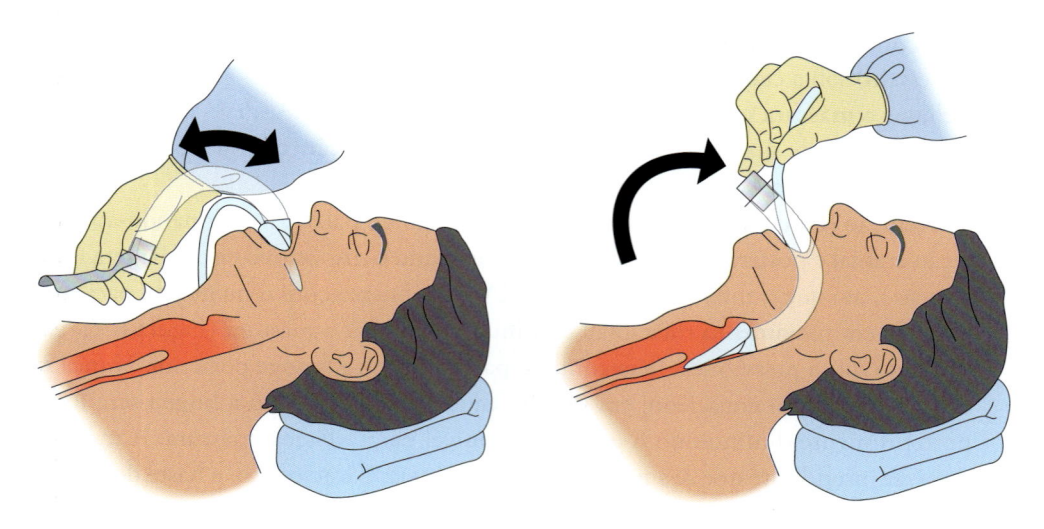

Figura 6.7. Posicionamento da máscara laríngea de intubação (Fastrach®).

5. Insuflação: com uma seringa de 20 mL, realiza-se a insuflação da máscara até a pressão desejada, ou até que não haja escape de ar. Recomenda-se fortemente a insuflação baseada na pressão do balonete, de no máximo 60 cm H_2O. Os volumes máximos para cada tamanho de iLMA estão dispostos no Quadro 6.8.

Quadro 6.8 Volumes máximos para insuflação dos balonetes das iLMA.	
#3	20 mL
#4	30 mL
#5	40 mL

Uma opção é adicionar 50% deste volume máximo e testar quanto ao escape de ar. Se necessário, adicionar mais 25% e testar novamente, e apenas se necessário, adicionar os 25% restantes.

6. **Manobras de ajuste:** caso a ventilação esteja inadequada, pode-se realizar algumas manobras para ultrapassar a epiglote, evitando seu deslocamento caudal e melhorando o alinhamento da iLMA com a laringe, afim de otimizar a ventilação (maiores volumes correntes, menores pressões de pico e otimização da curva do capnógrafo) e facilitar a intubação através da iLMA. Estas manobras, conhecidas como manobras de Chandy, são realizadas manipulando a iLMA através de sua haste, e são: (1) Up--down: deslizar a iLMA no plano sagital, para fora e para dentro não mais que 6 cm, até quatro tentativas; (2) Rotação lateral: discretos movimentos rotacionais nos planos transversal e/ou coronal; e, (3) Elevação: tracionar, mas não bascular, a máscara em direção à laringe, diminuindo a distância entre ambas.

7. **Fixação:** após a insuflação e as manobras de ajuste, aplicar fita adesiva na maxila do paciente, em volta do tubo exteriorizado da iLMA, e na maxila contralateral.

Intubação através da iLMA – Fastrach®

As máscaras laríngeas para intubação permitem a introdução, em quaisquer de seus tamanhos, de tubos traqueais de XX até YY mm. A empresa fabricante do dispositivo disponibiliza tubos traqueais específicos para a intubação através da Fastrach®, porém, o uso de qualquer modelo de cânula traqueal é possível, embora a empresa não se responsabilize pelos resultados. Os tubos específicos têm algumas características que os diferenciam dos tubos comuns, dentre elas a ponta ogival (em vez de biselada) e menos traumática, desenhada para evitar que o tubo prenda-se em algum obstáculo; o balonete é de alta pressão e baixo volume, e por isso tem um perfil baixo, reduzindo o risco do tubo impactar-se em alguma estrutura ou produzir traumas; os tubos são aramados, resistentes a acotovelamento; seu conector de 15 mm, ao contrário dos tubos aramados convencionais, é removível, para permitir a retirada da máscara laríngea após a intubação; possuem marcações que auxiliam na intubação às cegas (uma linha preta longitudinal para orientação lateral e uma barra preta transversal aos 15 cm, indicam a profundidade de inserção para exteriorização do tubo através da máscara); são disponibilizadas versões reutilizáveis (até 40 vezes) ou descartáveis; são acompanhados de uma barra estabilizadora, utilizada na remoção da máscara laríngea após a intubação. Segue, abaixo, a técnica passo-a-passo para a intubação às cegas através da iLMA.

1. **Lubrificação e introdução:** aplicar lubrificante à base de água no tubo traqueal e introduzi-lo no tubo da máscara laríngea, espalhando o lubrificante com movimentos para dentro e para fora. Sempre manter a barra transversal fora da máscara laríngea, evitando a exteriorização da ponta do tubo através da máscara.

2. **Orientação do tubo:** posicionar a linha longitudinal do tubo virada para a haste da máscara e gentilmente introduzir o tubo, mantendo a barra transversal fora da máscara (Figura 6.8A).

3. **Otimizar o alinhamento:** segurando firmemente na haste, elevar (sem bascular) a iLMA em direção à laringe, aumentando o selo e aproximando os eixos da traqueia e do tubo traqueal (Figura 6.8B).

4. **Intubação:** avançar o tubo lentamente 1,5 cm após a marca de 15 cm (barra transversal). Se nenhuma resistência for percebida, avançar o tubo na traqueia.

5. **Insuflação:** insuflar o balonete do tubo traqueal.

6. **Confirmação:** confirmar a intubação pelos meios convencionais (ex.: ausculta, capnografia).

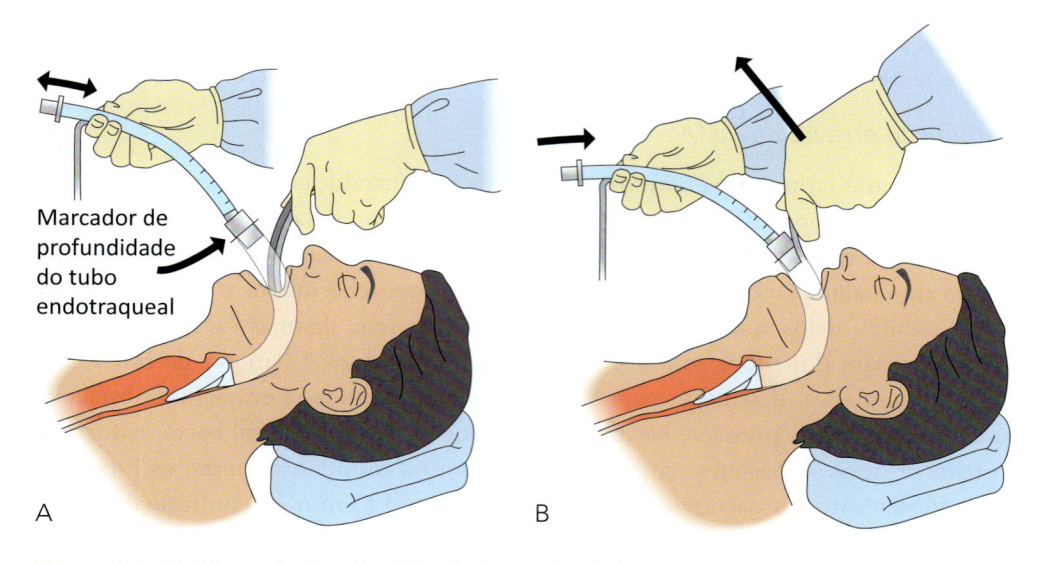

Figura 6.8. (**A**) Orientação do tubo; (**B**) Otimização do alinhamento e melhora do selo da máscara contra a laringe facilitando a progressão do tubo.

Remoção da máscara laríngea Fastrach® após a intubação

Devido à rigidez do tubo das máscaras laríngeas Fastrach®, é recomendável sua remoção após a intubação traqueal, pois existe o risco de compressão da mucosa e edema da faringe com a manutenção da iLMA por tempo prolongado. Caso seja necessário manter o dispositivo, recomenda-se sua desinsuflação a uma pressão de 20 a 30 cm H_2O, para reduzir a compressão da mucosa mantendo a estabilidade do dispositivo. Durante a retirada da máscara laríngea pode ocorrer a extubação acidental da traqueia. Caso isso ocorra, deve-se reintroduzir a máscara laríngea para manter a oxigenação do paciente.

1. **Preparação:** utilizando a barra estabilizadora, medir a distância entre a extremidade proximal do tubo traqueal e os incisivos do paciente, e após garantir a pré-oxigenação e a estabilidade do paciente, desconectar o tubo traqueal do sistema ventilatório, mantendo o conector de 15 mm do tubo traqueal acoplado ao sistema ventilatório.

2. **Desinsuflar a máscara laríngea:** desinsuflar totalmente o balonete da máscara laríngea, mantendo o balonete do tubo traqueal insuflado.

3. **Remoção da iLMA:** lentamente remover a máscara laríngea, em movimento circular acompanhando a curvatura do dispositivo, com uma das mãos, e utilizar o dedo indicador da outra mão para apoiar a extremidade proximal do tubo traqueal, mantendo sua posição (Figura 6.9A).

4. **Uso da barra estabilizadora:** quando a extremidade proximal da máscara laríngea atingir a extremidade proximal do tubo traqueal, utilizar a barra estabilizadora no tubo traqueal para mantê-lo na posição durante a retirada da máscara. Segurar a barra estabilizadora e remover cuidadosamente a máscara até que esta saia da boca do paciente (Figura 6.9B). Só então deve-se soltar a barra estabilizadora, segurar firmemente o tubo traqueal em posição e finalizar a remoção da máscara laríngea (Figura 6.9C). Atenção ao remover o balão piloto do tubo traqueal de dentro da máscara laríngea. Pode ser necessário sua desinsuflação parcial a fim de diminuir seu diâmetro (Figura 6.9D).

5. **Ventilação:** conectar novamente o tubo traqueal a seu adaptador de 15 mm previamente posicionado no sistema ventilatório, e ventilar o paciente. Confirmar novamente a posição do tubo pelos métodos convencionais (ex.: ausculta, capnografia).

6. **Confirmação da posição:** utilizando novamente a barra estabilizadora como régua, medir a distância da extremidade distal do tubo traqueal dos incisivos do paciente. Caso tenha havido algum deslocamento, corrigir a posição do tubo traqueal para a posição desejada.

7. **Fixação:** fixar o tubo traqueal como de costume.

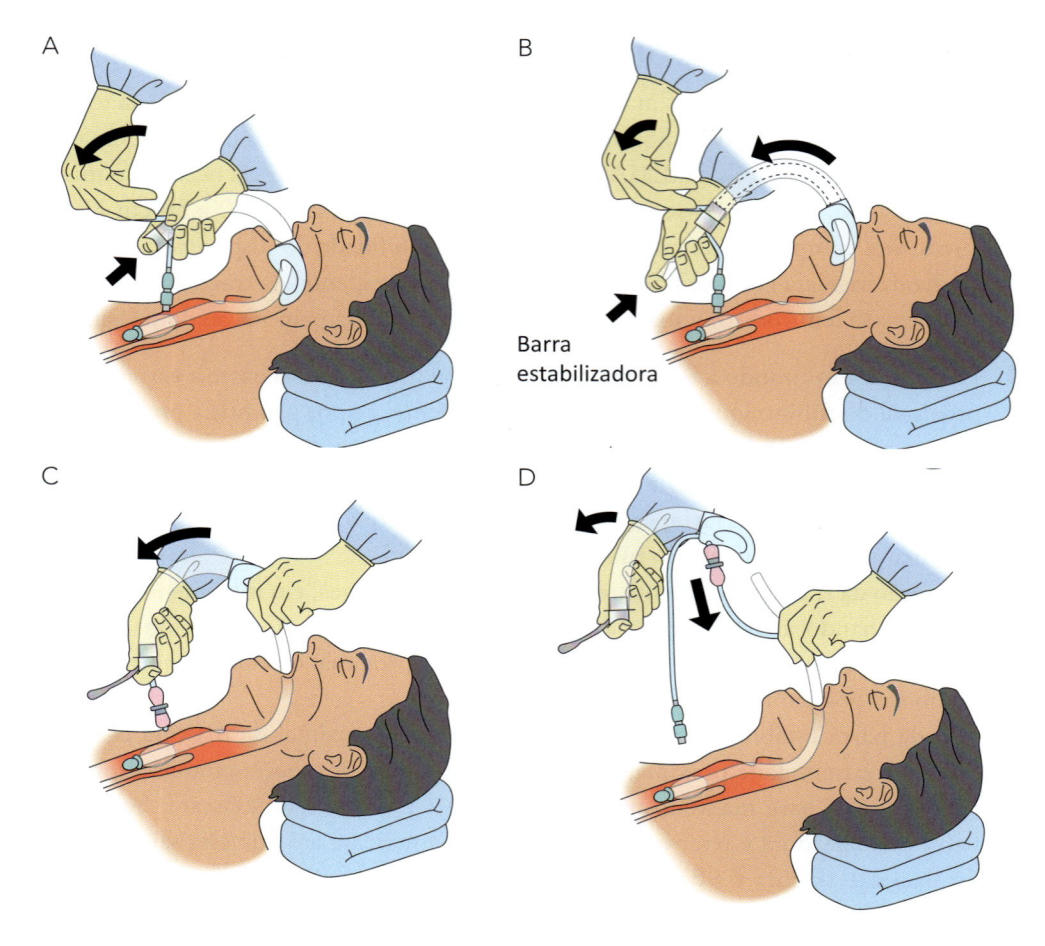

Figura 6.9. (A) Desinsuflação do *cuff* da máscara e mobilização inicial; **(B)** Colocação da barra estabilizadora; **(C)** Manutenção da cânula com a barra até que a máscara laríngea saia da cavidade oral e a mesma possa ser fixada; **(D)** Retirada completa da máscara laríngea e manutenção do tubo endotraqueal.

Tubo laríngeo

1. **Desinsuflação:** remover totalmente o ar dos balonetes.
2. **Lubrificação:** lubrificar generosamente a ponta do TL com produto à base de água.
3. **Posicionamento:** segurando o TL com a mão dominante como uma caneta na área das marcações para os dentes, o operador posiciona-se à cabeceira do paciente. O TL deve ser inserido com o paciente em posição neutra ou em posição olfativa (flexão cervical e extensão atlanto-occipital). Pode-se utilizar a mão não dominante para estender a cabeça e abrir a boca do paciente ou pedir a um ajudante que o faça (conforme descrito na técnica de inserção da cLMA).

4. **Inserção:** deve-se inserir o TL na linha média, posicionando sua extremidade distal no palato duro, atrás dos incisivos superiores (Figura 6.10). O dispositivo é então deslizado posteriormente, com cuidado para não forçar a língua no plano posterior, até que seja percebida resistência à inserção ou que o dispositivo seja quase totalmente introduzido. Em caso de dificuldade, pode-se tentar a inserção lateral à língua. Normalmente, quando bem inserido, a segunda linha preta no tubo do dispositivo deve encontrar-se na altura dos incisivos.

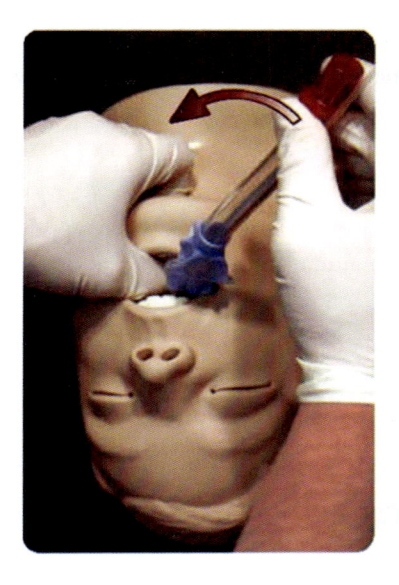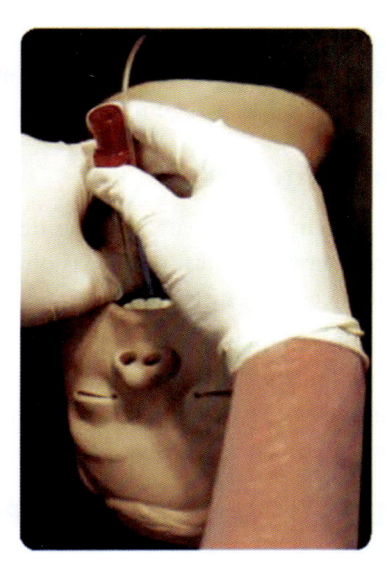

Figura 6.10. Inserção do tubo laríngeo.

Fonte: arquivo do autor.

5. **Insuflação:** insuflar até a pressão desejada ou até que não haja escape de ar. Recomenda-se fortemente a insuflação baseada na pressão do balonete, de no máximo 60 cm H_2O. Os volumes recomendados pelo fabricante para insuflação dos TL estão dispostos no Quadro 6.9.

Quadro 6.9 Volumes máximos para insuflação dos balonetes dos TL.			
2 Verde	25-30 mL	3 Amarelo	45-60 mL
2.5 Laranja	30-40 mL	4 Vermelho	60-80 mL
		5 Roxo	70-90 mL

6. **Manobras de ajuste:** para otimizar a ventilação deve-se alinhar os orifícios ventilatórios do TL com a laringe. Um método simples para isso é introduzir o TL ao máximo (sem exercer força) e, aplicando leve pressão no balão para ventilação, traciona-se gradualmente o TL até que se obtenha a melhor ventilação, o que provavelmente significa melhor alinhamento entre os orifícios ventilatórios e a laringe. Outras manobras que podem ser utilizadas são tracionar os ângulos da mandíbula para cima, estender mais a cabeça e realizar pequenos movimentos com o TL para dentro e para fora.

7. **Fixação:** aplicar fita adesiva na maxila do paciente, em volta do TL, e por fim na maxila contralateral. O fabricante recomenda o uso de um protetor de mordedura próprio para o TL, mas seu uso é opcional.

Manobras externas

Caso haja dificuldade para inserção de quaisquer destes dispositivos, pode-se lançar mão de manobras externas, realizadas por um ajudante treinado, a fim de aumentar as chances de sucesso na inserção.

Pede-se que o ajudante faça a manobra tripla das vias aéreas: elevação do mento, tração da mandíbula e abertura da boca. Isso aumenta consideravelmente o espaço faríngeo e diminui a ocorrência de deslocamento caudal da epiglote (*downfolding epiglotis*), facilitando a inserção dos DSG.

CUIDADOS DA MANUTENÇÃO PÓS-PROCEDIMENTO

Com a insuflação dos balonetes dos DEGS com pressões acima de 34 cm H_2O, ocorre compressão progressiva dos vasos sanguíneos da mucosa faríngea até sua completa obliteração com pressões de 73 cm H_2O. Portanto, recomenda-se a manutenção da pressão no balonete abaixo de 60 cm H_2O durante todo o tempo, a fim de reduzir o risco de dano isquêmico à mucosa da faringe e das estruturas adjacentes, principalmente quando se utiliza óxido nitroso durante a manutenção da anestesia.

O melhor método para isso é monitorar a pressão dos balonetes com manômetros calibrados, ajustando a pressão se necessário, uma vez que o volume adicionado não tem relação com a pressão no balonete dos dispositivos usados clinicamente. Demonstrou-se que a monitorização e a manutenção da pressão nos balonetes de máscaras laríngeas abaixo de 60 cm H_2O reduzem significativamente a incidência de eventos adversos faringolaríngeos e é considerada mandatória por alguns autores.

Outra preocupação durante o uso dos DSG é mantê-los bem posicionados. Os próprios fabricantes recomendam o uso de protetores de mordedura para estabilizar os dispositivos e evitar seu deslocamento. Existem opções comerciais para isso, ou pode-se utilizar rolos de gaze introduzidos na boca ao lado do tubo do dispositivo utilizado.

Caso se deseje confirmar ou ajustar a posição do DSG, pode-se utilizar um fibroscópio flexível, examinando a relação da interface ventilatória com a laringe e outras estruturas, realizando os ajustes conforme necessário e sob visão indireta.

COMPLICAÇÕES

Diversas publicações relataram a ocorrência de complicações associadas ao uso dos DSG, principalmente com o uso das máscaras laríngeas, pioneiras neste campo crescente do conhecimento e com quase duas décadas a mais de existência que outros produtos. Como esperado, elas ocorrem de forma inversamente proporcional à experiência do usuário, sendo geralmente leves, como dor de garganta, ocorrendo em torno de 10% dos pacientes. Complicações mais graves ocorrem eventualmente, com relatos de compressão da artéria lingual, paralisia transitória de nervo hipoglosso, disfonia e paralisia bilateral de cordas vocais. Elas podem ocorrer durante o uso (obstrução das vias aéreas, insuflação gástrica, aspiração pulmonar, isquemia da língua e sangue no dispositivo) e após o uso do dispositivo (dor de garganta, disfagia e disfonia), com incidência bastante semelhante entre máscaras laríngeas e tubos laríngeos (Quadro 6.10).

Qualquer corpo estranho que entre em contato com estruturas das vias aéreas pode causar complicações. As estruturas que podem ser lesionadas com o uso dos DSG são as membranas mucosas e tecidos frouxos da boca, faringe e laringe, glândulas salivares, cartilagens laríngeas, ossos, nervos e vasos sanguíneos do pescoço.

Quadro 6.10 Incidência de complicações com tubo laríngeo e máscara laríngea.

Complicações	Tubo laríngeo (%)	Máscara laríngea (%)
Durante o uso		
Obstrução das vias aéreas	2-40	0-24
Insuflação gástrica	0	0-8
Aspiração pulmonar	0	< 0,1
Alteração isquêmica da língua	3-6	< 0,1
Sangue no dispositivo	0-7	5 (0,4-20)
Após o uso		
Dor de garganta	0-34	13 (0-56)
Disfagia	0-17	11,5 (4-23)
Disfonia	0-7	5 (0-30)

Adaptada de: Asai T, Shingu K. The laryngeal tube. Brit J Anaesth. 2005; 95(6):729-36.

A dor de garganta é uma das complicações mais comuns, e sua incidência varia entre 0% e 70% na literatura. Algumas razões para esta grande variação de incidência podem estar associadas à técnica de inserção, o tipo de lubrificante utilizado, a duração do uso, o tipo de ventilação e a pressão do balonete, sendo este último o único fator que demonstrou reduzir a incidência de dor de garganta e outras complicações. A insuflação excessiva ocorre como forma de reduzir o escape de ar em um dispositivo mal posicionado e/ou de tamanho inadequadamente pequeno. A escolha do tamanho adequado, o uso de técnica recomendada de inserção e a manutenção da pressão dos balonetes abaixo de 60 cm H_2O, através da monitorização periódica das pressões do balonete, reduzem a incidência de dor de garganta pós-uso dos DSG.

Outra complicação que pode ocorrer devido ao mal posicionamento e à insuflação excessiva do balonete é a compressão da artéria lingual e a isquemia da língua, manifestada por cianose, edema e dor. Seguir as mesmas recomendações feitas anteriormente certamente reduz a incidência desta complicação.

Aspiração pulmonar

Os DEGs não conferem proteção efetiva contra a aspiração pulmonar de conteúdo gástrico, portanto, não devem ser utilizados eletivamente em pacientes com risco aumentado de aspiração pulmonar. No entanto, a incidência de aspiração pulmonar com uso de máscara laríngea é extremamente baixa e similar à incidência na população geral, em torno de 2 em 10.000. Um estudo retrospectivo identificou a incidência de 4 episódios de regurgitação, 2 episódios de vômito e 1 episódio de aspiração pulmonar de conteúdo gástrico em 11.910 pacientes submetidos a procedimentos cirúrgicos com máscara laríngea, uma incidência ainda menor que a relatada anteriormente. Apesar disso, deve-se sempre escolher cuidadosamente os pacientes candidatos ao uso eletivo dos DSG, evitando seu uso caso haja algum fator de risco para aspiração pulmonar.

É importante ressaltar que na vigência de obstrução das vias aéreas e incapacidade para manter as trocas gasosas por outros meios, os DSG devem ser utilizados como forma de resgatar a ventilação, mesmo em pacientes sem jejum adequado ou com outros fatores de risco para aspiração pulmonar.

A Figura 6.11 descreve a sequência de avaliação do uso de DEGS e suas condutas para casos de insucesso do uso em termos de ventilação e oxigenação.

Quadro 6.11 Resumo da escolha do tamanho, volumes máximos para insuflação e guia para o uso dos tubos laríngeos.

Tubos Laríngeos			
Escolha do tamanho e volume máximo de insuflação			Guia para o uso
0	Transparente	< 5 kg	• Desinsuflar totalmente os balonetes
1	Branco	5-12 kg	• Utilizar lubrificante à base de água
2	Verde	12-25 kg	25-30 mL	• Paciente em posição neutra ou olfativa
2,5	Laranja	125-150 cm	30-40 mL	• Introduzir na linha média, contra o palato, com movimento posterior • Observar a posição das linhas transversais pretas (normalmente a segunda linha encontra-se na altura dos incisivos)
3	Amarelo	< 155 cm	45-60 mL	• Insuflar no máximo até 60 cm H_2O
4	Vermelho	155-180 cm	60-80 mL	• Estabilizar com protetor de mordedura ou rolos de gaze (opcional) e fixar com fita adesiva nas maxilas
5	Roxo	< 180 cm	70-90 mL	

Quadro 6.12 Mnemônico para avaliação de dificuldades de uso dos dispositivos extra-glóticos.

R	*Restricted mouth opening*
O	*Obstruction or obesity*
D	*Distorted anatomy*
S	*Stiffness (resistance to ventilation)*

Fonte: adaptado de Difficult Airway Course: Emergency and walls RM, Murphy MF, eds. Manual of Emergency Airway Management, 4th ed. Philadelphia: Lippincott, Williams & Wilkins; 2012.

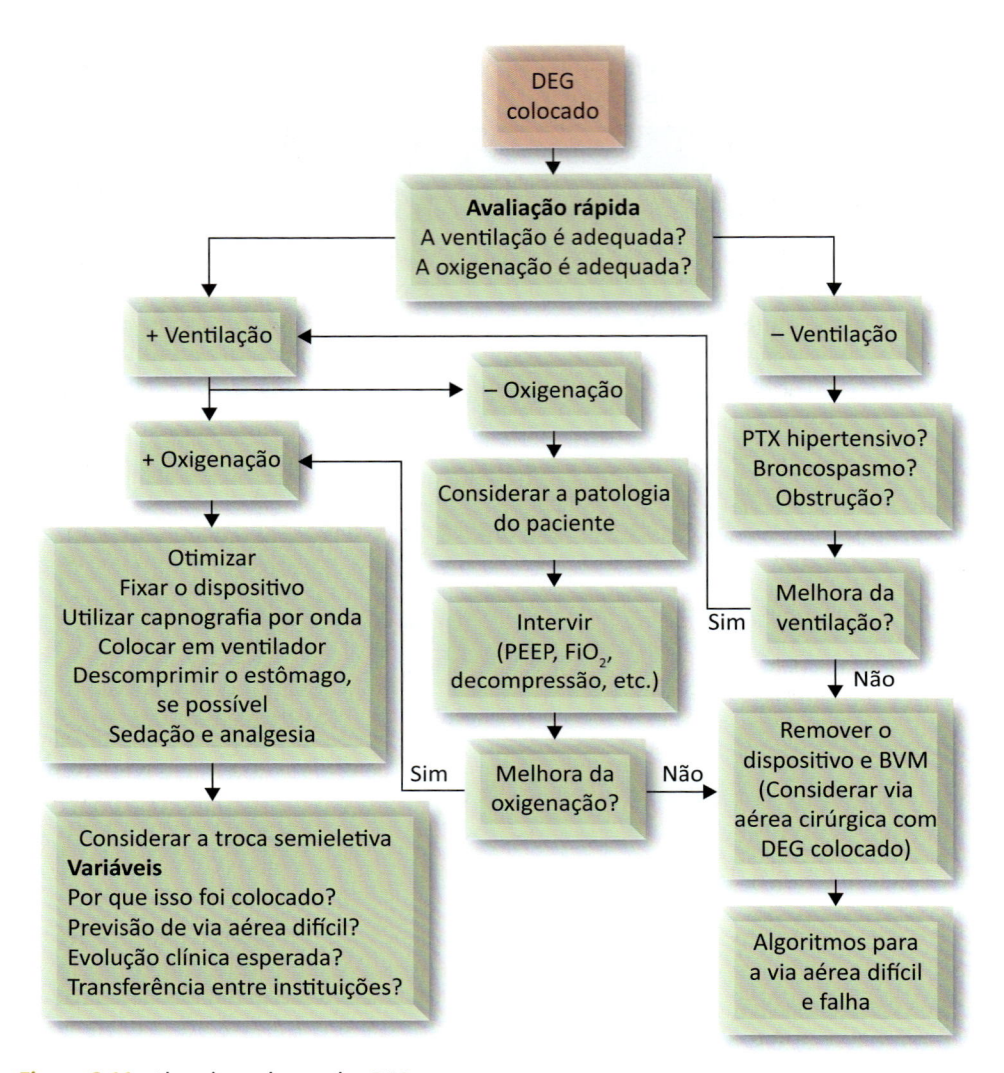

Figura 6.11. Algorritmo de uso dos DEGs.

Referências consultadas

1. Hagberg CA, Agro FE, Cook TM, Reed AP. New generation supraglottic ventilatory devices, em: Hagberg CA. Benumof's airway management. 2a ed, Filadélfia, Elsevier, 2007; 502-31.

2. Brain AIJ: The laryngeal mask – A new concept in airway management. Br J Anaesth 1983; 55:801-5.

3. Frass M, Frenzer R, Zahler J, et al: First experimental studies with a new device for emergency intubation (esophageal tracheal Combitube). Intensivmed Notfallmed 1987; 24:390-2.

4. Frass M, Frenzer R, Rauscha F, et al: Evaluation of esophageal tracheal Combitube in cardiopulmonary resuscitation. Crit Care Med 1987; 15:609.

5. Hernandez MR, Klock Jr PA, Ovassapian A. Evolution of the extraglottic airway: a review of its history, applications, and practical tips for success. Anesth Analg 2012; 114:349-68.

6. Caplan RA, Benumof JL, Berry FA, et al. Practice guidelines for management of the difficult airway. Anesthesiology 2003; 98:1269-77.

7. Ferson DZ, Brain AIJ. Laryngeal mask airway. Em: Hagberg CA. Benumof's airway management. 2ª ed, Filadélfia, Elsevier 2007; 476-501.

8. Brain AIJ, Verghese C, Kapila A, et al. The intubating laryngeal mask I: Development of a new device for intubation of the trachea. Br J Anaesth 1997; 79:699-703.

9. Ferson DZ, Rosenblatt WH, Johansen MJ, et al. Use of the intubating LMA-Fastrach™ in 254 patients with difficult-to-manage airways. Anesthesiology 2001; 95:1175-81.

10. Benumof JR. Laryngeal mask airway: indications and contraindications. Anesthesiology 1992; 77:843-6.

11. Glaisyer HR, Parry M, Lee J, et al. The laryngeal mask as an adjunct to extubation on the intensive care unit. Anaesthesia 1996; 51(12):1187-8.

12. Asai T, Morris S. The laryngeal mask airway: its features, effects, and role. Can J Anaesth 1994; 41:930-60.

13. Brimacombe J, Archdeacon J. The laryngeal mask airway for unplanned prolonged procedures. Can J Anaesth 1995; 42:1176.

14. Brimacombe J, Shorney N. The laryngeal mask airway and prolonged balanced anesthesia. Can J Anaesth 1993; 40:360-4.

15. Arosio EM, Conci F. Use of the laryngeal mask airway for respiratory distress in the intensive care unit. Anaesthesia 1995; 50:635-6.

16. Berry AM, Brimacombe JR, McManus KF, et al. An evaluation of the factors influencing selection of the optimal size of laryngeal mask airway in normal adults. Anaesthesia 1998; 53:565-70.

17. Kihara S, Brimacombe JR, Yaguchi Y, et al. A comparison of sex- and weight-based ProSeal™ laryngeal mask size selection criteria: a randomized study oh healthy anesthetized, paralized adult patients. Anesthesiology 2004; 101(2):340-3.

18. Brain AIJ, Verghese C, Addy EV, et al. The intubating laryngeal mask. II: a preliminary clinical report of a new means of intubating the trachea. Brit J Anaesth 1997; 79:704-9.

20. Asai T, Shingu K. The laryngeal tube. Brit J Anaesth 2005; 95(6):729-36.

21. Aoyama K, Takenaka I, Sata T, et al. The triple airway manoeuvre for insertion of the laryngeal mask airway in paralyzed patients. Can J Anaesth 1995; 42(11):1010-6.

22. Brimacombe JR, Keller C, Pühringer F. Pharyngeal mucosal pressure and perfusion: a fiberoptic evaluation of the posterior pharynx in anesthetized adult patients with a modified cuffed oropharyngeal airway. Anestesiology 1999; 91:1661-5.

23. Asai T, Shingu K. Time-related cuff pressures of the laryngeal tube with and without the use of nitrous oxide. Anesth Analg 2004; 98:1803-6.

24. Seet E, Yousaf F, Gupta S, et al. Use of manometry for laryngeal mask airway reduces postoperative pharyngolaryngeal adverse events: a prospective randomized trial. Anesthesiology 2010; 112:652-7.

25. Rokamp KZ, Secher NH, Moller AM, et al. BMC Anesthesiol 2010; 10:20.

26. Brimacombe JR, Berry A. Laryngeal mask airway cuff pressure and position during anesthesia lasting one to two hours. Can J Anaesth 1994; 41:589-93.

27. Wynn JM, Jones KL. Tongue cyanosis after laryngeal mask airway insertion (correspondência). Anesthesiology 1994; 80:1403.

28. Nagai K, Sakuramoto C, Goto F. Unilateral hypoglossal nerve paralysis following the use of the laryngeal mask airway. Anaesthesia 1994; 49(7):603-4.

29. Cros AM, Pitti R, Conil C, et al. Severe dysphonia after use of a laryngeal mask airway. Anesthesiology 1997; 86:498-500.

30. Inomata S, Nishikawa T, Suga A. Transient bilateral vocal cord paralysis after insertion of a laryngeal mask airway. Anesthesiology 1995; 82:787-8.

31. Brimacombe JR, Berry A. The incidence of aspiration associated with the laryngeal mask airway: a meta-analysis of published literature. J Clin Anesth 1995; 7:297-305.

32. Verghese C, Brimacombe JR. Survey of laryngeal mask airway usage in 11,910 patients: safety and efficacy for conventional and nonconventional usage. Anesth Analg 1996; 82:129-33.

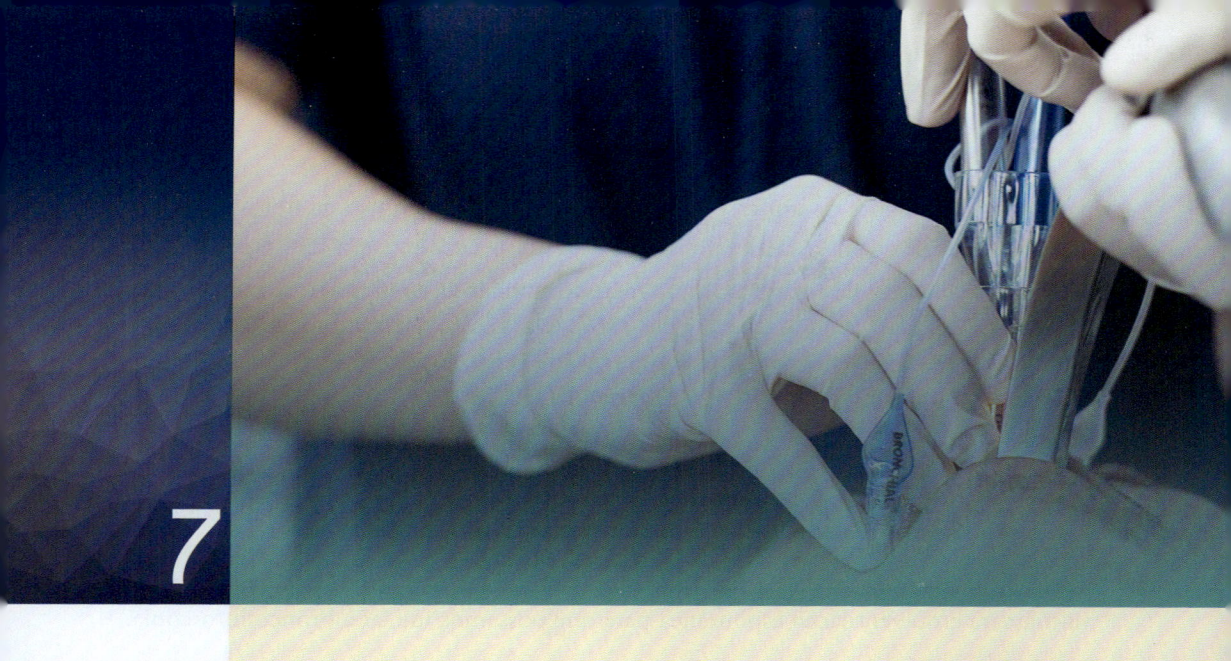

Paulo Rogério Scordamaglio

Broncofibroscopia na Abordagem da Via Aérea

INTRODUÇÃO

O implemento da tecnologia e o avanço nos suportes básico e avançado fizeram com que pacientes cada vez mais complexos fossem passíveis de atendimento dentro e fora da sala cirúrgica. Exemplos são os pacientes politraumatizados, que anteriormente faleciam no local do acidente, os portadores de síndromes genéticas, que antes morriam nos primeiros anos de vida e os obesos mórbidos, cada vez mais frequentes em nosso meio.

Diante desse cenário, na década de 1990, a Sociedade Americana de Anestesiologia (ASA) fez um levantamento das complicações mais frequentes relacionadas com as causas exclusivamente anestésicas e evidenciou que a inabilidade no manuseio da via aérea correspondia a 30% das causas de óbito ou de sequela grave. Este fato trouxe uma preocupação no desenvolvimento de técnicas de abordagem eficazes diante de um caso de via aérea difícil, sendo o uso da fibroscopia uma dessas técnicas.

A fibroscopia na sala cirúrgica, como método auxiliar da anestesia, teve início há cerca de cinco décadas, quando *Murphy*, em 1967, relata o uso de um fibroendoscópio para intubação de um paciente com artrite reumatoide grave. A primeira série de intubações realizadas com auxílio da fibroscopia foi relatada em 1972 por Stiles.

Hoje, a broncofibroscopia apresenta um papel importante na abordagem da via aérea, sendo um instrumento de utilização tanto em situações eletivas, nas quais a via aérea difícil é prevista, como em situações de urgência, em que houve falha na exposição da glote durante a laringoscopia convencional (Figura 7.1). Vale lembrar que nesse tipo de situação a ventilação do paciente deve ser garantida através do dispositivo bolsa-valva-máscara e/ou ventilação espontânea para que possamos iniciar a broncofibroscopia.

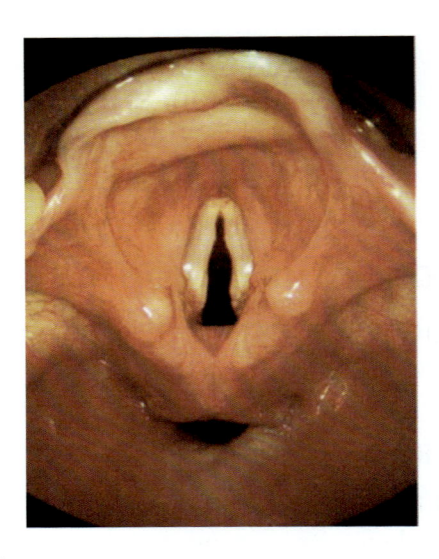

Figura 7.1. Exposição da glote.

Caso o paciente não tenha sua oxigenação garantida (p. ex., edema de glote traumático, neoplasias, presença de corpo estranho etc.), não devemos retardar a realização de cricotireoidostomia em detrimento de outras tentativas de intubação, mesmo com o auxílio do broncofibroscópio.

Equipamentos

O broncofibroscópio é formado por três partes (Figura 7.2), a saber:

a) **Corpo ou empunhadura (Figura 7.2A):** porção proximal que entra em contato com o examinador e torna possível a realização dos comandos e visualização das imagens. É composto pelo anel focalizador, jogo de lentes, alavanca de comando, válvula de aspiração e entrada do canal de trabalho.

b) **Tubo de inserção (Figura 7.2B):** estrutura tubular que contém as fibras de transmissão e recepção de luz além do canal de trabalho, que são revestidos por uma malha metálica e um revestimento externo. É a porção do aparelho que efetivamente entra em contato com o paciente.

c) **Fonte de iluminação (Figura 7.2C e D):** normalmente na porção lateral esquerda do aparelho, é responsável pela iluminação que pode vir de uma fonte externa através de cabo de fibra óptica ou pode ser uma fonte portátil de luz halógena alimentada por pilhas ou baterias. Os aparelhos destinados à intubação normalmente apresentam o segundo tipo de alimentação pela independência de energia elétrica e pronta disponibilidade para uso.

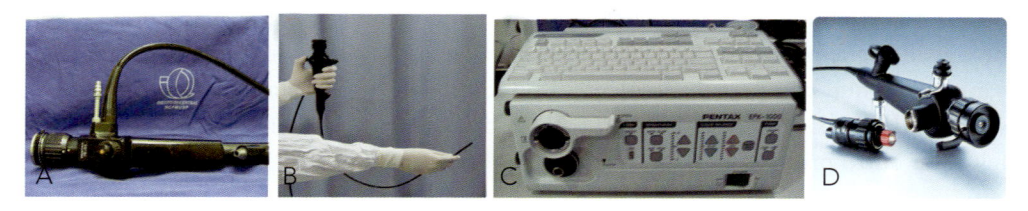

Figura 7.2. (**A**) Corpo; (**B**) Tubo de inserção; (**C**) Fonte de luz externa; (**D**) Fonte de luz portátil (halógena).

Há no mercado diferentes modelos de fibroscópios:

- Pediátricos (Figura 7.3);
- Aparelhos para intubação de uso permanente e descartável (a-Scope®);
- Standard (adulto) (Figura 7.3);
- Adulto terapêutico.

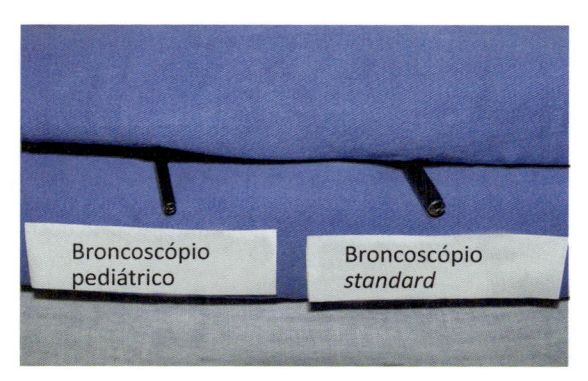

Figura 7.3. Diâmetro da extremidade dos broncoscópios: pediátrico de 3,2 a 3,6 mm, standard de 4,9 a 5,0 mm.

Os aparelhos pediátricos apresentam diâmetro externo de 3,4 a 3,6 mm, com canal de aspiração de 1,2 mm. Podem ser utilizados em cânulas a partir do nº 4,5 e sondas de duplo lúmen a partir do 35 F. A desvantagem é que se trata de um aparelho frágil, com imagem restrita e canal de trabalho estreito, não permitindo a aspiração adequada de secreções, além de ser muito flexível, não tendo torque adequado para ser utilizado, de modo ideal, como guia para intubação.

Os aparelhos destinados à intubação são similares aos demais, com calibre variando entre 3,5 e 5,0 mm, porém apresentam malha metálica mais resistente, menor número de fibras ópticas e menor deflexão da ponta, conferindo maior torque sem prejuízo importante da imagem.

Recentemente, tivemos a introdução no mercado internacional de um videobroncoscópio de intubação descartável (Figura 7.4). Esse sistema possui uma base recarregável, com fonte de alimentação e tela de LCD que torna possível a visualização da imagem obtida na extremidade distal do aparelho. O broncoscópio descartável apresenta canal de trabalho que possibilita a instilação de anestésicos locais ou outras soluções. A desvantagem é que não possui válvula de aspiração e em caso de acúmulo de sangue ou secreção devemos lançar mão de um sistema de aspiração auxiliar, que normalmente é feito por outro profissional.

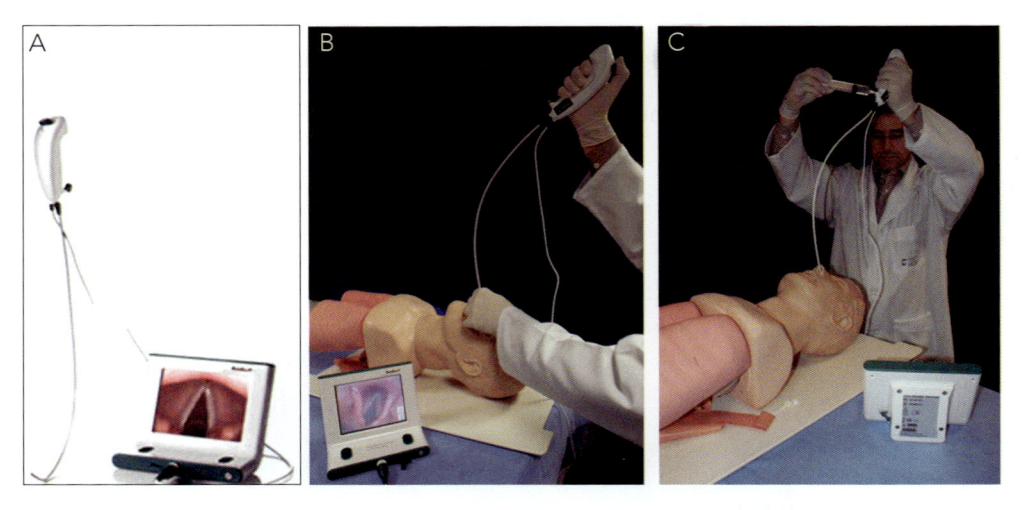

Figura 7.4. Scope®. (**A**) Fibroscópio + central de LCD; (**B**) Utilização pelo operador; (**C**) Utilização do canal para instilação de anestésico.
Fonte: HCor-CETES. Fotógrafo: Sergio Spezzia.

Esse produto torna possível o acompanhamento do procedimento por mais de um examinador, sendo muito útil no processo de aprendizado. Outra vantagem é que o fato de ser descartável possibilita o uso em diversos locais, mesmo naqueles que não possuem infraestrutura adequada para desinfecção de materiais que são de uso permanente. Videobroncoscópio descartável já está liberado junto à Agência Nacional de Vigilância Sanitária (ANVISA), estando já disponível em nosso meio.

Os broncoscópios modelo standard (Figura 7.3) apresentam calibre externo de 4,9 a 5,0 mm, com canal de trabalho de 2,2 mm, e são utilizados sobretudo em crianças maiores de três anos, adolescentes e adultos. Podem ser utilizados em sondas com calibre igual ou superior a 7,0 mm no auxílio à intubação.

Os broncoscópios terapêuticos apresentam diâmetro externo de 6 a 6,3 mm e canal de trabalho de 2,8 a 3,2 mm, tornando possível a aspiração mais efetiva de sangue e secreções espessas. Sua desvantagem é que, em virtude do calibre, podem ser usados apenas em sondas a partir do nº 8,0 ou 8,5.

Indicações de uso

- História de via aérea difícil conhecida;
- Avaliação inicial antes do procedimento e diagnóstico de via aérea difícil não prevista;
- Deformidades craniofaciais (Sd. de Pierre-Robin, micro e retrognatismo etc.);
- Limitação de abertura de boca (anquilose, trismo etc.);
- Traumas cervicais com coluna instável e limitação de movimentação (trauma raquimedular, espondilite etc.);
- Tumores e/ou hematomas de cabeça e pescoço, quando não houver restrição crítica ao fluxo aéreo. Nesse caso, é preferível a realização de traqueostomia;
- Queimaduras de face e pescoço;
- Obesidade;
- Pacientes com alto risco de aspiração;
- Servir como guia e checagem de posicionamento de materiais de acesso à via aérea. (máscara laríngea, Combitube®, sondas de duplo lúmen etc.)

Preparo do paciente

Durante o procedimento de intubação, é imperativo que o paciente mantenha-se calmo, colaborativo e em ventilação espontânea. Logo, algumas ações são necessárias:

- **Identificação e informação:** o médico responsável pelo procedimento deve apresentar-se ao paciente e informá-lo em linguagem clara e objetiva todos os passos do procedimento. Isso implica diminuição da ansiedade e maior colaboração por parte do paciente.
- **Antisialogogos:** são utilizados com o objetivo de diminuir a secreção, evitando assim a diluição dos anestésicos locais, além de possibilitar melhor visualização das

estruturas. Em nosso meio, a droga mais utilizada, quando não houver contraindicações, é a atropina.

- **Anestesia tópica:** a droga mais utilizada é a lidocaína, em diferentes apresentações e diluições. Devemos lembrar o risco de intoxicação sobretudo nos pacientes pediátricos. Habitualmente utilizamos o gel para anestesia nasal, a apresentação em *spray* a 10% para anestesia de cavidade oral e orofaringe e a forma líquida (0,5% a 2%) para anestesia de laringe e traqueia, independente da via de introdução da cânula (oral ou nasal).

- **Vasoconstritor em caso de intubação nasal:** com o objetivo de facilitar a introdução da sonda de intubação e minimizar o risco de sangramento, pode-se lançar mão dos vasoconstritores nasais, desde que não haja contraindicação. Os mais utilizados no nosso meio são: nafazolina, oximetazolina, fenoxazolina.

- **Sedação consciente:** estratégia utilizada para manter o paciente calmo, colaborativo e em respiração espontânea. As principais drogas utilizadas são:

1. Benzodiazepínicos;
2. Opioides;
3. Propofol;
4. Cloridrato de dexmedetomidina.

É importante respeitar as características e a titulação das drogas pelo risco de depressão respiratória e desabamento da base da língua, dificultando a visualização.

- **Suplementação de oxigênio:** deve ser aplicada em qualquer situação, durante todo o procedimento. Em situações eletivas, a inserção de um cateter nasal ou sonda uretral 8 a 10 Fr, com a extremidade distal situada na hipofaringe, garante aporte adequado com fluxo contínuo de O_2 ao redor de 2 L/min (Figura 7.5).

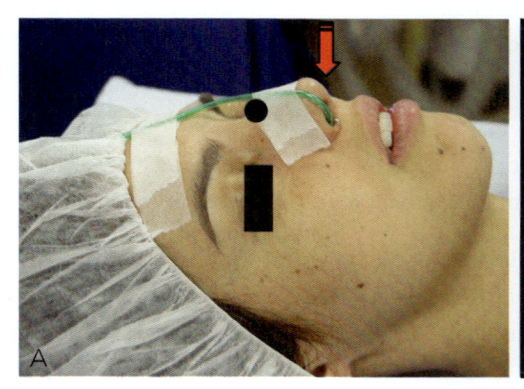 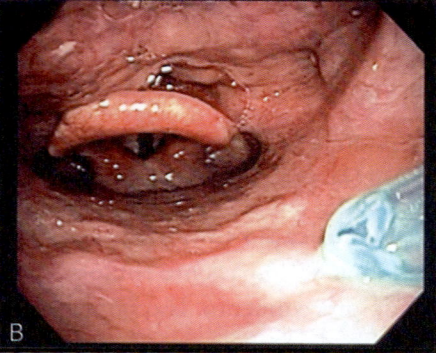

Figura 7.5. (**A**) Cateter nasal de oxigênio; (**B**) Posicionamento da extremidade na transição oro-hipofaringe.

Fonte: arquivo do autor.

Em situações emergenciais, além dessa opção, pode-se lançar mão de dispositivos supraglóticos que possibilitam ventilação com pressão positiva, além de servir de conduto para facilitar a intubação.

Particularidades do acesso nasal

Após o preparo adequado, devemos fazer a inspeção, dando preferência para narina de maior diâmetro na passagem da sonda (Figura 7.6). A narina contralateral destina-se à colocação do cateter nasal com oxigênio. A sonda de intubação deve ser um a um número e meio inferior àquela que seria utilizada no acesso oral.

O próximo passo é a passagem da sonda de intubação na narina escolhida, que deve ser feita de modo delicado, eventualmente com movimentos de rotação, tentando a progressão até a orofaringe (Figura 7.7).

A mucosa nasal é ricamente vascularizada e a tentativa intempestiva de progressão da cânula pode causar traumatismo e sangramento importante, dificultando ou mesmo impedindo o procedimento.

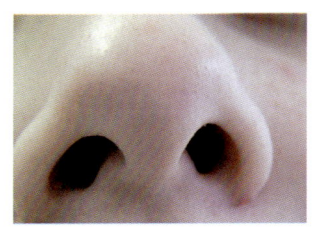

Figura 7.6. Inspeção nasal.
Fonte: arquivo do autor.

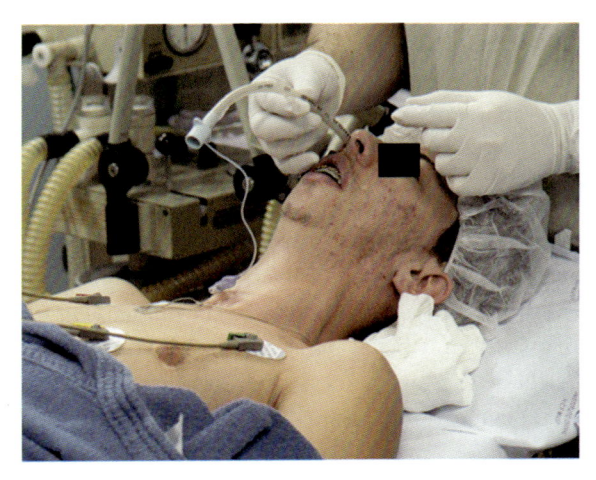

Figura 7.7. Introdução da cânula na cavidade nasal.
Fonte: arquivo do autor.

A sonda, corretamente posicionada na orofaringe, afasta a possibilidade de obstáculos anatômicos e facilita a progressão do aparelho (Figura 7.8) e a exposição das estruturas laríngeas para o início da anestesia tópica de laringe e traqueia.

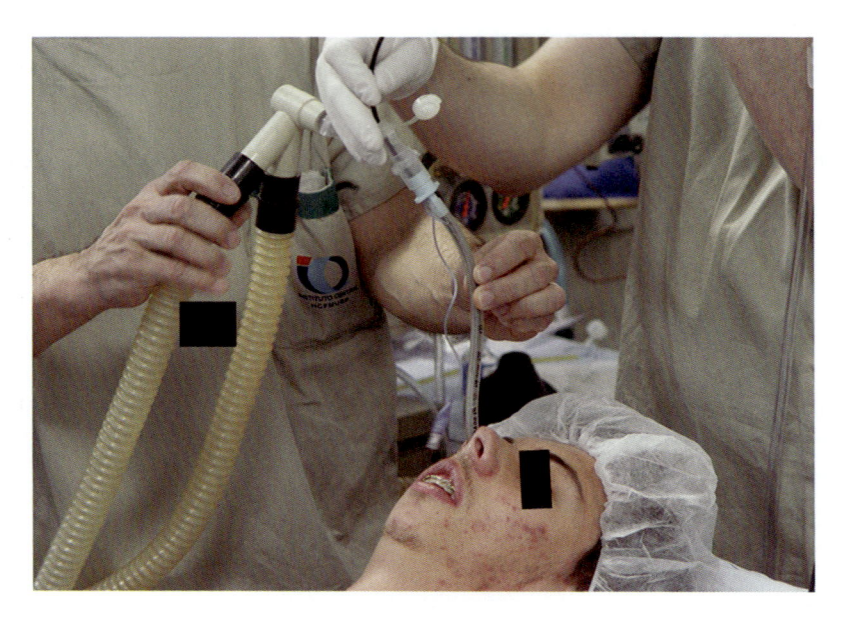

Figura 7.8. Introdução do aparelho com a cânula posicionada na orofaringe.
Fonte: arquivo do autor.

Deve-se dar preferência à intubação nasal nas situações de impossibilidade de acesso oral (cirurgias de cavidade oral, neoplasias, trismo etc.), porém essa via está contraindicada em casos de suspeita de fratura de base de crânio ou fraturas complexas de face.

Outro aspecto importante é a permanência da sonda. Nos casos em que não houver perspectiva de extubação breve, deve-se considerar outras possibilidades, pois a permanência prolongada da sonda predispõe ao aparecimento de sinusites.

Particularidades do acesso oral

Esse acesso é o mais utilizado, porém é fundamental a proteção do aparelho com a utilização do bloqueador de mordida (Figura 7.9). Hoje, há diversas cânulas orofaríngeas que facilitam o acesso à laringe, diminuindo a movimentação da língua (Figura 7.10); na falta destas, podemos lançar mão de um bocal para endoscopia, ou mesmo uma seringa de 20 mL, lembrando que ela deve estar ligeiramente introduzida entre as arcadas dentárias e firmemente fixada para evitar traumatismos.

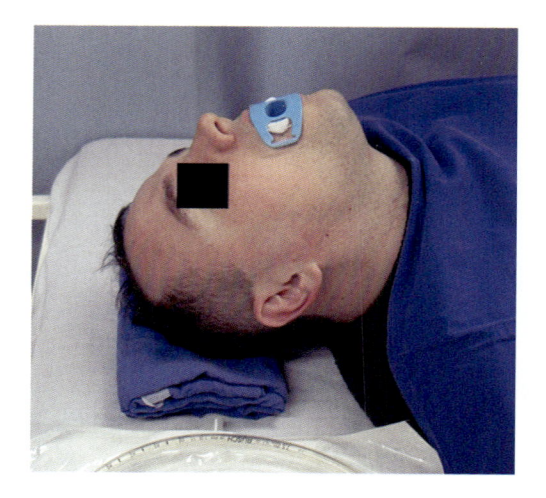

Figura 7.9. Bloqueador de mordida.
Fonte: arquivo do autor.

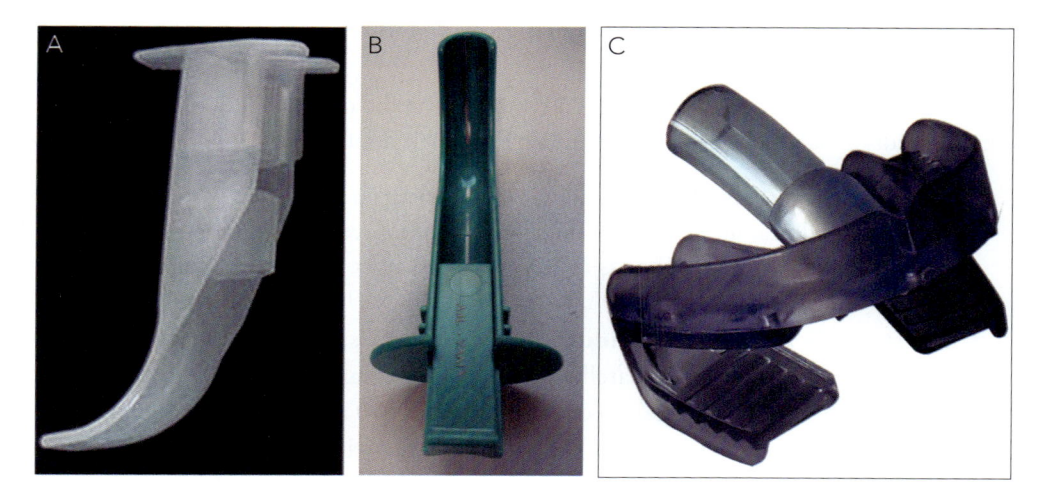

Figura 7.10. Diferentes dispositivos para auxiliar a intubação por fibroscopia. (**A**) Ovassapian®; (**B**) VAMA®; (**C**) ROTIGS®.
Fonte: arquivo do autor.

Diferente do acesso nasal, o procedimento tem início com a cânula de intubação já vestida no aparelho e fixada no corpo dele com elástico ou fita adesiva (Figura 7.11). Visando menor número de angulações e menor desgaste do aparelho, a cânula deverá ser fixada com a porção côncava voltada para baixo, sofrendo rotação de 180° apenas no momento da transposição glótica.

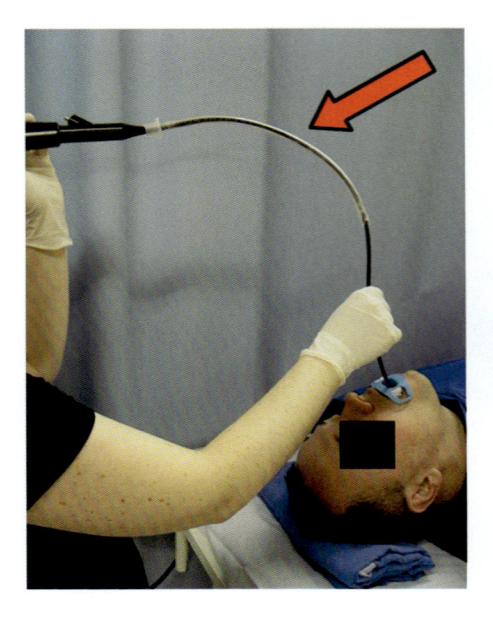

Figura 7.11. Cânula vestida no broncoscópio.
Fonte: arquivo do autor.

Procedimentos comuns

Independente da via de acesso, quando temos o aparelho dentro da cânula e com a extremidade distal na hipofaringe, o procedimento, a partir desse ponto, passa a ser o mesmo:

- **Anestesia tópica da laringe:** é feita com a instilação de 5 a 7 mL de lidocaína a 1%, através do canal de trabalho do aparelho, que deve estar voltado para a comissura anterior para atingir todas as estruturas do ádito da laringe, como as pregas vocais (Figura 7.12).
- **Anestesia de traqueia e brônquios principais:** após a diminuição do reflexo de tosse, deve-se introduzir o aparelho através da comissura posterior, mantendo-o na subglote (Figura 7.13), quando então se instila de 10 a 15 mL de lidocaína a 1%. Durante a tosse, essa solução irá banhar toda a traqueia e a face inferior das pregas vocais. Devemos então aguardar cerca de 3 min para que o anestésico possa agir.

Quando não estivermos diante de uma situação emergencial, inicia-se o exame sem a cânula, avaliando a anatomia e fazendo a anestesia tópica previamente descrita. Posteriormente, retiramos o aparelho e optamos pela colocação da cânula na narina ou fixada no aparelho no caso de intubação por acesso oral.

> É importante lembrar que a absorção da lidocaína pela mucosa é alta, assemelhando-se à injeção intravenosa. Portanto, deve-se tomar cuidado para não exceder a dose total de 7 mg/kg de peso, evitando níveis tóxicos associados a ela.

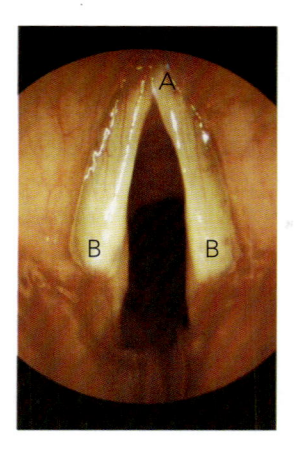

Figura 7.12. Glote. (**A**) Comissura anterior; (**B**) Pregas vocais.
Fonte: arquivo do autor.

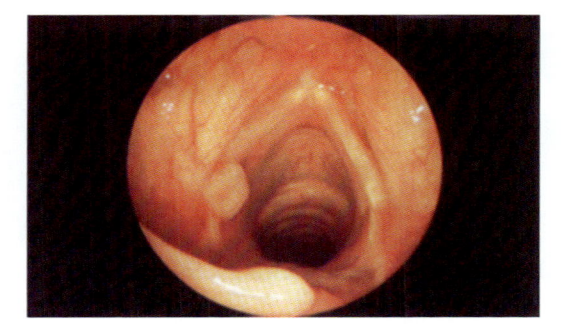

Figura 7.13. Subglote.
Fonte: arquivo do autor.

- **Progressão do aparelho:** após evidente diminuição do reflexo de tosse, posicionamos a ponta do aparelho em um dos brônquios principais para que ele possa servir
de guia e orientar todo o trajeto (Figura 7.14).

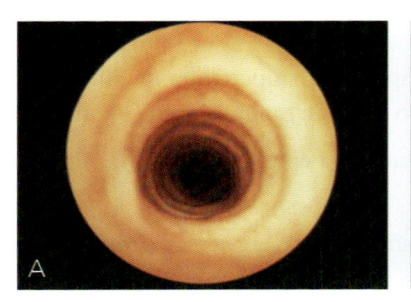
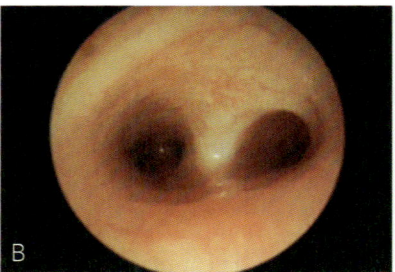

Figura 7.14. (**A**) Traqueia; (**B**) Brônquios principais.
Fonte: arquivo do autor.

- **Introdução da cânula e checagem do posicionamento:** com o aparelho posicionado, inicia-se a progressão da cânula, levando-se em conta que a passagem da fenda glótica é feita às cegas, com delicadeza e com movimentos de rotação da sonda, exercendo uma pressão leve e contínua, e não uma pressão abrupta tentando vencer a resistência, o que poderia ocasionar lesões sérias como luxação de aritenoides e desinserção ou ruptura de pregas vocais.

Uma vez posicionada na subglote, a progressão da cânula se faz sem dificuldade até um dos brônquios principais. Nesse momento, o aparelho deve ser recuado até a ponta dela (Figura 7.15A), para posicionamento adequado conforme a necessidade do paciente (Figura. 7.15B). Normalmente a extremidade distal da sonda fica posicionada na traqueia distal entre 2 e 3 cm da carina principal (Figura 7.15C). Em casos de intubação seletiva ou posicionamento de sondas de duplo lúmen, a extremidade distal do broncoscópio deve ser posicionada no brônquio que será o objetivo da intubação.

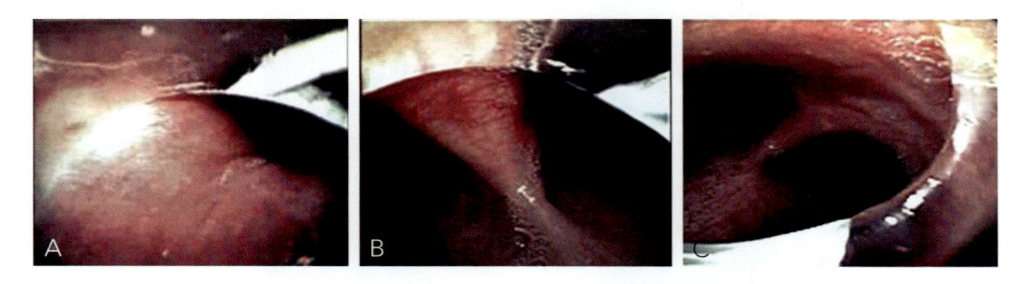

Figura 7.15. (**A**) Cânula em brônquio de lobo inferior direito; (**B**) Visualização da carina principal; (**C**) Cânula na traqueia distal.
Fonte: arquivo do autor.

Auxílio à intubação em pediatria

As técnicas de auxílio à intubação por fibroscopia em crianças assemelham-se àquelas utilizadas nos adultos, porém não são idênticas em virtude da peculiaridade desse grupo de pacientes.

Crianças até a idade pré-escolar podem apresentar hipertrofia de adenoide, dificultando a intubação nasal, além de aumentar o risco de sangramento (Figura 7.16A).

As estruturas laríngeas são mais anteriorizadas e a epiglote mais longa em relação aos adultos (Figura 7.16B).

A cartilagem cricoide é o ponto mais estreito das vias aéreas proximais, podendo impedir a progressão da cânula mesmo após a transposição da glote. Esse evento é raro e está relacionado com a escolha incorreta do calibre da cânula (Figura 7.16C).

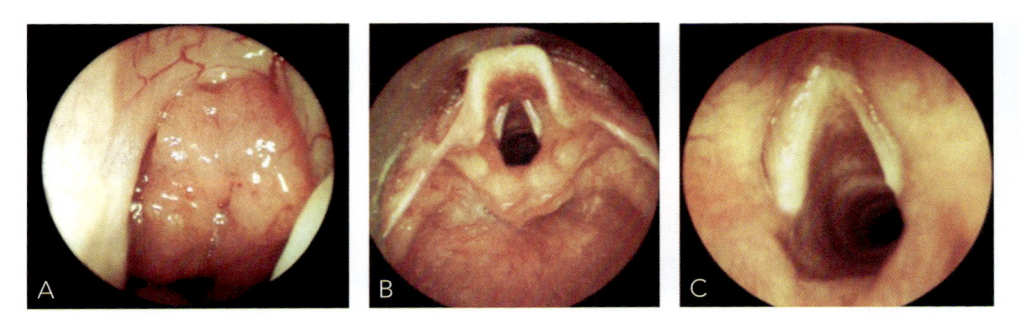

Figura 7.16. (**A**) Hipertrofia de adenoide; (**B**) Laringe de lactente; (**C**) Constrição na topografia da cricoide.
Fonte: arquivo do autor.

Com relação ao preparo do paciente, não há diferença quanto à utilização de lidocaí-na, desde que respeitadas as doses terapêuticas.

Quando o calibre da cânula torna possível a passagem do aparelho, a técnica de progressão não difere em relação ao adulto. Porém, quando há a necessidade de utilização de uma cânula muito fina, lançamos mão da técnica "em dois estágios" que consiste na intubação traqueal com fio-guia passado através do canal de trabalho, retirada do aparelho e posterior progressão da cânula que irá obedecer ao trajeto do fio-guia (Figura 7.17).

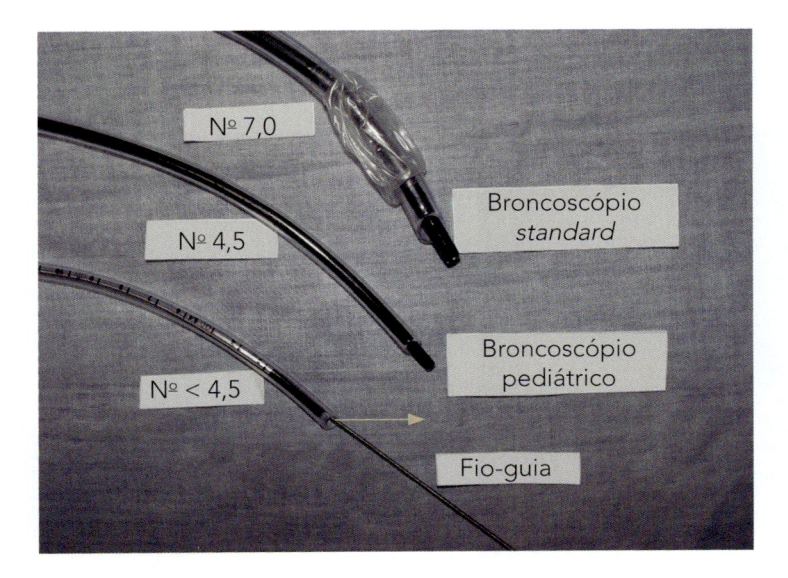

Figura 7.17. Utilização de fio-guia em sondas menores que 4,5 mm.
Fonte: arquivo do autor.

Situações especiais

Pacientes em final de gestação e obesos mórbidos podem apresentar diminuição importante da capacidade residual funcional, além de uma redução importante do espaço livre em oro e hipofaringe, diminuindo a possibilidade de exposição e visualização das estruturas laríngeas. Nestes casos existe uma facilitação com a colocação de múltiplos coxins elevando o decúbito do paciente, ou mesmo realizar o procedimento com o paciente sentado, quando possível (Figura 7.18).

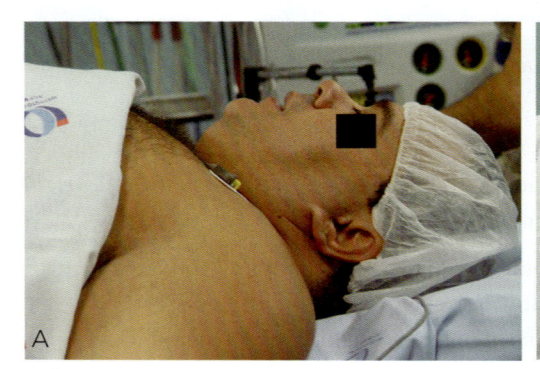
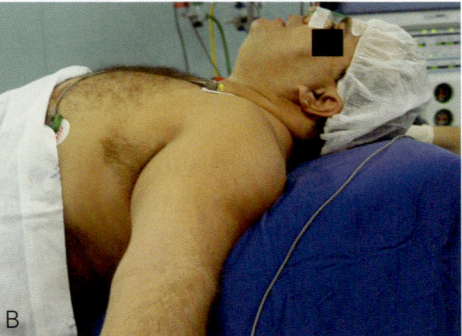

Figura 7.18. (**A**) Paciente obeso mórbido; (**B**) Colocação de múltiplos coxins em posição supina.
Fonte: arquivo do autor.

Um outro tipo de situação especial é a abordagem de pacientes portadores de lesão inalatória, que quase sempre apresentam um grande edema de faringe e laringe (Figura 7.19), que dificulta a progressão do aparelho e a visualização das estruturas, uma vez que

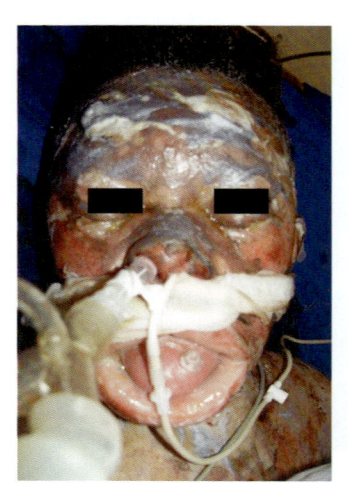
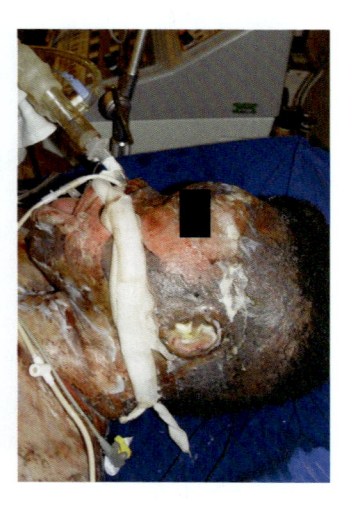

Figura 7.19. Paciente com 36h pós-queimadura (frente e perfil).
Fonte: arquivo do autor.

a lente do aparelho fica constantemente em contato com a mucosa (*White wall*). Nesse caso, acoplamos ao canal de trabalho um fluxo contínuo de oxigênio, com intensidade variável, na tentativa de afastamento das estruturas para facilitar a visualização da fenda glótica, ainda assim sem garantia de sucesso.

Associação de técnicas

Em determinadas situações, a broncoscopia pode participar de modo auxiliar na utilização de outras técnicas de abordagem da via aérea difícil. A situação mais conhecida é a utilização de dispositivos de ventilação supraglóticos, que podem ser utilizados de modo eletivo ou emergencial, possibilitando a intubação através deles. Em nosso meio, temos disponível a máscara laríngea de intubação, a máscara laríngea descartável e os dispositivos perilaríngeos PLA Cobra® e PAXexpress® (Figura 7.20). A intubação através desses dispositivos pode ser feita às cegas, guiando-se apenas pelos ruídos respiratórios, ou idealmente com a checagem e posicionamento da cânula com broncofibroscópio.

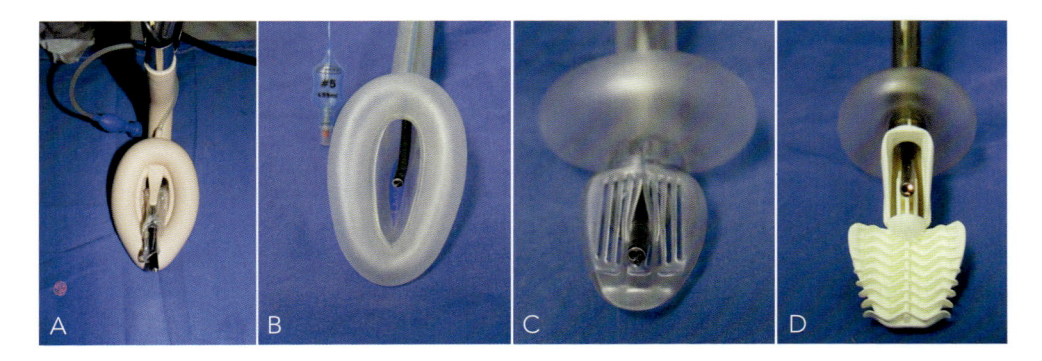

Figura 7.20. (**A**) Máscara laríngea de intubação; (**B**) Máscara laríngea descartável; (**C**) PLA Cobra®; (**D**) Pax Press®.
Fonte: arquivo do autor.

Outra associação é o uso do broncoscópio inserido em uma bainha que se assemelha à sonda trocadora de cânula (*Aintree Intubation Catheters With Rapi-Fit® Adapters* – COOK®) (Figura 7.21), possibilitando a cateterização da traqueia sob visão direta e, posteriormente, à retirada do broncoscópio, a troca da sonda de intubação, caso necessário.

Limitações e desvantagens do procedimento

Limitações

Uso restrito em situações de grande sangramento em vias aéreas superiores, pela dificuldade de visualização (*Red wall*) e pela limitação de aspiração pelo canal de trabalho (2,0 mm), quando comparado a uma sonda de aspiração convencional (8 a 12 mm).

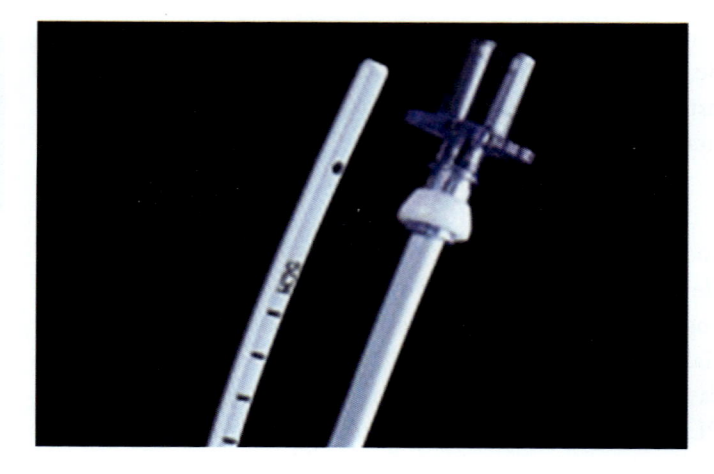

Figura 7.21. *Aintree cateter* (COOK Medical®).
Fonte: arquivo do autor.

Uso restrito em situações de grande edema de vias aéreas (*White wall*), quando o fluxo de oxigênio não melhora a visualização das estruturas.

Comprometimento significativo da fenda glótica. Lembrar que a transposição glótica da sonda é feita às cegas quando utiliza-se o broncoscópio.

Impossibilidade de manter oxigenação adequada, com suplementação, até o término do procedimento de intubação (contraindicação de uso).

Desvantagens

Equipamento frágil e de alto custo.

Necessidade de treinamento profissional, com uma curva de aprendizado longa.

Referências consultadas

1. Murphy P. A fiberoptic endoscope use for nasal intubation. Anaesthesia 1967;22:489-91.

2. Stiles CM, Stiles QR, Denson JS. A flexible fiberoptic laryngoscope. JAMA 1972;221:1246-47.

3. Tedde M, Jacomelli M. Broncoscopia no auxílio à intubação traqueal. In Pedreira Jr. WL Broncoscopia Diagnóstica e Terapêutica. Atheneu 2005;231-37.

4. Tucci MR. Aparelhagem em broncoscopia flexível. In Pedreira Jr. WL Broncoscopia Diagnóstica e Terapêutica. Atheneu 2005;139-47.

5. Melhado VB, Fortuna AO. Via Aérea Difícil – Curso de Educação a Distância em Anestesiologia – Sociedade Brasileira de Anestesiologia 2004; IV: 15-108.

6. Practice Guidelines for Management of Difficult Airway: An updated report by American Society of Anesthesiologists Task Force on Management of Difficult Airway. Anesthesiology 2003;98:1269-1277.

7. Ortenzi AV. http://www.viaaereadificil.com.br/fibroscopia.htm

8. Pedreira Jr. WL. Endoscopia Respiratória. In Doenças Respiratórias Problemas e Soluções. Ed. Revinter 1999;101-146.

9. Hara KS, Prakash UB. Fiberoptic bronchoscopy in the evaluation of acute chest and upper airway trauma. Chest 1989 Sep;96(3):627-30.

10. Tan WC et al. The role of fibreoptic bronchoscopy in the management of respiratory burns. Ann Acad Med Singapore 1985 Jul;14(3):430-4.

11. van Zundert A et al. Comparison of three disposable extraglottic airway devices in spontaneously breathing adults: the LMA-Unique, the Soft Seal laryngeal mask, and the Cobra perilaryngeal airway. Anesthesiology 2006 Jun;104(6):1165-9.

12. Boonmak S et al. Disposable laryngeal mask airway (Soft Seal) for endotracheal intubation: FOB guidance technique and blind technique. J Med Assoc Thai 2006 May;89(5):643-7.

13. Szmuk P et al. CobraPLA as a conduit for flexible bronchoscopy in a child under general anaesthesia. British Journal of Anaesthesia 2005;94(4):548-549.

14. Gaitini L et al. A comparison between the PLA Cobra and the Laryngeal Mask Airway Unique during spontaneous ventilation: a randomized prospective study. Anesth Analg 2006 Feb;102(2):631-6.

15. Zura et al. More on Intubation Using the Aintree Catheter Anesth Analg 2006;103:785.

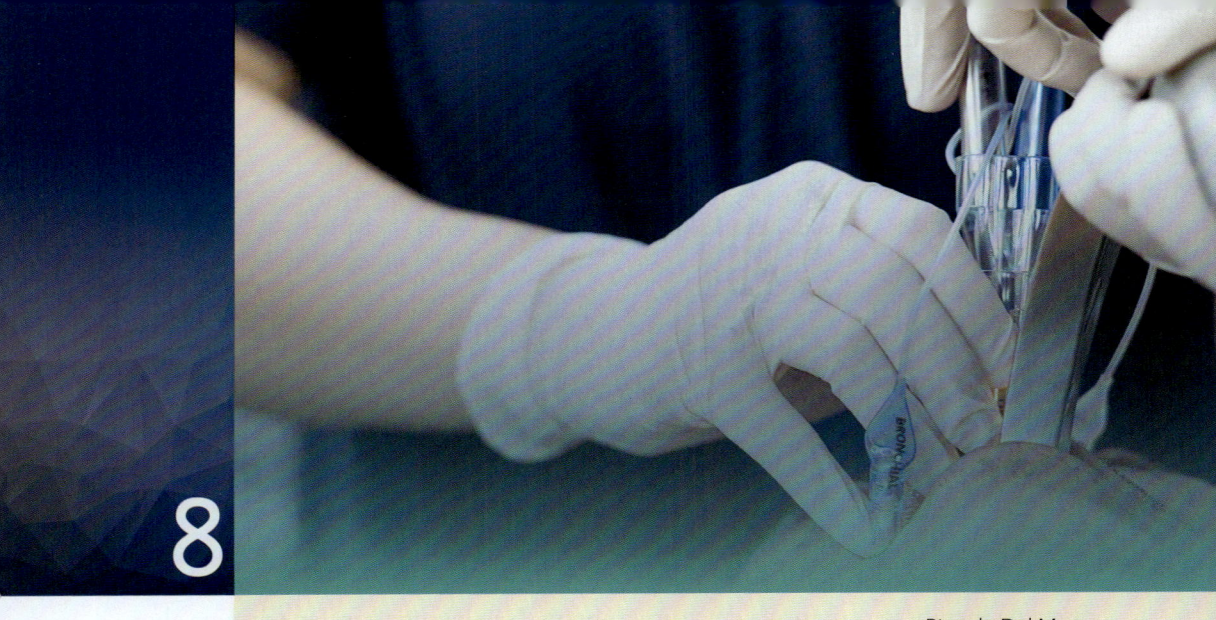

8

Ricardo Del Manto
Gisele Cristina Cecílio Del Manto
Hélio Penna Guimarães
Kaile de Araújo Cunha

Manejo Cirúrgico da Via Aérea

INTRODUÇÃO

O manejo cirúrgico da via aérea é definido como abertura para a traqueia por técnica cirúrgica invasiva para fornecer ventilação e oxigenação. O manejo cirúrgico da via aérea inclui a cricotireotomia(técnica aberta ou orientada por fio-guia), a ventilação transtraqueal percutânea (VTP) e a implantação de uma via aérea cirúrgica usando um cricotireótomo (um dispositivo para a implantação de uma via aérea cirúrgica percutânea, em geral, em uma ou duas etapas, sem a realização de uma cricotireotomia formal). A cricotireoidotomia cirúrgica e a cricotireoidotomia percutânea constituem métodos invasivos de acesso à via aérea. Podem ser utilizadas de forma rápida no Departamento de Emergência, centro cirúrgico ou ambiente pré-hospitalar. São empregadas habitualmente quando há uma falha na utilização dos métodos convencionais ou podem ser escolhidas como método inicial de controle da via aérea nos casos de impossibilidade de execução dos métodos de primeira escolha.

DEFINIÇÃO

A cricotireotomia estabelece a abertura cirúrgica através da membrana cricotireóidea e alocando uma cânula de traqueostomia ou tubo endotraqueal (TET).

O cricotireótomo pode estar em um kit específico ou pode ser um dispositivo para o estabelecimento de uma via aérea cirúrgica.

Estes procedimentos se baseiam na técnica de Seldinger, na qual a via aérea é acessada através de uma agulha pequena e um fio-guia flexível (similar à implantação de um cateter venoso central), na forma percutânea direta ou ainda através de abertura direta da membrana em forma de cirurgia aberta. Não há superioridade de uma abordagem em relação à outra ou de qualquer desses dispositivos em relação à cricotireotomia cirúrgica formal.

CLASSIFICAÇÃO

Podemos classificar a cricotireoidotomia em:
- Cricotireoidotomia cirúrgica;
- Cricotireoidotomia por punção.

ANATOMIA (FIGURA 8.1)

O ponto de maior elasticidade da proeminência laríngea e de menor rigidez é a membrana cricotireóidea que, situada imediatamente abaixo da cartilagem tireoide, serve de sítio anatômico para o acesso à via aérea na emergência. Essa membrana, também denominada elástica, cricovocal ou cone elástico, começa na borda superior da cartilagem cricoide, prende-se na borda inferior da cartilagem tireoide e continua pela face interna desta cartilagem até as cordas vocais, onde se funde com o ligamento vocal. Da borda superior da cartilagem cricoide até a borda inferior da cartilagem tireoide, esta membrana participa da laringe, separando-a das outras estruturas existentes no pescoço. Dessa forma, a parede anterolateral da infraglote é formada pelo terço inferior da cartilagem tireoide, pela membrana cricotireóidea e pela única cartilagem em forma de anel, ou seja, a cricoide.

A identificação precisa das estruturas é imprescindível para que se possa obter com sucesso o acesso emergencial à via aérea. Necessariamente devemos identificar as seguintes referências anatômicas: osso hioide, espaço tireóideo, a cartilagem tireoide e a proeminência laríngea ("pomo de Adão"), e a membrana cricotireóidea. Embora a membrana cricotireóidea seja bem superficial, algumas situações podem dificultar sua identificação como edema, enfisema subcutâneo e a presença de hematomas.

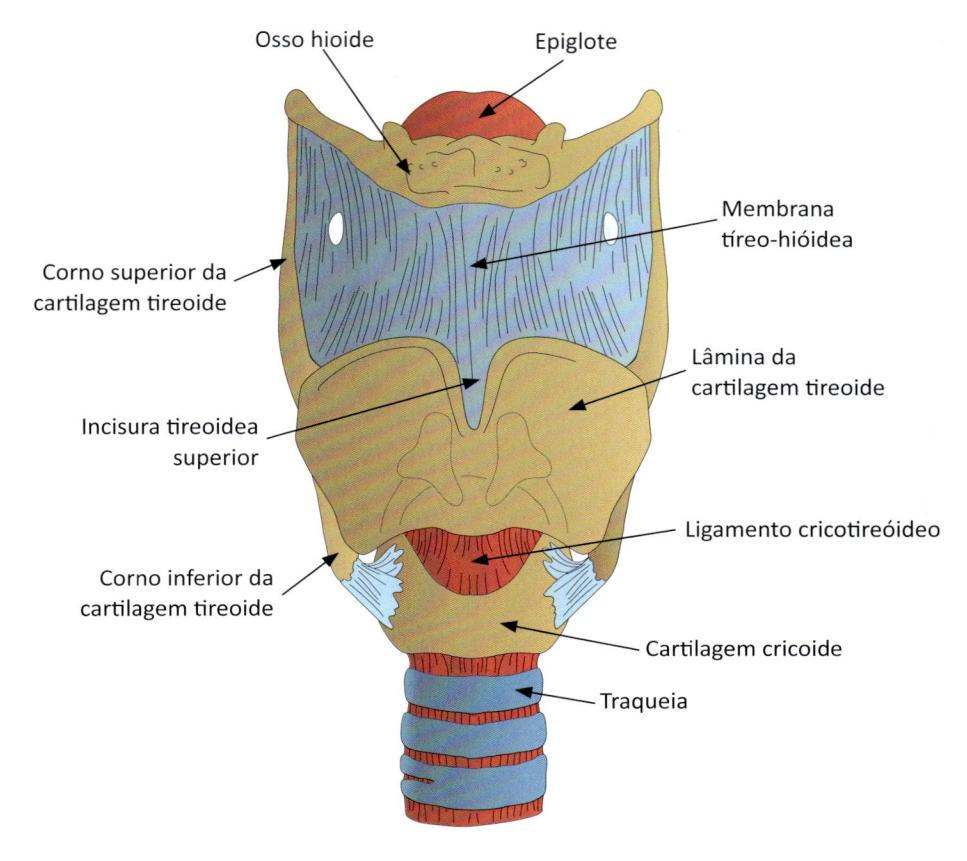

Osso hioide

Epiglote

Membrana
tíreo-hióidea

Corno superior da
cartilagem tireoide

Lâmina da
cartilagem tireoide

Incisura tireoidea
superior

Ligamento cricotireóideo

Corno inferior da
cartilagem tireoide

Cartilagem cricoide

Traqueia

Figura 8.1. Anatomia da região cervical.
Fonte: Guia Prático de UTI da AMIB, 2008.

Indicações e contraindicações

A indicação mais comum para a cricotireotomia é a ocorrência de falha do acesso à via aérea ou impossibilidade de oxigenação apesar de tentativas ideais BVM, IOT ou um dispositivo extraglótico (DEG). O manejo primário da via aérea com esta técnica também deve ser considerada quando a intubação está contraindicada ou é considerada impossível (lesões faciais graves por exemplo).

A principal dificuldade para a realização da cricotireotomia é, sem dúvida, reconhecer o momento de indicá-la, considerando a necessidade de abandonar tentativas adicionais de laringoscopia, ou outros dispositivos; este cenário caracteriza-se particularmente na circunstância "não consigo intubar, não consigo oxigenar" (NINO), quando o manejo cirúrgico está imediatamente indicado e não deve ser retardado por tentativas com outros dispositivos.

Ao de tomar a decisão de iniciar o manejo cirúrgico da via aérea, deve-se considerar alguns pontos relevantes:

1. A lesão que causa a obstrução da via aérea é distal à membrana cricotireóidea: caso afirmativo, não há benefício no procedimento;
2. A anatomia do paciente ou o processo patológico torna a cricotireotomia difícil de ser executada; um mnemônico para avaliar a cricotireotomia difícil (SMART ou SHORT) (Quadro 8.1) pode auxiliar nesta decisão.

Quadro 8.1 Mnemônico SMART ou Short.	
Mnemônico SMART para a cricotireotomia difícil	
S:	*surgery* (cirurgia)
M:	massa
A:	acesso/anatomia
R:	radiação
T:	trauma

Menmônico – "Short":

S:	*surgery*
H:	hematoma
O:	obesidade
R:	radiação
T:	trauma

3. A técnica invasiva é cirúrgica aberta ou percutânea (considerar a preferência do profissional com base na experiência prévia, disponibilidade de equipamentos e características do paciente). Por exemplo, a cricotireotomia por agulha (VTT) é preferida em crianças < 10 anos; já em pacientes obesos, o tecido subcutâneo pode dificultar o acesso às referências anatômicas, sendo a cricotireotomia cirúrgica aberta melhor escolha.

A única exceção é o paciente muito jovem. As crianças têm a cartilagem cricóidea e a laringe móveis, pequenas e complacentes, o que torna a cricotireotomia extremamente difícil. Para crianças com 10 anos de idade ou menos, a cricotireotomia por agulha é a técnicas de via aérea cirúrgica de escolha. As contraindicações relativas incluem patologia preexistente laríngea ou traqueal, como tumor, infecções ou abscesso na área de realização do procedimento; hematoma ou outra destruição anatômica dos pontos de referência que dificultaria ou impossibilitaria o procedimento; coagulopatia; e falta de experiência do operador.

CRICOTIREOIDOTOMIA CIRÚRGICA

A cricotireoidostomia envolve uma abertura cirúrgica na membrana cricotireóidea.

Indicações

- Trauma facial extenso;
- Incapacidade de controle de via aérea com manobras menos invasivas;
- Hemorragia intrabrônquica persistente.

Contraindicações

- Lesões laringotraqueais;
- Crianças menores de 10 anos;
- Doença laríngea de origem traumática ou infecciosa;
- Inexperiência do socorrista.

Técnica

1. **Preparo da região cervical:** a situação ideal prevê uma assepsia e antissepsia adequadas da região a ser abordada, e a correta identificação dos pontos anatômicos.
2. **Imobilização da laringe:** se não houver uma imobilização adequada da laringe, provavelmente haverá falha na cricotireoidotomia. A imobilização é realizada utilizando-se o polegar, segundo e terceiro dedos da mão dominante do socorrista. O polegar e o dedo médio imobilizam a laringe, e o indicador desliza por sobre a membrana, apontando o local correto da incisão cirúrgica (Figura 8.2).

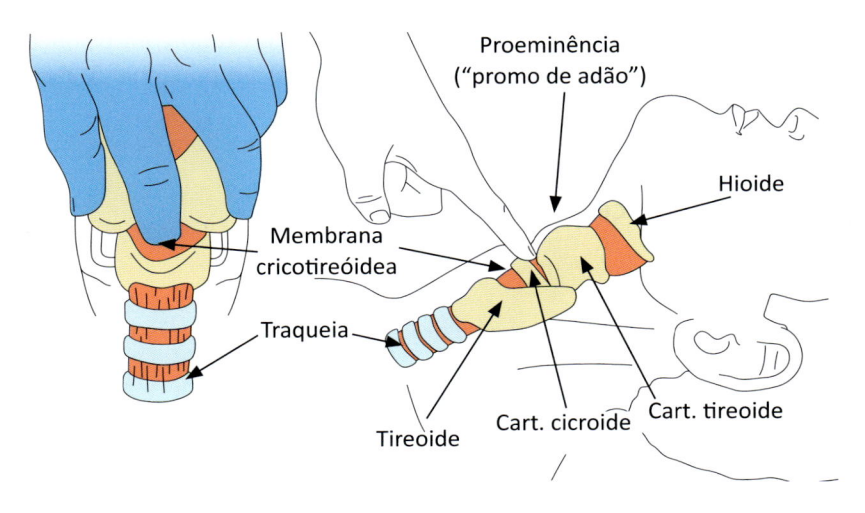

Figura 8.2. Imobilização adequada da laringe e identificação da membrana cricotireóidea.
Fonte: Arquivo do autor.

3. **Abordagem na pele:** incisão vertical mediana na pele com bisturi de aproximadamente 3 cm.
4. Identificar novamente a membrana cricotireóidea.
5. **Abordagem na membrana cricotireóidea:** incisão transversal de aproximadamente 1 a 1,5 cm, a ser realizada no terço inferior (Figura 8.3) da membrana, de forma a evitar a lesão inadvertida da artéria e a veia cricotireóidea superior. Neste momento, se houver a disponibilidade, pode-se utilizar um gancho carineal, ou deve-se realizar a preensão da membrana através de uma pinça tipo "kelly curvo".

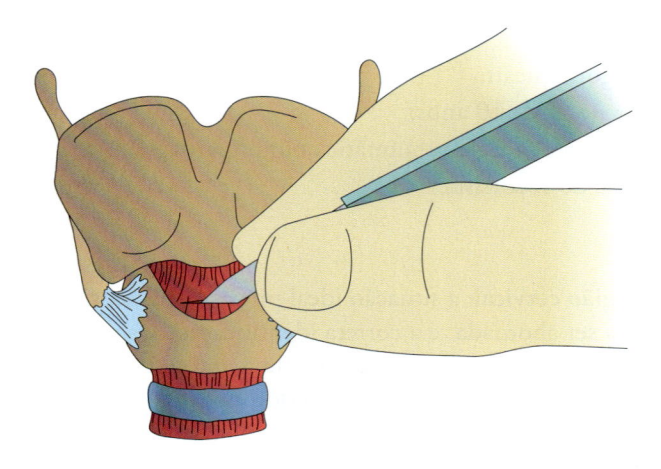

Figura 8.3. Incisão transversa na membrana cricotireóidea.
Fonte: Guia Prático de UTI da AMIB, 2008.

6. **Colocação do tubo:** deve ser realizada a inserção de um tubo com balonete (tubo endotraqueal ou cânula de traqueostomia) de calibre proporcional à abertura da membrana.
7. Fixação do dispositivo e conexão com uma fonte enriquecedora de oxigênio.

Complicações precoces

- Asfixia;
- Hemorragia;
- Aspiração;
- Falso trajeto;
- Lesões de estruturas vasculares e cervicais;
- Perfurações esofágicas;
- Lesões das cordas vocais;
- Enfisema subcutâneo e mediastinal;
- Pneumotórax.

Complicações tardias

- Estenose subglótica;
- Aspiração;
- Disfagia;
- Fístula traqueoesofágica;
- Disfonia;
- Infecção;
- Traqueomalácia.

CRICOTIREOIDOTOMIA POR PUNÇÃO

Podemos considerar o procedimento como de fácil execução, porém, requer um treinamento mínimo para sua realização. Atualmente existem vários kits disponíveis no mercado, e são conhecidas duas técnicas básicas para sua realização.

Técnica de Seldinger

Realiza-se uma punção inicial com agulha calibrosa, e posteriormente passa-se o guia pelo interior da agulha. É realizada uma incisão na pele com bisturi de modo a permitir a passagem de um dilatador mais calibroso. A sonda para a cricotireoidotomia é "vestida" por um dilatador e um fio-guia. Finalmente retira-se o conjunto dilatador e fio-guia, permanecendo a sonda de cricotireoidotomia. Realizamos a fixação e conexão com uma fonte de oxigênio. Essa técnica é similar à utilizada para a realização de traqueostomia percutânea à beira do leito, com o auxílio da broncoscopia.

Técnica com agulha

Realizar cuidadosamente uma punção no sentido distal na membrana cricotireóidea com o conjunto trocater-cateter de cricotireoidotomia-seringa (Figuras 8.4A e B) ou trocater simples sob cânula de traqueostomia nº 4,5 (*quick track*®, Figura 8.5). A partir do momento em que se consegue aspirar "ar" no êmbolo da seringa, confirma-se a posição correta do conjunto (Figura 8.4B). Neste momento retira-se o trocater com a progressão da sonda de cricotireoidotomia. Realiza-se a fixação e a conexão com uma fonte enriquecedora de oxigênio, preferencialmente um sistema para ventilação com pressão, como manujet (Figura 8.4A).

Ventilação transtraqueal a jato

Realiza-se a punção da membrana cricotireóidea com cateter. Posteriormente se acopla ao cateter uma fonte enriquecedora de oxigênio a alta pressão (MANUJET R – Figura 8.6) com cerca de 50 PSI ou a jatos de alta frequência.

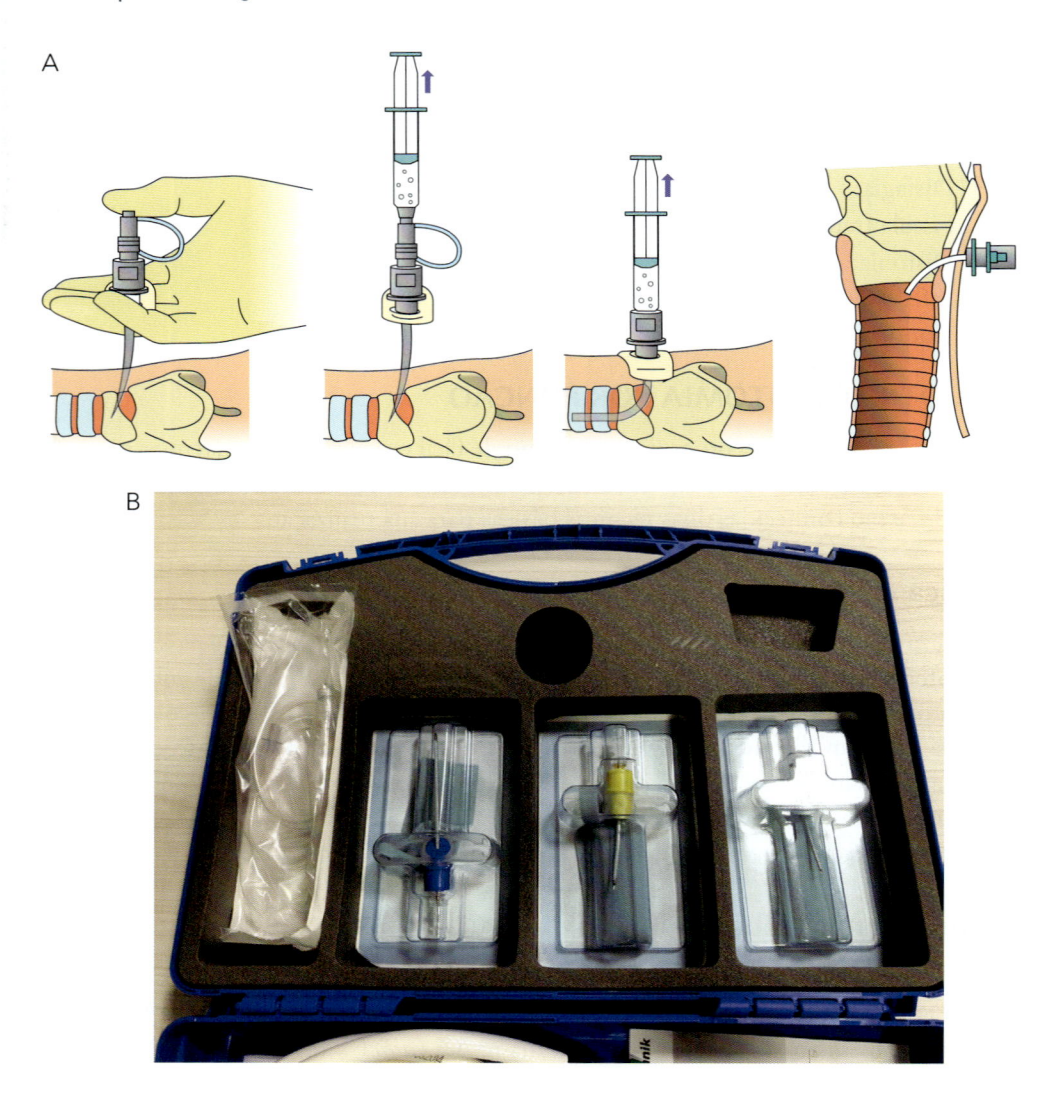

Figura 8.4. **(A)** Punção da membrana cricotireóidea com agulha ou trocater. **(B)** Equipamentos para punção transtraqueal (VJTT).
Fonte: arquivo dos autores.

Essa técnica permite a oxigenação emergencial até que outro dispositivo de via aérea seja empregado. O aprisionamento de ar leva à hipercapnia devido à impossibilidade de uma expiração adequada. Podemos utilizar a VTTJ por cerca de 30 minutos de uma forma segura.

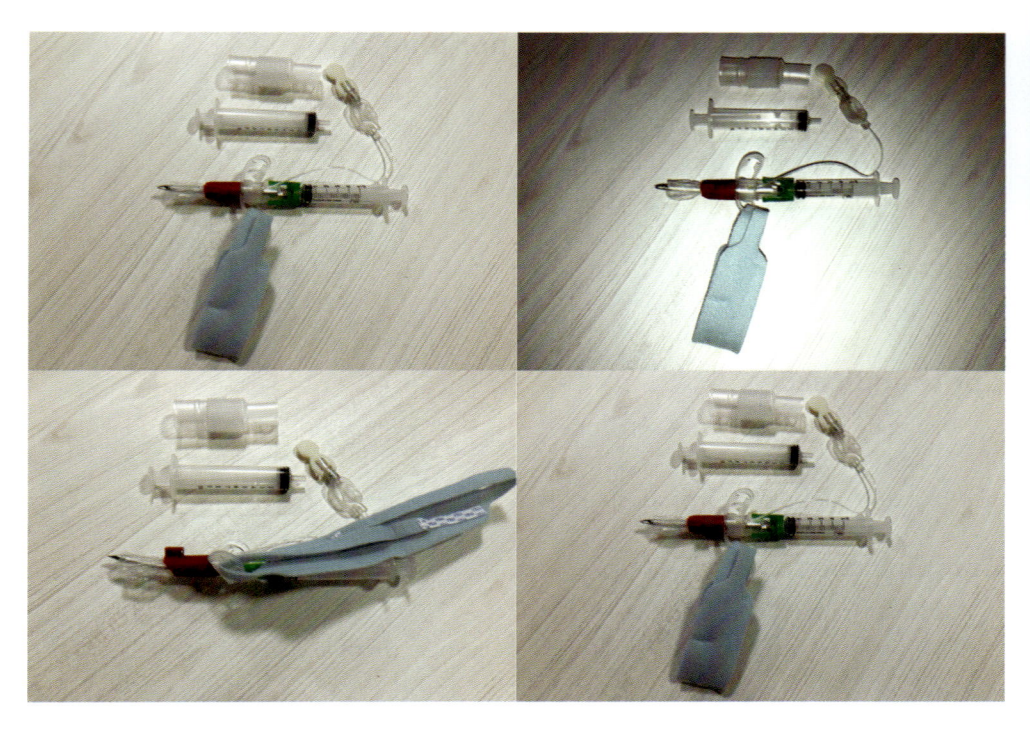

Figura 8.5. Quick Track II.
Fonte: arquivo dos autores.

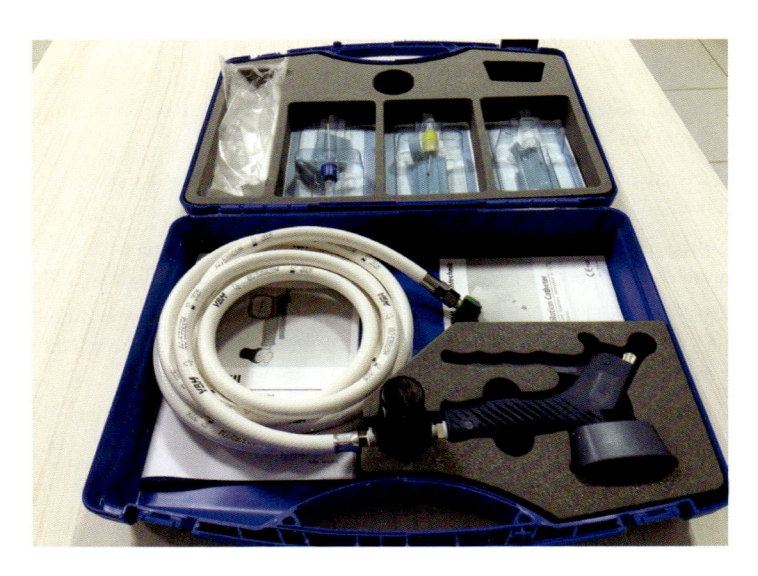

Figura 8.6. Manujet.
Fonte: arquivo dos autores.

Vantagens da cricotireoidotomia por punção

- Acesso fácil e rápido;
- Equipamento simples;
- Curva de aprendizado rápida;
- Ausência de incisões.

Indicações

- Falha das outras técnicas.

Contraindicações

- Falta de habilidade do socorrista;
- Falta de equipamento;
- Sucesso com outros métodos.

Complicações

- Hipercapnia;
- Lesão de estruturas adjacentes (esôfago, laringe, tireoide e sistema vascular).

Referências consultadas

1. Esses BA, Jafek BW. Cricothyroidotomy: A decade of experience in Denver. Ann Oto Rhinol La-ringol 1987; 96:519-524.

2. Bughetti GAM, Mamede RCM. Anatomia para Cricotireoidostomia. Rev. Bras. Cirurgia de Cabe-ça e Pescoço 2005; Vol 34: nº 1.

3. Ravussin P, Freeman J. A new transtracheal catheter for ventilation and ressuscitation. Can Anaesth Soc 1985; 32:60.

4. American College of Surgeons Committee on Trauma: Airway management and ventilation. In advanced trauma life support for doctors, student course manual, ed. 7, Chicago 2004; ACS.

5. Kristensen MS, Teoh WH, Rudolph SS. et al. A randomised cross-over comparison of the trans-verse and longitudinal techniques for ultrasound-guided identification of the cricothyroid mem-brane in morbidly obese subjects. Anesthesia. 2016;71(6):675–683.

6. Kristensen MS, Teoh WH, Rudolph SS. Ultrasonographic identification of the cricothyroid mem-brane: best evidence, techniques, and clinical impact. Br J Anesth. 2016;117:i39–i48.

7. Scordamaglio PR; Manto, R.; Guimarães, Hélio Penna. Guia Prático de Acesso às Vias Aéreas. 1. ed. São Paulo: Editora Atheneu, 2014. v. 1. 182p.

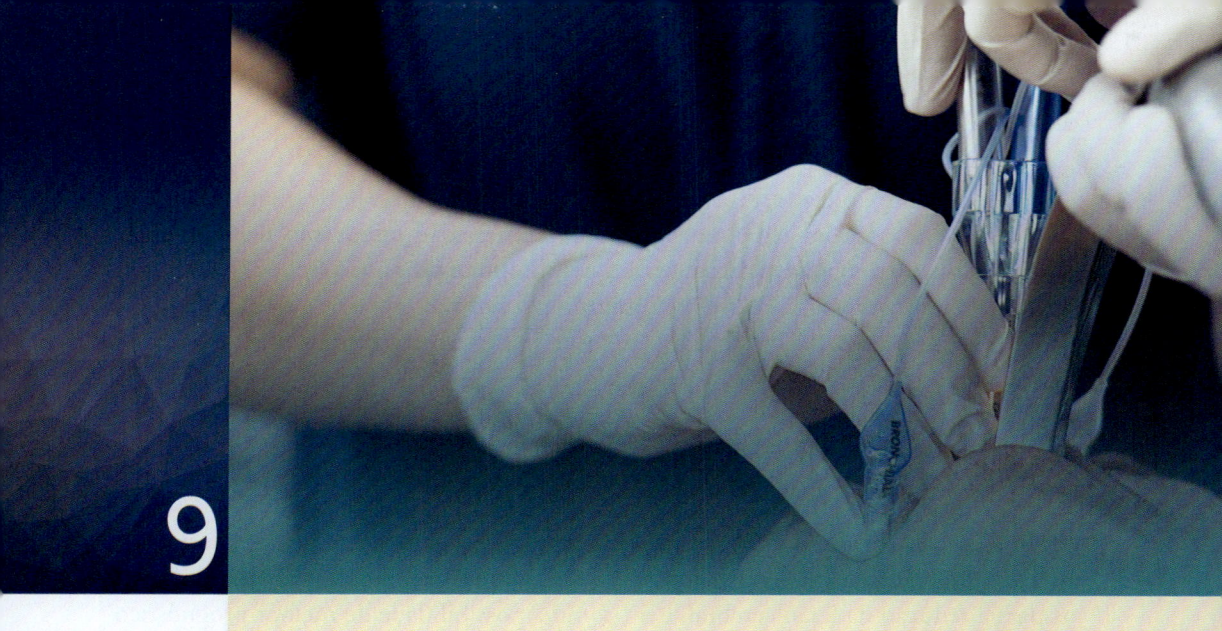

Ricardo Del Manto
Gisele Cristina Cecílio Del Manto
Hélio Penna Guimarães

Via Aérea no Trauma

INTRODUÇÃO

O crescimento da mortalidade por trauma é atualmente um fenômeno mundial que atinge tanto países desenvolvidos quanto em desenvolvimento. Alguns fatores que contribuem para este quadro relacionam-se especialmente à vida urbana, ao ritmo econômico acelerado e às complexas relações sociais.

No atendimento ao traumatizado, o tempo é fator decisivo, não sendo possível por muitas vezes realizar uma investigação clínica pormenorizada antes de tratar algumas lesões potencialmente fatais, como por exemplo: a obstrução das vias aéreas, o reconhecimento rápido do pneumotórax hipertensivo e o controle agressivo de um sangramento ativo. A sistematização do atendimento através da regra mnemônica "ABCDE", diminui a incidência das mortes evitáveis e do "segundo trauma" (agravamento das lesões já existentes ou a produção de novas lesões devido ao tratamento inadequado).

O atendimento inicial está baseado em alguns princípios básicos que incluem: tratar a lesão com maior risco de morte, não aumentar o dano, não perder tempo com procedimentos que possam ser realizados em um segundo tempo, e a valorização do trabalho em equipe como "time de trauma". As vítimas graves de trauma deverão ser abordadas como se estivessem hipoxêmicas e hipovolêmicas, até que evidências mostrem o contrário.

AVALIAÇÃO DA VIA AÉREA

Achados indesejáveis na avaliação das vias aéreas

É fundamental que o socorrista tenha em mente que a manutenção da permeabilidade da via aérea, bem como a manutenção da ventilação e oxigenação, são fatores decisivos para a redução da lesão cerebral, bem como a possibilidade de melhor prognóstico em vítimas de trauma.

A avaliação inicial do politraumatizado pode ser realizada rapidamente. Devemos considerar: o nível de consciência, o posicionamento do doente, a presença de sons na via aérea e a inspeção torácica.

a) **Nível de consciência e posicionamento:** os pacientes politraumatizados são imobilizados com colar cervical e prancha longa em posição supina. Na presença de traumas faciais com sangramento, e/ou nos pacientes obesos, pode haver obstrução da via aérea devido à imobilização em prancha rígida. Vítimas com alteração do "status neurológico" decorrente da ingestão de álcool, hipoxemia, uso de drogas ou devido ao trauma, podem apresentar obstrução da via aérea por queda de base da língua.

b) **Sons na via aérea:** a presença de estridor pode revelar o comprometimento da permeabilidade da via aérea, sendo prioritário o pronto restabelecimento de sua patência, quer seja com manobras básicas acompanhadas da inserção de dispositivos acessórios, quer seja no estabelecimento de uma via aérea definitiva ou avançada.

c) **Verificação torácica:** uma rápida inspeção deve incluir a profundidade da ventilação (padrão de respiração superficial ou profundo de respiração), a frequência (taquipneia ou bradipneia), a simetria torácica e a utilização de musculatura acessória (músculos intercostais, fúrcula e batimento de asa de nariz).

Avaliação para dificuldade de acessar as vias aéreas

O mnemônico LEMON é recomendado como ferramenta de avaliação de escolha da via aérea no suporte avançado à vida em trauma (ATLS). O LEMON tem como etapas:

L: Olhe (*look*) externamente. Lesões da face, da boca ou do pescoço podem distorcer a anatomia ou limitar o acesso.

E: Avalie (*evaluate*) a regra 3-3-2. Em trauma fechado, a coluna cervical é imobilizada e um colar cervical costuma estar posicionado. O colar cervical não é particularmente efetivo para limitar a movimentação da coluna cervical durante a intubação, mas ele prejudica muito a abertura da boca, limitando a laringoscopia.

M: *Mallampati*; apesar de raro (menos que 30% dos casos no Departamento de Emergência permitem avaliação com Mallampati).

O: Obstrução, obesidade. A obstrução, geralmente ocorre por hemorragia ou hematoma.

N: Mobilidade cervical (*neck*). Por definição, a estabilização em linha com colar ou manobras prejudica de forma significativa a capacidade de colocar o paciente na posição olfativa e, assim, a visualização direta da glote será previsivelmente difícil.

Outra avaliação relevante para abordagem inicial é utilizar uma análise ampla do quadro com o ABCS da via aérea no trauma:

A Há lesão na via Aérea?

B Há lesão cerebral (Brain)?

C Há lesão torácica (Chest) significativa? Há risco de lesão na coluna Cervical?

S O paciente apresenta choque (*Shock*)?

TRATAMENTO

O socorrista deve inspecionar a cavidade oral do paciente com o objetivo de manter a via aérea patente. Dessa forma, a aspiração de sangue e secreções, a retirada mecânica de corpos estranhos e a oxigenação nos intervalos das aspirações devem ser realizados prontamente. A manutenção da estabilização da coluna cervical deve ser observada durante todo o atendimento.

Os sinais do guaxinim (hematoma peri-orbitário uni ou bilateral), a saída de líquor ou sangue da cavidade nasal e/ou do conduto auditivo externo, e a presença de hematoma na região mastóidea (Sinal de Battle) devem alertar o socorrista da possibilidade da presença de fratura de base de crânio. A utilização de sondas rígidas de aspiração minimiza a possibilidade de complicações iatrogênicas nesses traumas.

O oxigênio suplementar deve ser sempre ofertado às vítimas de trauma, sendo que os dispositivos de alto fluxo e alta concentração são considerados métodos de escolha.

A máscara facial que não permita a reinalação com reservatório pode ser considerada a melhor opção. Um alto fluxo de oxigênio (10 a 15 L/min) deve ser mantido durante todo o atendimento às vítimas de trauma.

A realização de procedimentos invasivos na via aérea, como a intubação ou a introdução de dispositivos avançados (dispositivos extraglóticos, por exemplo), deve levar em conta a experiência profissional e o conhecimento da técnica, a distância a um centro de trauma (no caso de atendimento pré-hospitalar) e a gravidade da vítima. Por vezes, a permeabilização da via aérea com manobras essenciais (aspiração e oxigenação), a manutenção da oxigenação com o dispositivo bolsa-valva-máscara, a contenção da hemorragia e melhora hemodinâmica, e a reversão da hipotermia, podem evitar a realização de um procedimento desnecessário, que pode estar acompanhado de várias complicações.

No doente inconsciente pode haver a queda da base da língua, com consequente obstrução da hipofaringe. A queda da base da língua é a causa mais comum de obstrução da via aérea. Nesta situação, o socorrista deve executar as manobras básicas de desobstrução que objetivam o afastamento da língua com um movimento de anteriorização da mandíbula. As manobras básicas a serem realizadas são a *tração da mandíbula* e a *elevação do mento* (Figura 9.1).

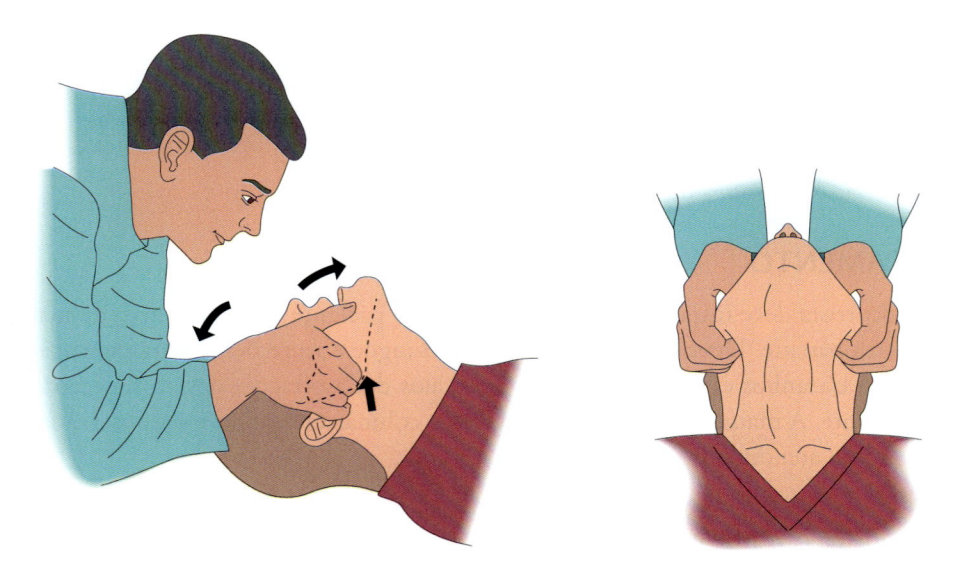

Figura 9.1. Manobra de elevação da mandíbula em vítimas de trauma.
Fonte: Ressuscitação cardiopulmonar: uma abordagem multidisciplinar, Editora Atheneu 2006.

Na *tração da mandíbula* o socorrista posiciona o polegar sobre cada zigomático, e com o 2º e 3º quirodáctilos posicionados no ângulo da mandíbula a elevam no sentido anterior.

Na *elevação do mento* um dos socorristas mantém a estabilização da coluna cervical, enquanto outro socorrista realiza a preensão do mento e dos incisivos inferiores, realizando uma tração anterior. Pode haver uma mobilização da coluna cervical durante a tração do queixo e da mandíbula, e desta forma julgamos que esta manobra não deve ser realizada por provedores inexperientes.

Após a realização das manobras essenciais é necessária a utilização de acessórios básicos que mantenham a via aérea permeável. Estes acessórios são a *cânula nasofaríngea* e a *cânula orofaríngea*.

A *cânula nasofaríngea* é um tubo flexível de látex ou silicone, com aproximadamente 15 cm de comprimento (Figura 9.2), que pode ser utilizada em vítimas conscientes a fim de manter a permeabilidade da via aérea. Possui vários tamanhos, e a escolha da cânula adequada envolve a distância entre a coana nasal e o lóbulo da orelha. Antes de realizar a sua inserção, devemos examinar as fossas nasais a fim de afastar a possibilidade de obstrução e sangramento. A utilização de vasoconstritores e de um lubrificante hidrossolúvel (Figura 9.3) facilitará seu correto posicionamento. Após a introdução da cânula na coana nasal, o direcionamento da cânula deve ser posterior em direção à orelha (Figura 9.4). Nas vítimas com suspeita de fratura de base de crânio está contraindicada a utilização da cânula.

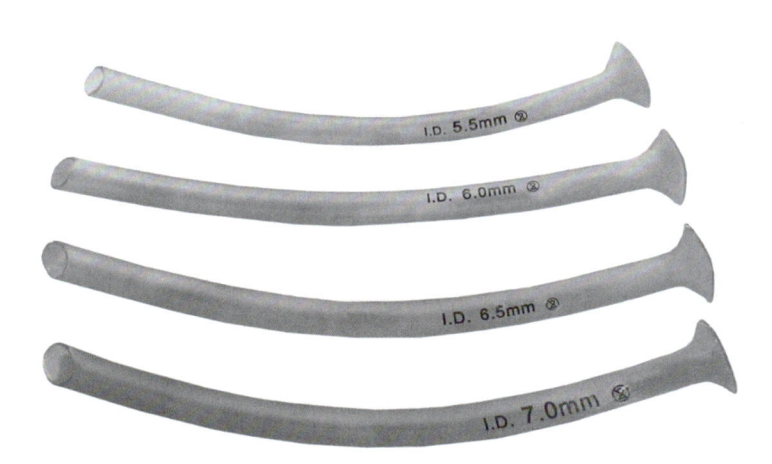

Figura 9.2. Cânulas nasofaríngeas.

A *cânula orofaríngea* ou *cânula de Guedel* é outro dispositivo básico de via aérea, e deve ser utilizado nos pacientes inconscientes incapazes de manter a via aérea patente. As cânulas podem ser de plástico ou de borracha e a sua função é evitar a queda da base da língua em direção à hipofaringe. Estão disponíveis em tamanhos adulto e infantil, de numeração de 0 a 5. O tamanho correto da cânula pode ser medido através da distância da rima labial ao lóbulo da orelha, com a concavidade do dispositivo voltada para cima. A inserção pode ser realizada com a concavidade voltada para cima seguida de uma rotação de 180º, conforme ilustrado na Figura 9.5.

Após a utilização dos dispositivos básicos, o paciente deve ser reavaliado frequentemente. Algumas questões devem ser consideradas quanto à utilização de uma via aérea definitiva ou avançada.

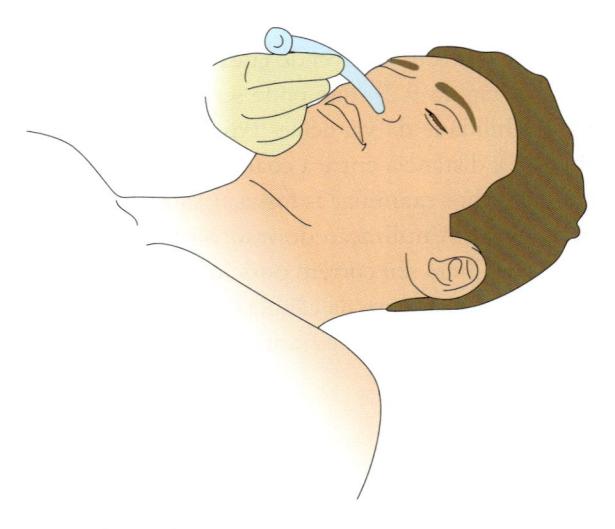

Figura 9.3. Posicionamento da cânula.
Adaptada de: Sociedade Argentina de Emergências.

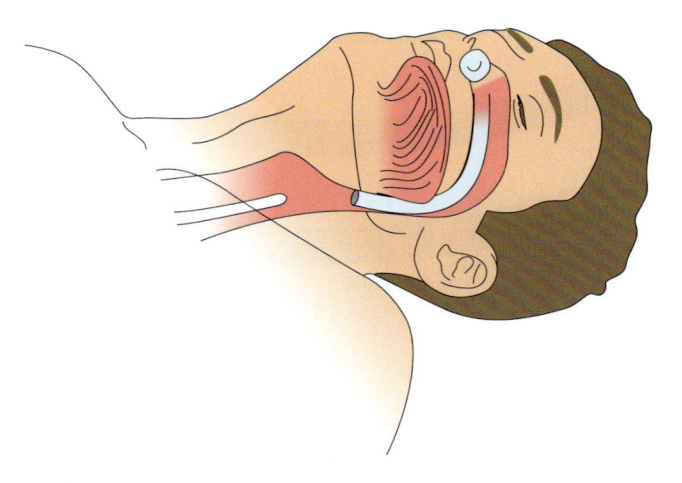

Figura 9.4. Posicionamento final da cânula nasofaríngea.
Adaptada de: Sociedade Argentina de Emergências.

No atendimento pré-hospitalar o tempo é um fator decisivo. O "Período de Ouro" (tempo decorrido entre o evento ao recebimento do tratamento definitivo) é um fator determinante de morte ou sequelas irreversíveis, e estudos recomendam que esse tempo não deve exceder a uma hora. Dessa forma, o tempo máximo de permanência na unidade de atendimento pré-hospitalar na cena deve ser de 10 minutos. Procedimentos considerados fúteis devem ser evitados, e a inserção de dispositivos venosos pode ser realizada durante o deslocamento ao centro de trauma. Se a ventilação com o dispositivo bolsa-valva-máscara estiver sendo efetivo, e o hospital de destino estiver próximo, o socorrista deve pesar a necessidade da inserção de dispositivos de via aérea avançados.

O ambiente hospitalar é um ambiente mais seguro e dispõe de mais recursos humanos (médicos socorristas, anestesistas, intensivistas, enfermeiros, fisioterapeutas) e materiais (equipamentos de via aérea básica/difícil, medicações, ventiladores mecânicos microprocessados, salas cirúrgicas, etc..), o que torna o estabelecimento da via aérea definitiva em uma condição "*sine qua non*" para a realização do bom atendimento a uma vítima grave de trauma.

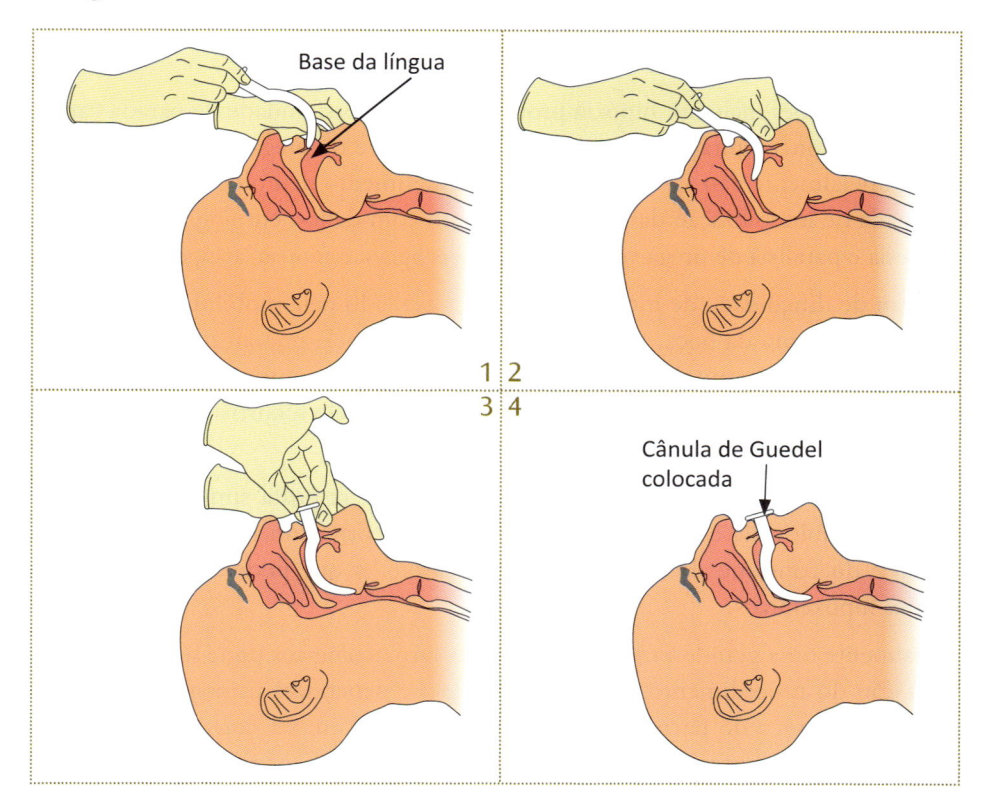

Figura 9.5. Inserção da cânula orofaríngea.
Adaptada de: Centro de Terapia Intensiva do Hospital Miguel Couto, Dr. David Szpilman, 2010.

INTUBAÇÃO ENDOTRAQUEAL

A via aérea pode ser considerada definitiva quando há a presença de um tubo endotraqueal, dotado de um dispositivo de balonete insuflado, conectado a uma fonte enriquecedora de oxigênio (dispositivo bolsa-valva-máscara ou ventilador mecânico) e devidamente fixado.

Os dispositivos supraglóticos como a máscara laríngea, o combitube, o tubo laríngeo, ficam posicionados no cricofaríngeo através da insuflação de seus *cuffs*, não sendo considerados dispositivos de via aérea definitiva.

A intubação traqueal é considerada o método de escolha para se conseguir o máximo controle da via aérea. A intubação deve ser realizada por profissional devidamente treinado e capacitado, em razão da possibilidade de um grande número de complicações associado ao procedimento.

As indicações de intubação incluem: a presença de ventilação ou oxigenação inadequadas, a perda dos mecanismos protetores da laringe, pacientes que apresentam alterações do nível de consciência com ECG < 8 e incapacidade de permeabilização de via aérea com as manobras básicas.

As complicações incluem: hipóxia prolongada com possibilidade de parada cardiorrespiratória; broncoaspiração; lesão esofágica, traqueal e de pregas vocais; lesões cervicais que inicialmente não apresentavam comprometimento neurológico e, após técnica inadequada de imobilização da coluna, evoluíram com dano neurológico; lesão dentária; paresia e paralisia de prega vocal; disfonia; disfagia e estenose laríngea.

O grau de dificuldade de intubação pode ser avaliado pela mobilidade do pescoço, limitação à abertura da boca, pelo tamanho da língua, pela presença de micrognatia e pela distância tireomentoniana. Existem duas classificações que podem ser utilizadas para a avaliação do grau de dificuldade a ser encontrado pelo socorrista: a *classificação de Mallampati* e a *classificação de Cormack e Lehane*.

A intubação endotraqueal leva poderoso estímulo à resposta simpática, provocando intensa taquicardia e hipertensão arterial. Pode ocorrer um incremento do índice cardíaco e do consumo de oxigênio pelo miocárdio, o que pode ser prejudicial nos pacientes hipoxêmicos.

Atualmente uma grande variedade de agentes farmacológicos pode ser utilizada para a realização do procedimento. A escolha do agente dependerá principalmente do estado hemodinâmico do paciente, mas outros fatores devem ser considerados, como a experiência do socorrista, a possibilidade de reações alérgicas, os efeitos secundários e a disponibilidade do fármaco no serviço.

A intubação farmacologicamente assistida prevê a utilização de um opioide para promover uma analgesia adequada, um sedativo, e se necessário, caso não se identifiquem sinais de via aérea difícil, pode ser considerada a administração de um bloqueador muscular de ação curta, o que caracteriza uma intubação de sequência rápida (Quadro 9.1).

A intubação pode ser *orotraqueal*, *nasotraqueal*, ou dependendo da posição do doente, *face a face*. Independentemente da técnica, o socorrista deve ter a preocupação em manter a cabeça na posição neutra sem mobilização da coluna cervical. Considera-se intubação difícil aquela que necessita mais do que três tentativas de laringoscopia direta por profissional experiente, sem sucesso. Neste caso deve-se optar por métodos alternativos.

Quadro 9.1 Seleção do agente de indução sedativo para intubação em sequência rápida no paciente com trauma.

Cenário clínico	Primeira escolha	Alternativas
Sem lesão cerebral		
Hemodinamicamente estável	Etomidato	Propofol, midazolam
Choque	Cetamina	Etomidato[a]
Com lesão cerebral		
Hemodinamicamente estável	Etomidato	Propofol
Choque	Etomidato[a]	Cetamina[a,b]
Choque profundo	Cetamina[a]	Nenhuma

[a] Na presença de choque, reduzir a dose em 25% a 50%.
[b] As considerações hemodinâmicas superam as controvérsias considerando PIC.

A intubação orotraqueal das vítimas de trauma apresenta um grau de maior dificuldade ao socorrista, porque a "facilitação" do procedimento através do posicionamento da vítima na posição olfativa (anteriorização e extensão da coluna cervical), não pode ser realizada. O colar cervical poderá ser retirado para a introdução do tubo endotraqueal, desde que um segundo socorrista execute a estabilização manual da coluna cervical. As técnicas de intubação nasotraqueal e orotraqueal serão discutidas ao longo deste manual.

A abordagem "*face a face*" é descrita como um método alternativo de acesso à via aérea, no qual o socorrista não poderá se posicionar junto à cabeça do paciente a fim de realizar uma laringoscopia convencional, por exemplo, em vítimas presas em ferragens, em locais confinados. Nesta situação, o médico aborda o paciente frente a frente, ou face a face. O laringoscópio é seguro pela mão direita, o tubo na mão esquerda e a lâmina do laringoscópio progride lentamente pelo dorso da língua, até que esteja posicionada na valécula ou tenha "pescado" a epiglote. Neste momento é realizada a inserção cuidadosa do tubo, e da mesma forma que na intubação convencional, será verificado seu posicionamento adequado.

TÉCNICAS ALTERNATIVAS

Se houver insucesso com as técnicas convencionais, devemos inicialmente solicitar ajuda e buscar realizar outras manobras utilizando, se disponível no serviço, outros dispositivos de acesso às via aéreas, como por exemplo, o introdutor de tubo traqueal, a máscara laríngea, o tubo laríngeo e o combitube. No caso de profissionais mais experientes, outra opção é a utilização de uma via aérea cirúrgica.

A manobra mais importante para melhorar a visualização da glote na laringoscopia direta é a manipulação externa da laringe. Inicialmente, o socorrista com sua mão direita realiza uma compressão na cartilagem tireoide para trás, para cima e para a direita (*BURP – Backward, Upward, Right Pressure*). Dessa forma, podemos facilitar a intubação traqueal com a melhor visibilização da glote.

Os *guias* são dispositivos introduzidos na traqueia que podem orientar a introdução de tubos endotraqueais. Os dispositivos possuem cerca de 50 a 60 cm de comprimento e na extremidade distal possuem uma deflexão, semelhante a um "taco de hóquei" angulado a 30º, que servirá como um guia para a passagem do tubo endotraqueal. A técnica consiste em realizar a laringoscopia de maneira convencional, de forma que a ponta angulada alcance, "às cegas", a fenda glótica. O socorrista pode sentir o "trepidar" da passagem do guia junto aos anéis traqueais. Outra forma de confirmar o posicionamento do dispositivo é a interrupção na marca dos 30 cm ao longo do guia. Posteriormente, o guia será "vestido" pelo tubo endotraqueal, e uma progressão cuidadosa será realizada até que o tubo ultrapasse a fenda glótica. Por vezes pode ser necessária uma leve rotação do conjunto guia-tubo quando o bisel alcança a glote. Finalmente, retira-se o fio-guia e realiza-se a confirmação da posição do tubo.

A *máscara laríngea* (ML) tem a forma de um tubo semicurvo, que se inicia em um conector padrão de 15 mm, e termina em uma máscara com suporte periférico inflável, cujo objetivo é vedar a entrada da laringe. Possui como vantagem seu custo reduzido e requer, do socorrista, um nível baixo de dificuldade e habilidade. A desvantagem da ML é que por não se tratar de uma via aérea definitiva, não protege o paciente dos riscos de uma broncoaspiração. Pode ser considerado um método inicial de "resgate" da via aérea.

O *tubo laríngeo* (TL) consiste num tubo semelhante ao traqueal, porém mais curto e dotado de dois balonetes: um proximal de maior volume, o qual se posiciona no cricofaríngeo, e outro distal esofágico. Também é considerado um dispositivo supraglótico, e da mesma forma que a máscara laríngea, não protege contra os riscos de uma aspiração. O TL pode ser dotado de uma via de aspiração gástrica que permite a introdução de uma sonda de pequeno calibre, cujo objetivo é diminuir a possibilidade de broncoaspiração.

O *combitube* é um tubo de duplo lúmen com dois balonetes (distal-esofágico e proximal infraglótico). Um dos tubos termina em fundo cego, com perfurações laterais. O outro ramo tem sua extremidade aberta de forma similar a um tubo traqueal. Possui dois tamanhos: 37F e 41F, sendo utilizados respectivamente para pacientes de 1,4 a 1,8 m, e para pacientes maiores que 1,8 m. É introduzido às cegas, e seu posicionamento geralmente é esofágico. As principais desvantagens desse método são o alto custo e a necessidade de manutenção de altas pressões de enchimento em seus balonetes com possibilidade de dor, lacerações e hematomas na mucosa orofaríngea. Atualmente está sendo pouco utilizado, substituído pelo tubo laríngeo.

A videolaringoscopia tem se demonstrado promissora na melhor visualização da glote; estudos recentes compararam a movimentação cervical com LD, videolaringoscopia e endoscopia flexível na intubação em voluntários. A movimentação cervical foi examinada usando-se fluoroscopia.

A última opção para o acesso à via aérea é o método cirúrgico. A região anatômica a ser abordada é a membrana cricotireóidea, que é avascular, e pode ser considerada como local de acesso mais superficial à via aérea. Ao analisarmos todos os métodos, o cirúrgico demanda a maior habilidade técnica e o conhecimento preciso da região anatômica. A cricotireoidostomia por punção e a cricotireoidostomia cirúrgica serão abordadas em um capítulo específico desse manual. A traqueostomia não é um procedimento de emergência. Atualmente, dispomos no mercado de *kits* para o acesso cirúrgico rápido à via aérea, técnica que envolve a punção da membrana cricotireóidea.

Referências consultadas

1. Suporte Avançado de Vida no Trauma para médicos, 8a Edição.

2. Atendimento Pré-Hospitalar ao Traumatizado PHTLS, 7a Edição, Editora Elsevier.

3. Scordamaglio PR; Manto, R.; Guimarães, Hélio Penna. Guia Prático de Acesso às Vias Aéreas. 1. ed. São Paulo: Editora Atheneu, 2014. v. 1. 182p.

4. Mota LAA, Carvalho GB, Brito VA. Complicações laríngeas por intubação orotraqueal: revisão da literatura. Int Arch Otorhinolaryngol 2012 Apr/June; 16(2).

5. Barrios J, Mesa A. Manual clínico da via aérea respiratória. São Paulo: Artes Médicas 2004.

6. Practice guideline management of difficult airway: a report by the American Society of Anestesiologists Task Force on management of difficult airway. Anesthesiology 2003 May; 98(5): 1269-77.

7. Protocolos de rotina do Centro de Terapia Intensiva do Hospital Miguel Couto, Dr. David Szpilman, 2010.

8. Brown CA, Bair AE, Pallin DJ, et al; NEAR III Investigators. Techniques, success, and adverse events of emergency department adult intubations. Ann Emerg Med. 2015;65(4):363.e1–370.e1.

9. Nakao S, Kimura A, Hagiwara Y, et al. Trauma airway management in emergency departments: a multicentre, prospective, observational study in Japan. BMJ Open.2015;5(2):e006623.

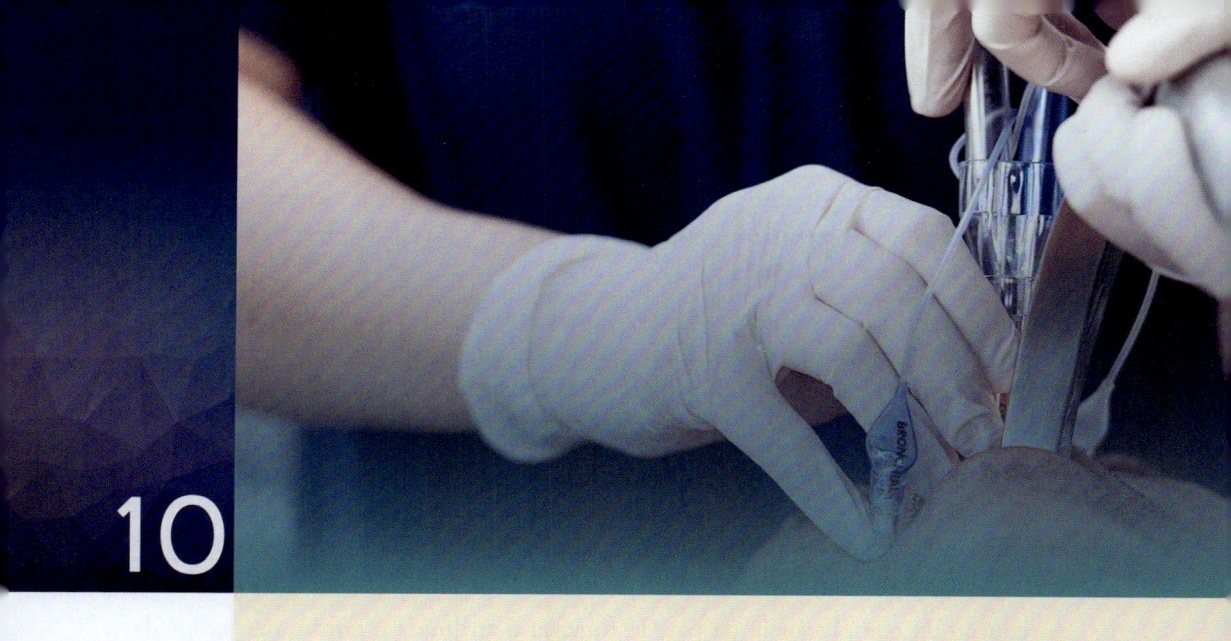

10

Valéria Melhado Fortuna
Aníbal de Oliveira Fortuna

Situações Especiais: Obeso, Gestante e Queimado

OBESO

A obesidade impõe profundas alterações ao sistema respiratório (Figura 10.1) e na demanda metabólica (Quadro 10.1). Obesos não só têm maior consumo de oxigênio, mas também produzem mais dióxido de carbono, tanto em repouso quanto durante exercício físico.

A atividade metabólica do tecido adiposo, o maior dispêndio energético para locomoção e o alto volume expiratório por minuto necessários para manter a normocapnia são explicações levantadas para justificar o consumo elevado de oxigênio.

Além disso, a obesidade muitas vezes cursa associada à apneia do sono e à síndrome da hipoventilação, provavelmente responsáveis pela redução dos volumes pulmonares que levam à hipoxemia e à hipercapnia.

Na posição vertical, o volume de reserva expiratório e a capacidade residual funcional (CRF) no obeso se encontram diminuídos, assim como seu volume corrente, o que leva a alterações na relação ventilação/perfusão com aumento de shunts e hipoxemia.

Na posição deitada, a CRF quase sempre cai, agravando ainda mais as trocas gasosas. Além das alterações funcionais, pacientes obesos apresentam mudanças importantes na mecânica ventilatória. Há um conceito geral de que a complacência respiratória total esteja diminuída pelo comprometimento torácico e pulmonar, sendo o componente torácico o mais significativo.

A redução da complacência da parede torácica é atribuída à gordura ao redor das costelas e do tórax, o que limita sua expansão. Admite-se que o aumento no volume sanguíneo pulmonar seja responsável pela diminuição da complacência pulmonar. Pacientes obesos, sobretudo em decúbito dorsal horizontal, apresentam diminuição rápida da saturação arterial de oxigênio quando em apneia em razão de sua baixa reserva e reduzida CRF.

Ao lidar com a via aérea de pacientes obesos, é importante que haja um planejamento antecipado de condutas, inclusive com alternativas que possam garantir a ventilação no caso de dificuldade e de modo a evitar a ocorrência de hipoxemia aguda (Quadro 10.1).

O algoritmo para via aérea difícil deve ser observado em todos os momentos, assim como a inspeção cuidadosa da orofaringe, abertura bucal e movimentos cervicais. A circunferência cervical, medida no nível da borda superior da cartilagem cricotireóidea, é um dado determinante para previsão de intubação difícil em obesos. Em publicação de Brodosky, 35% dos pacientes com circunferência cervical acima de 60 cm apresentaram dificuldade no manuseio da via aérea (Figura 10.1).

Quadro 10.1 Alterações respiratórias na obesidade (resumo).

Alterações respiratórias na obesidade	
Aumento da demanda de oxigênio e da produção de gás carbônico	
• Tendência à hipoxemia	• distúrbio da relação ventilação/perfusão; *shunt* intrapulmonar extenso;
• Taxa metabólica aumentada (proporcional ao peso corporal)	• maior incidência de doenças pulmonares associadas

Outros fatores, como hérnia hiatal, refluxo gastroesofágico, hiperacidez gástrica e retardo no esvaziamento gástrico, estão comumente associados à obesidade e levam esses pacientes a maior risco de aspiração do conteúdo gástrico. Portanto, está indicada a profilaxia de rotina com antagonistas H_2 e metoclopramida.

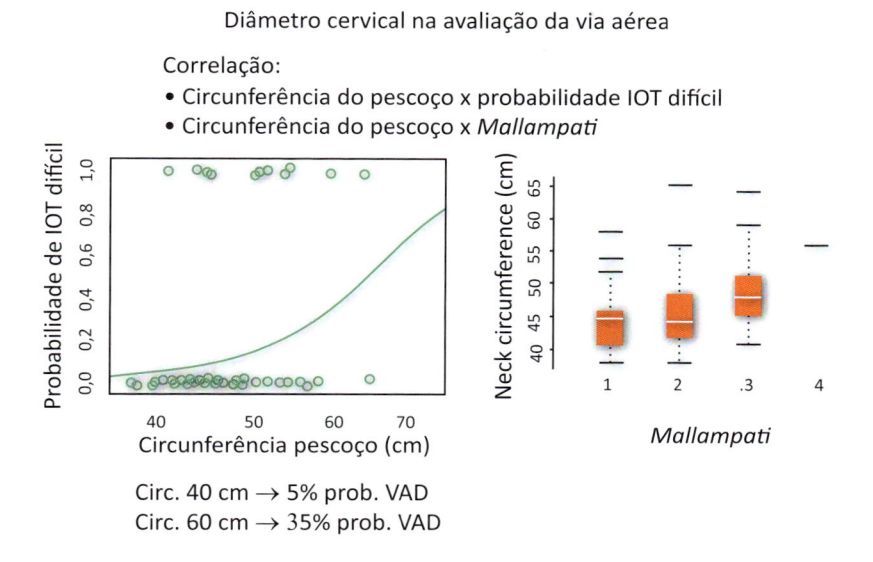

Diâmetro cervical na avaliação da via aérea

Correlação:
• Circunferência do pescoço x probabilidade IOT difícil
• Circunferência do pescoço x *Mallampati*

Circ. 40 cm → 5% prob. VAD
Circ. 60 cm → 35% prob. VAD

Figura 10.1. A circunferência cervical, medida no nível da borda superior da cartilagem cricotireóidea, é um dado determinante para previsão de intubação difícil.

POSICIONANDO O PACIENTE OBESO PARA A INTUBAÇÃO TRAQUEAL

O correto posicionamento para as manobras de intubação traqueal é de fundamental importância para superar as limitações anatômicas que de certo modo restringem a visualização direta da laringe. Para isso, é indicado que a cabeça do paciente seja acomodada na chamada "posição olfativa" (cabeça estendida e elevada, através de um coxim occipital). Com esse artifício simples, consegue-se um melhor alinhamento dos eixos: oral, laríngeo e faríngeo, o que geralmente é suficiente para o sucesso de uma laringoscopia antes difícil.

Em pacientes com peso normal, a pré-oxigenação ou desnitrogenação realizada sob máscara facial em oito incursões na capacidade vital e com FiO_2 de 1 durante 60 segundos têm se mostrado eficaz em aumentar o tempo de apneia segura. Entretanto, pacientes obesos precisam de cuidados adicionais no seu posicionamento para que se obtenha um mesmo resultado. Nesses, a cabeça e os ombros devem ser elevados bem acima do tórax. Para se obter essa posição, um suporte ou coxim deve ser colocado por baixo dos ombros e o dorso da mesa flexionado, de modo que se consiga a chamada posição em "rampa" (Figura 10.2), que não só facilita a ventilação com máscara facial e a laringoscopia direta, como também expõe a região cervical para eventual necessidade de acesso cirúrgico (cricotireoidostomia) de emergência.

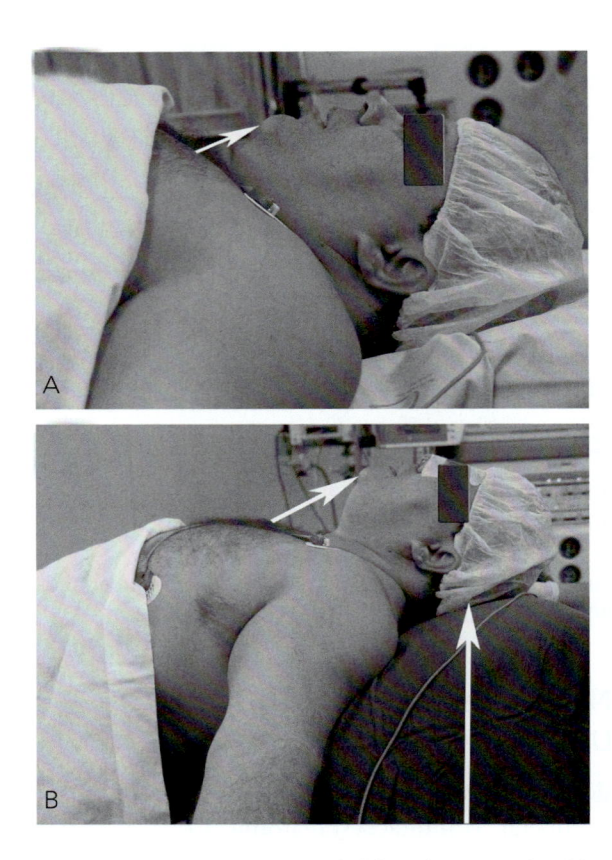

Figura 10.2. Posicionamento para intubação traqueal. (**A**) Paciente em decúbito dorsal horizontal; (**B**) Paciente com a cabeça e os ombros elevados acima do tórax utilizando coxins sob os ombros e a flexão do dorso da mesa/leito para se obter a posição em "rampa".
Imagens gentilmente cedidas pelo Dr. Paulo Rogério Scordamaglio.

TÉCNICA DE VENTILAÇÃO COM MÁSCARA FACIAL

A habilidade em usar o sistema máscara-balão de modo eficiente é essencial, uma vez que ele é, na maioria das vezes, o primeiro recurso disponível para manter a ventilação, apesar de toda a evolução dos equipamentos atuais.

Como tem sido demonstrado na literatura a obesidade é um fator complicador na ventilação com máscara facial. A combinação de menor complacência da parede torácica, diminuição da incursão diafragmática, aumento da resistência de vias aéreas superiores e presença de grande quantidade de tecido conjuntivo frouxo paratraqueal torna a ventilação com máscara facial mais difícil. É importante que a máscara empregada tenha conformação e tamanho compatíveis com a anatomia da face.

A ventilação sob máscara facial é considerada eficaz quando mantém SpO_2 acima de 90%, com FiO_2 de 1 e presença de curva de CO_2 expirado.

Quando a ventilação não for eficiente com o sistema máscara-balão é necessário rever imediatamente os seguintes pontos:

- O paciente está colocado na posição olfativa ótima? Pode ser melhorado?
- As cânulas naso ou orofaríngeas empregadas são de tamanho adequado e estão corretamente inseridas?
- A vedação máscara × face está adequada?

Na presença de um auxiliar para ajudar na ventilação máscara-balão, o primeiro operador, com suas duas mãos, faz o correto posicionamento da máscara sobre a face do paciente e o segundo comprime o balão de modo rítmico (Figura 10.3).

O primeiro operador usa as duas mãos para promover o selo da máscara facial e a protrusão da mandíbula enquanto o auxiliar comprime o balão.

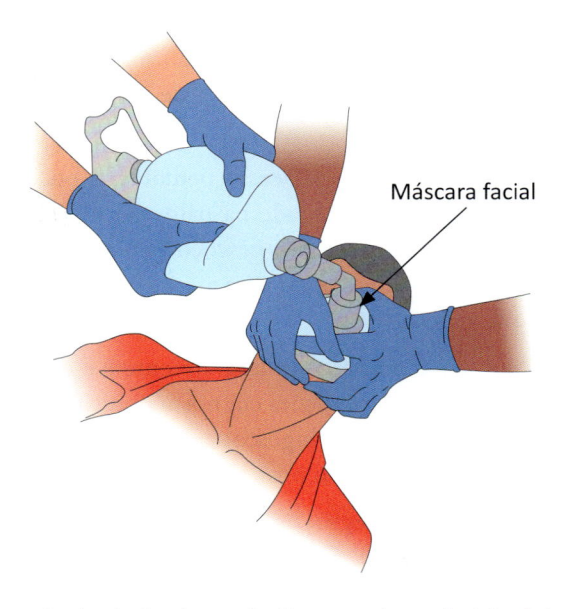

Máscara facial

Figura 10.3. Representação da técnica de ventilação com máscara facial e dois operadores.

TÉCNICAS PARA A INTUBAÇÃO TRAQUEAL

Se a avaliação inicial da via aérea do obeso já prevê dificuldade na ventilação com máscara facial, é possível que uma rápida dessaturação possa ocorrer quando a ventilação espontânea for suprimida. Portanto, técnicas para intubação acordado devem ser consideradas (Quadro 10.2), sobretudo em pacientes com IMC maior que 40 kg/m^2.

Quadro 10.2 Intubação com paciente acordado.
Opções de equipamento para intubação acordado
▪ Fibroscopia flexível
▪ Estilete óptico
▪ Laringoscopia convencional + *bougie*
▪ Laringoscópios não convencionais
▪ Intubação com máscara laríngea

O preparo para intubação acordado requer cooperação, o que nem sempre é possível em pacientes críticos. Se a intubação com o paciente acordado não for viável, considerar a intubação em sequência rápida com os dispositivos auxiliares preparados para uso imediato, como: bougies, dispositivos supraglóticos, lâminas de laringoscópio de vários tamanhos, laringoscópios especiais, fibroscópios e equipamento para eventual acesso cirúrgico (cricotireoidostomia).

Como a ausculta pulmonar é prejudicada pelo excesso de gordura da parede torácica, a confirmação da ventilação (com tubo traqueal, máscara laríngea, tubo esôfago--traqueal) deve sempre ser realizada pela presença de CO_2 expirado (capnografia ou método colorimétrico).

No cenário *Não intubo-Não ventilo*, o acesso percutâneo ou cirúrgico à via aérea, muitas vezes não é indicado pela dificuldade na palpação da cartilagem e membrana cricotireóidea, pelo excesso de tecido mole e pescoço curto. Nessa situação, considerar *o uso imediato de um dispositivo* supraglótico para assegurar a ventilação do paciente até que se possa ter outra alternativa.

A população obesa tem aumentado consideravelmente e é de se esperar que tenhamos cada vez mais pacientes nessas condições em nossa prática clínica. Publicações analisando dificuldade de intubação pela laringoscopia direta, concluíram que, na maioria dos relatos, o problema encontrava-se no posicionamento inadequado do paciente.

A abordagem da via aérea deve seguir as recomendações expressas nos conhecidos algoritmos de manuseio da via aérea. O exame prévio, planejamento de condutas e a antecipação de possíveis dificuldades são fatores decisivos na escolha de uma técnica de acesso que seja a mais adequada e segura ao paciente.

Recentemente a ultrassonografia foi também introduzida para a identificar de forma acurada a membrana cricotireóidea nos pacientes obesos; alguns estudos analisaram o uso da ultrassonografia para identificar a membrana cricotireóidea com resultados promissores.

GESTANTE

As alterações anatômicas e fisiológicas da gestação justificam classificar as pacientes obstétricas como potencialmente portadoras de via aérea difícil.

A falha na intubação traqueal em gestantes é de cerca de 1 para 280, incidência bem maior quando comparada com 1 para 2.330 da população em geral. Em várias publicações, o manuseio inadequado da via aérea foi a principal causa de mortalidade materna relacionada com anestesia.

Uma avaliação específica da via aérea deve ser realizada, lembrando que as diferenças anatômicas próprias da gestação (Figura 10.4) podem dificultar a laringoscopia e a intubação traqueal (IOT). São essas: ganho de peso, aumento das mamas, ingurgitamento de mucosas e maior risco para aspiração do conteúdo gástrico.

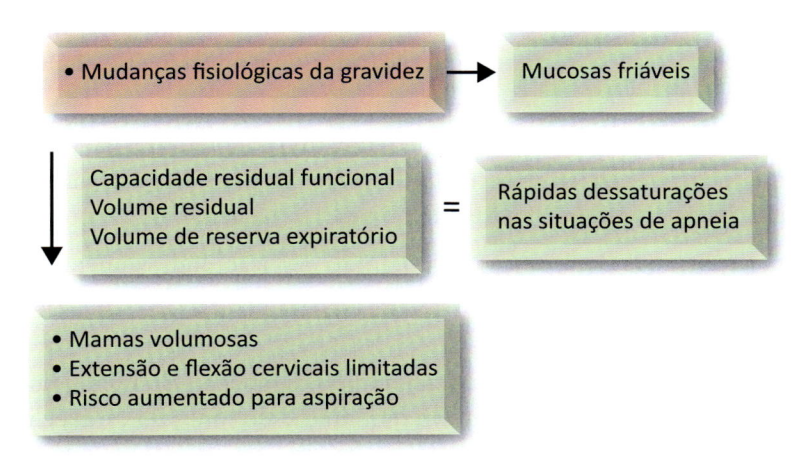

Figura 10.4. Mudanças fisiológicas na gestação.

Alguns trabalhos sugerem que os resultados da classificação de Mallampati, se modificam durante a gestação, com maior incidência de classe IV observada em parturientes entre 12 e 38 semanas.

Essa mudança pode ser atribuída ao ganho de peso, edema e infiltração de gordura no tecido faríngeo características do final da gravidez. Durante o trabalho de parto, é possível que haja piora rápida e progressiva na classificação de Mallampati por conta de excesso de líquidos infundidos e em consequência das manobras de Valsalva, que aumentam a ingurgitação laríngea, dificultando ainda mais uma eventual laringoscopia.

Gestante obesa

Na gestante obesa, a incidência de obstrução anatômica parcial da orofaringe é o dobro das não obesas. Em posição supina, fatores anatômicos (como mamas aumentadas e maior volume abdominal) dificultam ainda mais a expansão torácica e diminuem a complacência. Há também nessas pacientes, um aumento de patologias associadas como a hipertensão e a pré-eclâmpsia.

O reflexo das mudanças fisiológicas da gravidez sobre o aparelho respiratório são especialmente importantes: o ingurgitamento capilar se estabelece, tornando a mucosa das vias aéreas edemaciada e friável, consequentemente mais susceptível a sangramento; a capacidade residual funcional (CRF) é progressivamente comprimida à medida que a gestação avança; o volume residual (VR) e o volume de reserva expiratório (VRE) diminuem. A menor capacidade residual funcional, associada ao aumento na demanda de oxigênio, explica a ocorrência de rápidas dessaturações em situações de apneia.

Condições preexistentes como micrognatia, dentes incisivos protusos, abertura limitada de boca, pescoço curto e palato arqueado, dificultam ainda mais o manuseio da via aérea da paciente obstétrica.

Diversas doenças sistêmicas como artrite reumatoide, espondilite anquilosante, *diabetes mellitus*, nanismo, esclerose sistêmica, tumores de pescoço e de vias respiratórias prejudicam a abertura bucal ou a extensão do pescoço na gestante.

Também a asma, que pode se agravar durante a gestação, indiretamente complica o manuseio da via aérea. No Quadro 10.3, estão representados os principais fatores associados à VAD em obstetrícia.

A gestação está associada a um deslocamento do estômago pelo útero gravídico que altera a posição do piloro. Ocorre também diminuição do tônus do cárdia e retardo no esvaziamento gástrico, e 25% das parturientes, mesmo em jejum, apresentam a desastrosa combinação de volume residual maior que 25 mL e pH inferior a 2,5. Esses fatores são mais comuns em obesas, gestações múltiplas e poliidrâmnio.

Durante as manobras de laringoscopia e intubação, as gestantes devem sempre ser consideradas de alto risco para aspiração pulmonar. O uso de medicação como a ranitidina e cimetidina com o intuito de aumentar o pH e diminuir o volume gástrico é limitado nas situações de emergência. Essa conduta tem efeito benéfico quando administrada previamente. Em emergências, a droga indicada é a metoclopramida, 10 mg por via endovenosa, com efeito observado em 1 a 3 minutos.

> **Quadro 10.3** Principais fatores associados à via aérea difícil em obstetrícia.
>
> - Obesidade*
> - Pré-eclâmpsia*
> - Mamas volumosas
> - Extensão e flexão cervicais limitadas
> - Pescoço curto
> - Mucosas friáveis
> - Palato arqueado
> - Falhas na dentição, abertura limitada da boca, micrognatia e macroglossia
> - Doenças da articulação temporomandibular
> - Distância tireomentoniana < 5 cm
> - Edema
> - Risco aumentado para aspiração
> - Procedimentos emergenciais*

* Fatores de maior risco.

Intubação traqueal

Os equipamentos essenciais para o manuseio da VAD na gestante devem estar disponíveis (Quadro 10.4). A escolha do tubo endotraqueal deve recair naqueles de calibre inferior aos que normalmente seriam utilizados para pacientes não gestantes: 7,0 ou 6,5 mm.

> **Quadro 10.4** Sugestões de material para VAD na obstetrícia.
>
> **Dispositivos para ventilação com máscara facial**
>
> - Máscaras faciais de vários tamanhos – transparentes
> - Cânulas orofaríngeas e nasofaríngeas
>
> **Dispositivos alternativos para o manuseio da VA**
>
> - Máscara laríngea nº 3 e 4
> - Tubo esofagotraqueal nº 37
>
> **Acessórios para a laringoscopia direta**
>
> - Tubos traqueais de calibre 7,0 ou 6,5.
> - Lâminas retas
> - Cabo de laringoscópio articulado
> - Guias introdutores de intubação tipo *"bougie"*
>
> *(Continua)*

Quadro 10.4 Sugestões de material para VAD na obstetrícia. (Continuação)

Equipamentos alternativos para a laringoscopia

- Estilete luminoso
- Laringoscópios não convencionais
- Fibroscópio e estiletes ópticos visuais

Equipamento para acesso cirúrgico da VA

- Intubação retrógrada
- Cricotireoidostomia
- Ventilação a jato transtraqueal

INTUBAÇÃO TRAQUEAL ACORDADA

Nas situações em que se conheça previamente a dificuldade potencial de manejo da via aérea, a técnica de escolha é a intubação traqueal acordada. O preparo da paciente inclui sedação criteriosa e uma adequada anestesia tópica da orofaringe. Na fibroscopia, a via nasal não é indicada devido a fragilidade da mucosa e maior facilidade para sangramento.

Opções de equipamentos para intubação acordada são:

- Fibroscopia flexível;
- Laringoscopia convencional + bougie;
- Estilete óptico;
- Laringoscópios não convencionais;
- Intubação retrógrada;
- Intubação por máscara laríngea.

INTUBAÇÃO TRAQUEAL EM SEQUÊNCIA RÁPIDA COM MANOBRA DE SELLICK

Posicionamento

O correto posicionamento é imprescindível para uma ótima laringoscopia em qualquer paciente e, sobretudo na gestante, cuja intubação deve ser concluída com êxito o mais rapidamente possível. A manobra é simples e consiste na flexão cervical sobre o tórax e em seguida na extensão da cabeça em um plano mais elevado de cerca de 10 a 15 cm. Em certas situações, como no caso de pacientes obesas, será necessária a colocação de coxins sob a região torácica (além de um coxim suboccipital mais elevado) para que se obtenha uma posição satisfatória.

A posição da mesa em proclive contribui para minimizar as chances de haver regurgitação passiva do conteúdo gástrico. Por segurança, é imprescindível ter aspirador ligado e testado, preferencialmente com uma ponteira rígida e de bom calibre durante todo o tempo das manobras de laringoscopia e intubação traqueal. Lembrar que a atenção focada no posicionamento adequado para laringoscopia e intubação não deve negligenciar o deslocamento uterino para descompressão da veia cava.

Pré-oxigenação

Realizar a pré-oxigenação, ou desnitrogenação com oito incursões com FiO_2 de 100% na capacidade vital. Essa conduta é efetiva em aumentar o tempo de apneia segura.

Manobra de Sellick – compressão cricoide

A cartilagem cricoide é a única cartilagem laríngea que possui a forma de um anel completo. Desse modo, a pressão exercida sobre sua porção anterior é transmitida à cartilagem como um todo, deslocando-a em direção posterior e assim comprimindo o esôfago contra a coluna cervical. A compressão cricoide deve ser aplicada sem interrupção por um auxiliar desde o início da administração dos agentes anestésicos e durante o decorrer das manobras de laringoscopia e intubação.

Ainda mantendo a compressão cricoide, deve-se aguardar o tempo de latência do bloqueador neuromuscular e assim que as condições ótimas de relaxamento muscular sejam alcançadas, realizar a laringoscopia e a intubação traqueal. A compressão cricoide deve ser mantida até a confirmação do correto posicionamento do tubo traqueal.

Na maioria das vezes, a Manobra de Sellick não interfere com a ventilação sob máscara facial, mas dependendo da pressão aplicada pode dificultar a laringoscopia.

Embora não seja uma conduta unânime, a ventilação sob máscara facial com pressões baixas durante a compressão cricoide é possível e deve ser realizada no caso de falha da primeira tentativa de laringoscopia e intubação para reduzir a incidência de dessaturação.

Na impossibilidade de intubação na primeira tentativa e ao se constatar dificuldade inesperada na manipulação dessa via aérea, chamar imediatamente por ajuda. A dessaturação ocorre rapidamente na paciente obstétrica e o risco de hipoxemia está sempre presente enquanto se aguarda o retorno da ventilação espontânea.

Dispositivos adjuvantes da laringoscopia direta devem ser introduzidos precocemente durante o manuseio da VAD (via aérea difícil) não antecipada. Na laringoscopia classe III de Cormack e Lehane, na qual nenhuma porção da glote é visível e somente a ponta da epiglote pode ser identificada, o guia introdutor tipo *"gum elastic bougie"* se mostra um auxiliar simples e valioso.

Se a laringoscopia se apresentar como classe IV, na qual nem a epiglote nem a glote são visualizadas, a escolha é o uso imediato da máscara laríngea.

A chave para resolver a situação de "*Não intubo, mas ventilo com máscara facial*" é não insistir nas tentativas de laringoscopia. A falha de intubação é quase sempre seguida por dificuldade de ventilação com máscara facial e possível aspiração pulmonar. Múltiplas tentativas infrutíferas para intubação traqueal podem causar edema e sangramento da via aérea, o que irá dificultar ainda mais a ventilação sob máscara facial com maior risco à paciente.

EMERGÊNCIA: INTUBAÇÃO E VENTILAÇÃO IMPOSSÍVEIS

A tomada de conduta deve ser rápida: *inserção de máscara laríngea ou tubo esofago-traqueal* para que a ventilação seja prontamente restabelecida. Caso esses dispositivos não sejam eficazes, realizar uma punção da membrana cricotireóidea visando ventilação imediata a jato transtraqueal ou passagem de cânula de cricotireoidostomia.

A confirmação da ventilação (com tubo traqueal, máscara laríngea, tubo esofagotra-queal ou cricotireoidostomia) deve ser realizada na presença de CO_2 expirado (capno-grafia ou método colorimétrico).

A intubação traqueal na gestante não é uma ocorrência frequente e quase sempre está associada a situações de emergência. No entanto, devemos estar sempre preparados para essa eventualidade, tendo o cuidado de prever dificuldades e elaborar um plano de ação visando o bem-estar mãe-feto.

Queimados

Nos últimos 20 anos houve progresso em relação à sobrevivência e à qualidade de vida dos pacientes queimados. Entretanto, complicações respiratórias, como as relacio-nadas com as vias aéreas, continuam sendo causas comuns de morbidade e mortalidade desses pacientes. A preocupação com a via aérea não se restringe ao atendimento inicial e os cuidados devem seguir diariamente durante a hospitalização e em alguns pacientes, durante toda a vida.

Atendimento pré-hospitalar e na emergência

A avaliação inicial do paciente queimado deve acompanhar os princípios gerais e as condutas com relação ao manuseio das vias aéreas, sua respiração e circulação. Além das lesões por queimadura, é importante identificar outras eventuais injúrias que o paciente tenha e que possam apresentar risco imediato, sobretudo se ele foi vítima de explosão, queda de estruturas em chamas ou soterramento.

A vítima precisa ser afastada o mais rapidamente possível da causa da injúria para que as lesões possam ser limitadas. Uma vez que ela apresente sinais iniciais de hipoxemia, a intubação traqueal deve ser realizada sem demora pelo profissional mais experiente do grupo antes que o quadro evolua para um ponto no qual esta intubação se torne impossível.

No entanto, na ausência de um profissional capacitado para realizar o procedimento e a oxigenação adequada, ainda que possa ser mantida apenas com oxigênio suplementar, posição sentada e aspiração, o risco/benefício de uma intervenção intempestiva deverá ser avaliado diante da espera de se chegar ao hospital ou da vinda de outro profissional melhor qualificado no manuseio das vias aéreas.

HISTÓRIA CLÍNICA DO EVENTO

Uma vez a vítima estabilizada e fora da área de perigo, a prioridade seguinte é a de logo avaliar e, se necessário, estabelecer sem demora uma via aérea adequada. Pacientes vítimas de incêndio são na maioria das vezes intubados no local da ocorrência, sobretudo se houver perda de consciência ou queimaduras de face e pescoço que possam comprometer o acesso futuro às vias aéreas.

Queimaduras podem edemaciar a laringe e a epiglote, levando à rouquidão, ao estridor e até mesmo à dificuldade respiratória, indícios importantes de uma obstrução ventilatória em curso e que apenas reforçam a necessidade de se garantir a via aérea antes da instalação plena do edema característico.

Uma vítima com obstrução parcial de vias aéreas por queimadura e que já se encontre hipóxica, provavelmente será também tecnicamente difícil de ventilar e intubar. Como é uma situação que se deteriora muito rapidamente, é importante que se estabeleça assim que for possível uma via aérea definitiva já pelo primeiro socorrista que tenha preparo e treinamento.

A presença de estridor no adulto é um sinal preocupante e o uso de oxigênio suplementar por máscara facial irá apenas dar algum ganho de tempo antes que a hipoxemia se instale.

Quando, ao primeiro momento, o edema facial ou orofaríngeo presente impedir a intubação traqueal, um acesso invasivo via cricotireotomia terá que ser prontamente realizado a fim de manter a ventilação. Esse procedimento muitas vezes se torna complicado devido à distorção da anatomia cervical pela queimadura. Se o acesso por cricotireotomia não for possível, uma traqueostomia de emergência terá que ser realizada em seu lugar.

Em princípio, oxigênio a 100% sob máscara facial deve ser prontamente administrado no atendimento pré-hospitalar a todas as vítimas de queimaduras e incêndio, sobretudo em casos suspeitos de terem inalado fumaça. Sinais de queimadura facial, pelos nasais chamuscados, catarro escuro, tosse persistente ou história de fogo em espaço confinado são indicativos de que houve inalação de fumaça.

Caso a intubação traqueal não tenha sido possível no local da ocorrência, assim que a vítima der entrada ao departamento de emergência, novas tentativas de laringoscopia em melhores condições ou mesmo traqueostomia para acesso à via aérea deverão ser consideradas. Ao mesmo tempo, os dados clínicos e histórico médico da vítima, como aqueles relacionados com as circunstâncias do trauma, precisam ser devidamente anotados em prontuário para que possam auxiliar a conduta terapêutica (Quadro 10.5).

A inalação de vapor aquecido rapidamente evolui com edema de via aérea alta, dificultando uma posterior laringoscopia e intubação traqueal. Portanto, uma boa avaliação com eventual tomada de conduta precoce mais agressiva pode ser essencial para a sobrevida do paciente.

Quadro 10.5 Informações sobre o acidente.

Obter informações sobre o acidente e anotar no prontuário		
Local e circunstâncias da queimadura	Chama ou fumaça	Espaço aberto ou confinado
• Fonte provável do trauma • Tipo de veículo • Tempo de exposição • Nível de consciência • Evidência de aspiração do conteúdo gástrico	• Explosão, incêndio, fluido, vapor, produtos químicos, alta voltagem, motores de combustão interna, inalação de fumaça, fogões, fornos, tabaco, industriais • Automóvel, motocicleta, aeronave	• Exacerbados em áreas fechadas ou com pouca ventilação

Pacientes com queimaduras causadas por alta voltagem podem apresentar outros problemas específicos, dependendo do caminho seguido pela descarga elétrica, que vão desde edema cerebral, arritmias cardíacas, extensa necrose muscular, rabdomiólise e até mesmo fraturas.

Para que as condutas sejam adequadas e específicas é importante que se saiba quais as circunstâncias do acidente, se foi em espaço aberto ou confinado, ambiente doméstico ou industrial e por quanto tempo a vítima esteve exposta aos fatores causais. São todas informações relevantes na estimativa de haver lesão por inalação, como por monóxido de carbono (CO) ou cianeto (Quadro 10.4).

ALTERAÇÃO DE CONSCIÊNCIA

Uma vítima de queimadura que se encontre desorientada ou inconsciente tem que ser avaliada para uma eventual presença de trauma ou outras causas clínicas que possam justificar esse quadro, entre estas, a intoxicação por álcool, drogas, hiper ou hipoglicemia, estado pós-convulsivo ou psicótico agudo.

Pacientes nessas condições precisam ter sua via aérea assegurada precocemente pela intubação traqueal para que em seguida possam ser ventilados mecanicamente com oxigênio a 100% como tratamento inicial de uma eventual intoxicação por CO e hipoxemia.

INSTABILIDADE CARDIOVASCULAR

Instabilidade cardiovascular, arritmias e até parada cardíaca, podem ser consequência de doença preexistente, mas também decorrentes de severa intoxicação por CO ou a combinação de ambos.

A hipotensão que se observa muitas vezes é consequência da grande perda de fluidos que ocorre nas queimaduras e que, na maioria dos casos, responde à hidratação adequada.

Casos de severa instabilidade cardiovascular que cursem com uma resposta negativa à terapia de fluidos devem ser mantidos intubados e em ventilação mecânica com oxigênio a 100% mais suporte farmacológico adequado.

INSUFICIÊNCIA RESPIRATÓRIA

Lesões pulmonares são mais frequentes em vítimas de acidentes nas quais as queimaduras tenham ocorrido em ambiente confinado. Insuficiência respiratória e apneia são comuns em intoxicação por CO. A obstrução de via aérea após exposição a fluidos aquecidos e vapor é uma situação de alto risco que irá exigir providências imediatas do socorrista.

Queimadura em face e pescoço

É comum algum grau de lesão por inalação com presença de edema de faringe e laringe em casos de queimaduras extensas de face e pescoço, o que pode dificultar, ou mesmo impossibilitar a intubação traqueal. Portanto, qualquer demora em indicar a intubação traqueal, enquanto ainda possível, aumenta o risco de uma situação "Não intubo – Não ventilo", na qual a via aérea cirúrgica seria a única saída.

QUEIMADURAS EXTENSAS

Da mesma maneira, queimados com uma extensa área corporal comprometida cursam quase sempre com lesão por inalação associada que irá requerer suporte ventilatório.

Lembrar que em poucas horas do acidente o edema generalizado que se segue irá dificultar ou mesmo impossibilitar a intubação traqueal desses pacientes.

Um acesso seguro à via aérea é fundamental para que se instale um suporte ventilatório adequado, necessário não só para tratar as disfunções pulmonares consequentes à inalação de fumaça ou gases tóxicos, mas também na estabilização das alterações cardiovasculares relacionadas com maciça perda de fluidos.

Logo após a fase inicial, pacientes que sofreram queimaduras desenvolvem, na maioria das vezes, um estado hipermetabólico que cursa com alta demanda de oxigênio e maior produção de CO_2.

Em muitos centros especializados, queimaduras de 60% ou mais da superfície corpórea já são consideradas como indicação para intubação traqueal e ventilação mecânica.

LESÕES ASSOCIADAS

Pacientes que sofreram queimaduras terão que ser avaliados quanto a outras lesões associadas que possam comprometer o tratamento ou mesmo justificar o próprio acidente e a queimadura como doenças metabólicas, cardíacas, patologias importantes, traumas ou intoxicação.

Qualquer suspeita de lesão de coluna cervical tem influência nos cuidados e na técnica para a intubação traqueal, portanto, é importante que esse diagnóstico seja logo esclarecido.

LESÃO POR INALAÇÃO

Cerca de 20% dos pacientes admitidos nos centros especializados em queimados apresentam algum grau de lesão causada por inalação de vapor, fumaça ou produtos químicos tóxicos.

Há dois mecanismos distintos de lesão pulmonar após inalação de fumaça: toxicidade da própria fumaça e intoxicação por CO, evoluindo com hipóxia e hipercapnia.

Fatores sugestivos de inalação de fumaça são: fuligem depositada na orofaringe, disfonia, rouquidão, perda de consciência (alto nível de CO), broncoespasmo. Geralmente, o Rx de tórax é normal, não sendo necessário para o diagnóstico.

Sintomas

Cerca de 90% dos casos de pacientes com queimaduras em face e pescoço irão apresentar algum grau de lesão da via aérea. No entanto, a ausência de queimaduras evidentes nessa área não descarta algum comprometimento das vias aéreas.

Pelos nasais chamuscados, edema de língua, rouquidão (ocorre em 50% dos casos) e estridor nem sempre estão presentes em todos os queimados, mas se estiverem, são sinais importantes e sugestivos de lesão em estruturas laríngeas com possível edema em evolução. Tosse, broncoespasmo com sibilos e dificuldade respiratória com uso de musculatura acessória sugerem lesão em vias aéreas de pequeno calibre. Sintomas progressivos podem ser seguidos por perda parcial ou completa da via aérea; portanto, a intubação é indispensável nesses casos.

Diagnóstico

O diagnóstico do envolvimento das vias aéreas em inalação tóxica é dado mediante inspeção direta pela laringoscopia ou broncoscopia.

A princípio, o exame deve ser realizado para documentar a presença e a extensão da lesão, devendo ser repetido após alguns dias e semanas para acompanhamento, e também na remoção local de eventuais restos inalados e resquícios cicatriciais, reduzindo assim complicações como obstrução e atelectasia

Envenenamento por monóxido de carbono (CO)

Intoxicação por monóxido de carbono (CO) é a principal causa de hipóxia em sobreviventes de queimaduras. Na maioria das vezes, vítimas de incêndio são sempre suspeitas de envenenamento por monóxido de carbono, sobretudo quando o acidente ocorre em um espaço confinado (Quadro 10.6).

Quadro 10.6 Níveis de carboxiemoglobina (COHb%) em relação aos sintomas.

COHb%	Sintomas
< 10%	Geralmente assintomático
10%-20%	Cefaleia/náusea/fadiga/tontura
20%-40%	Desorientação/confusão mental
40%-60%	Alucinação/coma/síncope/arritmias
> 60%	Geralmente resulta em óbito

O monóxido de carbono é um produto de combustão e do fogo, sendo incolor, inodoro e insípido. No organismo, liga-se a enzimas, contendo ferro da hemoglobina, e ao citocromo.

A hemoglobina tem uma afinidade 240 vezes maior com o CO do que com o oxigênio e é esta vantagem do CO ao competir com o oxigênio da hemoglobina (Hb), que reduz a disponibilidade de oxigênio aos tecidos. Além disso, a carboxiemoglobina (COHb) resultante desloca a curva de dissociação da hemoglobina para a esquerda, dificultando ainda mais a oferta tecidual de oxigênio. Embora nessa situação a PaO_2

possa ser normal, o conteúdo real de oxigênio no sangue está reduzido. Felizmente essa reação é competitiva e reversível com imediata terapia com oxigênio inalado a 100%.

Tratamento

A meia-vida de eliminação do monóxido de carbono a partir da hemoglobina pode ser encurtada de 4 horas para 45 minutos apenas com a inalação de oxigênio a 100%, que, por este motivo, deve ser precocemente administrado a pacientes suspeitos.

Queimados com níveis de monóxido de carbono superiores a 20% ou que apresentem distúrbios neurológicos e/ou cardiovasculares devem ser submetidos à intubação traqueal para um melhor controle de suas vias aéreas e terapia.

Intoxicação por cianeto

Cianeto é o nome comum do cianeto de hidrogênio (HCN), ácido cianídrico ou ainda ácido prússico. Na forma de gás é incolor e apresenta odor característico de amêndoas amargas.

Queimados que tiveram uma exposição mais longa à inalação de fumaça de produtos químicos ou que esta tenha ocorrido em um espaço confinado, têm maior chance de apresentarem intoxicação por cianeto.

A probabilidade de ocorrer envenenamento por cianeto aumenta quando a concentração de carboxiemoglobina (COHb) estiver elevada. Nessa situação, haveria menor oferta de oxigênio aos tecidos favorecendo a intoxicação por cianeto cujos sintomas são comparáveis aos do envenenamento por CO. Embora não haja diagnóstico específico, níveis de lactato no sangue se correlacionam, na maioria das vezes, com os de cianeto.

Em incêndios, o cianeto se apresenta como um dos produtos resultantes da queima de plásticos contendo quantidades elevadas de azoto, como o poliuretano, dentre outros. Sua toxicidade se deve sobretudo à ligação reversível com o ferro no estado férrico da enzima citocromo-oxidase mitocondrial (citocromo a-a3), presente na cadeia transportadora de elétrons. O citocromo a-a3 medeia a transferência de elétrons para o oxigênio molecular no último passo da fosforilação oxidativa. O cianeto, ao bloquear esta enzima, torna a célula incapaz de utilizar o oxigênio e esta passa então a se valer da via anaeróbia como fonte de energia, reduzindo o piruvato a ácido láctico (fermentação láctica), com consequente anóxia tecidual e um rápido desenvolvimento de acidose láctica.

Como o oxigênio não é mais utilizado no nível celular, não há dissociação da oxiemoglobina, o que resulta em uma maior tensão periférica de oxigênio (PaO_2). Motivo pelo qual um indivíduo com intoxicação por cianeto se apresenta rosado e não cianótico. O efeito causado pelo cianeto é denominado de hipóxia histotóxica.

Tratamento

Além do tratamento específico, queimados com sinais de intoxicação por cianeto irão necessitar de um acesso precoce à via aérea para suporte ventilatório e oferta de oxigênio.

AVALIAÇÃO DA VIA AÉREA E CONDUTA

A avaliação da via aérea é realizada clinicamente, baseada na história, exame físico e suplementada pela laringoscopia e broncoscopia.

Pacientes que sofreram queimaduras e que apresentem estridor ou rouquidão são considerados suspeitos de edema em rápida evolução das estruturas laríngeas. Pelo fato desse edema ser progressivo, torna-se necessária uma avaliação contínua do estado e do acesso às vias aéreas. *Diagnóstico de lesão de via aérea é indicativo de intubação traqueal imediata.* Postergar essa decisão pode levar o paciente a rapidamente evoluir para obstrução das vias aéreas e mesmo à impossibilidade de ventilação (Figura 10.5).

O uso do fibroscópio como meio para intubação traqueal é uma alternativa vantajosa por ser um procedimento realizado com paciente desperto, que ventila espontaneamente e mantém vias aéreas pérvias. A fibroscopia torna possível, ainda, que se faça uma avaliação do estado das estruturas laríngeas, traqueia e brônquios e dos eventuais danos decorrentes da inalação tóxica.

Quando a fibroscopia não for possível, a intubação traqueal terá que ser realizada por laringoscopia direta pelos laringoscópios convencionais ou com o auxílio de outros equipamentos, como videolaringoscópios, guias para intubação ("bougie"), estiletes ópticos ou mesmo por meio de uma máscara laríngea. Uma alternativa de acesso cirúrgico deve ser sempre considerada em caso de falha dos meios tradicionais de intubação.

Como a ventilação pela máscara facial é difícil ou mesmo impossível em muitos casos de queimaduras de face, a intubação traqueal deve ser antecipada, e naqueles pacientes considerados de alto risco para aspiração do conteúdo gástrico é indicado que esse procedimento seja realizado em sequência rápida com uso de relaxante muscular de ação curta e precedido pela manobra de Sellick.

No entanto, a administração em queimados de um relaxante muscular de ação rápida, como a succinilcolina, ainda é controversa. A maioria dos autores considera seu uso seguro entre seis a sete dias após a injúria. Passado esse período inicial, a succinilcolina estaria contraindicada pela possibilidade de ocorrer expressiva hiperpotassemia, com risco de taquicardia ventricular, fibrilação e parada cardíaca.

O exato mecanismo dessa resposta não é conhecido, mas postula-se que a liberação abrupta de potássio após o uso da succinilcolina se deva à sensibilização das membranas musculares em consequência ao grande aumento no número de receptores nicotínicos extrajuncionais atípicos, presentes nos músculos esqueléticos de pacientes que sofreram queimaduras, independentemente do grau ou da área lesada. A recuperação da resposta normal à succinilcolina se dá geralmente em dois a três meses após a cicatrização das feridas e ganho de peso pelo paciente, mas esse período pode se estender em alguns casos por até dois anos. Portanto, é recomendado evitar este bloqueador neuromuscular em pacientes vítimas de queimaduras por até dois anos da cicatrização de toda a área queimada.

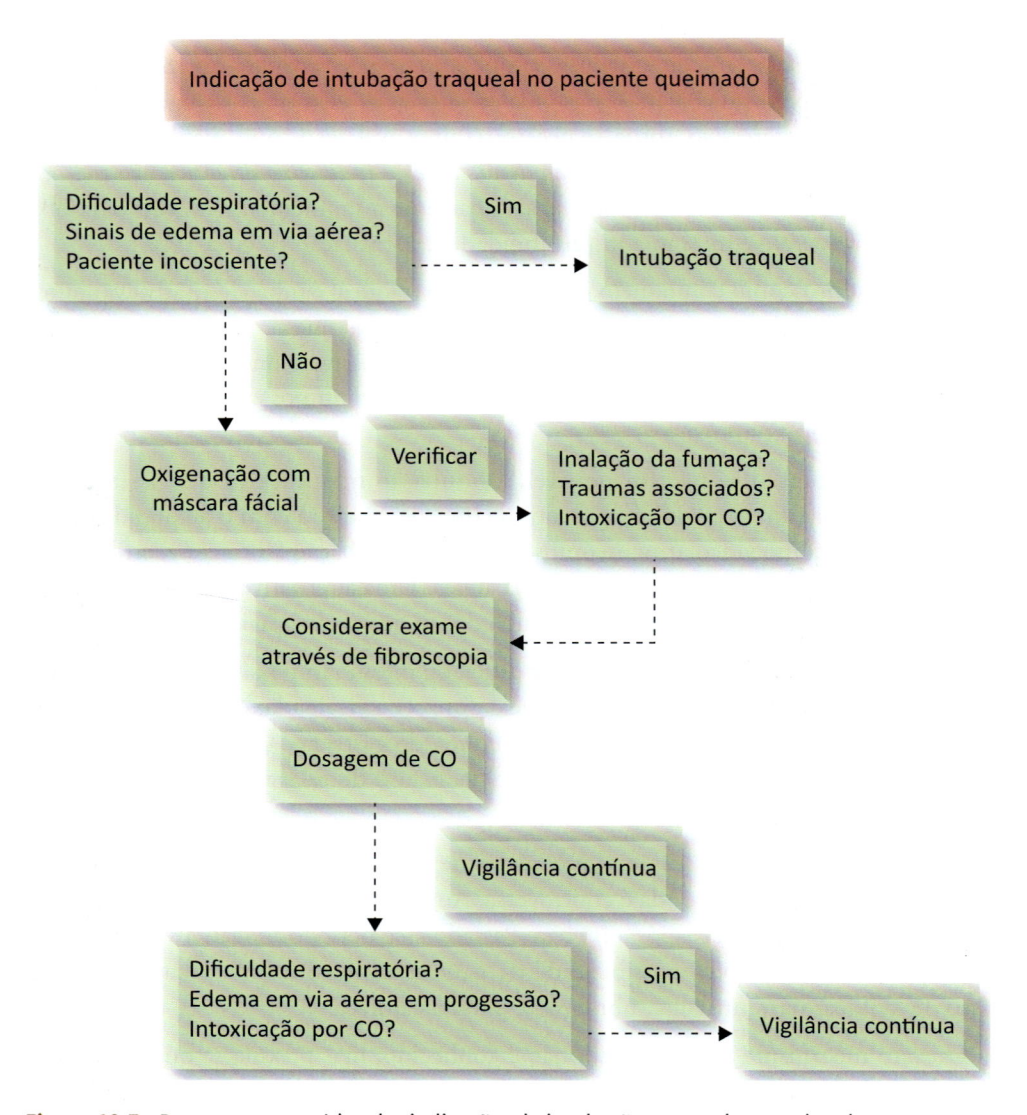

Figura 10.5. Resumo esquemático das indicações de intubação traqueal no queimado.

Queimaduras de terceiro e quarto graus na região cervical, ao limitarem a mobilidade do pescoço, causam não só sérias dificuldades para ventilação, como também na abordagem para a intubação traqueal. Em alguns casos, a laringoscopia direta se torna impossível pela rigidez dos tecidos. Uma das soluções para se contornar essa dificuldade é o uso da fibroscopia, e também realizar uma incisão vertical entre o esterno e o mento para liberar os movimentos cervicais de modo a tornar possível a laringoscopia.

O aspecto rígido e inelástico da pele que sofreu queimaduras de terceiro grau, em algumas situações, pode chegar a restringir os movimentos respiratórios levando à insuficiência respiratória. Quando as queimaduras ocorrerem na parede torácica, sobretudo se circunferenciais, o paciente pode apresentar severa insuficiência respiratória restritiva com concomitante redução de complacência devido à significativa limitação da mecânica pulmonar.

Para se conseguir uma melhora na ventilação pulmonar, muitas vezes é necessário partir para a escarotomia da parede torácica através de incisões verticais bilaterais da pele em toda a sua espessura até o subcutâneo, feitas em ambas as linhas axilares anteriores abaixo do nível das clavículas e prosseguindo até a margem inferior das costelas. Quando indicado, esse procedimento deve ser realizado já na chegada do paciente à sala de emergência.

EMERGÊNCIA NO MANUSEIO DA VIA AÉREA

Pacientes que sofreram queimaduras já nas primeiras 72 horas desenvolvem um edema progressivo que é generalizado e não apenas limitado às áreas afetadas. Como consequência, esses queimados estarão sempre sujeitos a evoluírem rapidamente para situações que possam exigir urgência no manuseio da via aérea. Observação contínua e ações preventivas da equipe são importantes para reduzir as chances de um quadro obstrutivo grave ou mesmo de extubação acidental. Bandagens e curativos, ao restringirem o acesso à via aérea, muitas vezes tornam a ventilação sob máscara facial difícil ou mesmo impossível.

Caso o paciente esteja respirando espontaneamente, o melhor meio para sua intubação traqueal é através da fibroscopia. No entanto, essa técnica apresenta limitações mesmo para profissionais experientes, em pacientes deprimidos e que não estejam ventilando bem.

O diâmetro do tubo traqueal a ser utilizado em queimados deve ser menor que aquele que seria normalmente utilizado para o mesmo paciente em condições normais. Os tubos traqueais recomendados para adultos são 7,0 ou 7,5 mm para mulheres e 8,0 mm para homens. No entanto, é prudente que uma variedade de outros tamanhos esteja também à disposição. No caso de ocorrer dificuldade no acesso à traqueia por edema acentuado da laringe e/ou epiglote, muitas vezes será necessário utilizar um tubo de menor diâmetro.

Após a intubação, os tubos traqueais geralmente tem seu comprimento ajustado em torno de 22-24 cm para mulheres e 24-26 cm para homens. Entretanto, se houver edema de face (resultado de queimaduras, contusão facial ou anafilaxia), este tubo traqueal não deve ser cortado, mantendo assim seu comprimento original, o que irá facilitar posterior manuseio, curativos e também minimizar chances de extubação acidental.

Se avaliada como necessária, a decisão por via aérea cirúrgica não deve ser postergada por múltiplas tentativas de intubação por laringoscopia direta.

O mesmo edema que dificulta a visualização das estruturas laríngeas por laringoscopia direta irá também prejudicar a palpação e a identificação das cartilagens tireoide e cricoide, importantes pontos de reparo para um acesso cirúrgico. Muitas vezes a maneira mais rápida de garantir a ventilação em casos graves é expor a laringe e a traqueia através de uma incisão longitudinal e inserir o tubo sob visão direta.

FIXAÇÃO DO TUBO TRAQUEAL

A fixação do tubo traqueal é sempre um desafio, sobretudo em queimados. Obter uma via aérea definitiva e perdê-la algum tempo depois quando o edema está em seu nível máximo pode se tornar um sério risco à vida do paciente.

A fixação ideal estabiliza o tubo sem provocar lesões adicionais à face, devendo ser feita para se adaptar ao edema em formação.

Uma maneira para promover a fixação do tubo traqueal é o uso de um cordão de algodão macio passando pela parte posterior da cabeça (não do pescoço) e acolchoado com chumaços de gazes protegendo os tecidos edemaciados (Figura 10.6). A fixação e o posicionamento do tubo traqueal devem ser verificados periodicamente, sobretudo após mobilização e transporte do paciente.

Objetivo: estabilizar o tubo traqueal sem provocar lesões adicionais.

Cordão de algodão macio e flexível para se adaptar ao edema em formação.

Cordão de algodão passa pela região posterior da cabeça e não ao redor do pescoço.

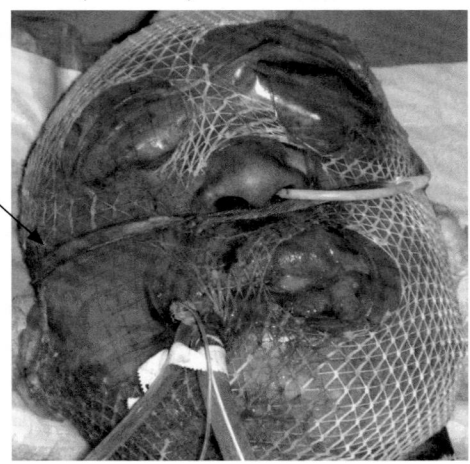

Figura 10.6. Fixação do tubo traqueal.
Foto cortesia: Dr. Paulo Rogério Scordamaglio.

Referências consultadas

1. Auler JR JOC, Giannini CG, Saragiotto DF. Desafios no Manuseio Peri- Operatório de Pacientes Obesos Mórbidos: Como Prevenir Complicações. Revista Brasileira de Anestesiologia 2003; 53:227-236.

2. Brodosky et al. Morbid obsesity and tracheal intubation. Anesth Analg 2002;94:732-6.

3. Dargin J, Medzon R. Emergency Department Management of the Airway in Obese Adults. Annals of Emergency Medicine 2010; 56, Issue 2 (August 2010).

4. Levitan RM. Patient safety in emergency airway management and rapid sequence intubation: metaphorical lessons from skydiving. Ann Emerg Med. 2003;42:81-87.

5. Langeron O, Masso E, Huraux C et al. Prediction of difficult mask ventilation. Anesthesiolog 2000; 92:1229-1236.

6. Melhado VB, Fortuna AO. Via aérea difícil em: Curso a Distância em Anestesiologia. Vol. IV. Comissão de Ensino e treinamento – SBA: Office Editora; 2004; 52-60.

7. Levitan RM, Chudnofsky C, Sapre N. Emergency airway management in a morbidly obese, noncooperative, rapidly deteriorating patient. Am J Emerg Med 2006;24:894-896.

8. Brodsky JB. Anesthesia for Bariatric Surgery. Refresher Course ASA 2004;506.

9. Neligan PJ. Bariatric Medicine: Clinical Implications of Morbid Obesity. Refresher Course ASA 2004;121.

10. Alterações fisiológicas da gravidez que dificultam o manuseio da via aérea. Portal SBA – Área reservada – Aula Alterações fisiológicas da gravidez. http://www.sba.com.br/reservado/ensino/aulas

11. Samsoon GL, Young JR. Difficult tracheal intubation: A retrospective study. Anaesthesia 1987;42:487-490.

12. Rocke DA, Murray WB, Rout CC et al. Relative risk analysis of factors associated with difficult Intubation in obstetric anesthesia. Anesthesiology1992; 77:67-73.

13. Ovassapian A, Coalson DW. Problems in anesthesia-Airway Management, Philadelphia, Lippincott Williams e Wilkins 2001;13;88-99.

14. Pilkington S, Carli F, Dakin MJ et al. Increase in Mallampati score during pregnancy. Br J Anaesth 1995;74:638-642.

15. Bhavani-Shankar K, Lynch EP, Datta S. Airway changes during cesarean hysterectomy. Can J Anaesth 2000;47:338-341.

16. Jouppila R, Jouppila P, Hollmen A. Laryngeal oedema as an obstetric anaesthesia complication: Case reports. Acta Anaesthesiol Scand1980;24:97-98.

17. Farcon EL, Kim MH, Marx GF. Changing Mallampati score during labour. Can J Anaesth 1994; 41:50-51.

18. Murphy DF, Nally B, Gardiner J et al: Effect of metoclopramide on gastric emptying before elective and emergency Caesarean section. Br J Anaesth 1984; 56:1113-1116.

19. Practice Guidelines for Obstetric Anesthesia An Updated Report by the American Society of Anesthesiologists Task Force on Obstetric Anesthesia. Anesthesiology 2007;106:843-63.

20. Scordamaglio PR; Manto, R.; Guimarães, Hélio Penna. Guia Prático de Acesso às Vias Aéreas. 1. ed. São Paulo: Editora Atheneu, 2014. v. 1. 182p.

21. Hartsilver EL e Vanner RG. Airway obstruction with cricoid pressure. Anaesthesia 2000;55:208-211.

22. Cook TM. Cricoid pressure: are two hands better than one? Anaesthesia 1996; 51:365-368.

23. Schmitz BU, Koch SM, Parks DH. Airway Management in Burn Patients, em: Hagberg CA. Benumof's Airway Management, 2nd Ed, Philadelphia, Mosby Elsevier, 2007; 997-1008.

24. Blanding R, Stiff J. Perioperative anesthetic management of patients with burns. Anesth Clin North Am 1999;17:237-249.

25. Gaissert HA, Lofgren RH, Grillo HC. Upper airway compromise after inhalation injury. Ann Surg 1993;218672-218678.

26. Kohn D. Burn trauma. Preclinical and clinical care from an anesthesiologist's point of view. Anaesthesist 2000;49:359-370.

27. Gueugniaud PY, Carsin H, Bertin-Maghit M, Petit P. Current advances in the initial management of major thermal burns. Intensive Care Med 2000; 26:848-856.

28. Mlcak R, Cortiella J, Desai MH et al. Emergency management of pediatric burn victims. Pediatr Emerg Care 1998;14:51-54.

29. Herndon DN, Spies M. Modern burn care. Semin Pediatr Surg 2001;10:28-31.

30. MacLennan N, Heimbach DM, Cullen BF. Anesthesia for major thermal injury. Anesthesiology 1998; 89:749-770.

31. Sheridan RL. Airway management and respiratory care of the burn patient. Int Anesthesiol Clin 2000;38:129-145.

32. Moylan JA, Chan C-K. Inhalation injury – An increasing problem. Ann Surg 1978; 188:34-37.

33. Minamihaba O, Nakamura H, Sata M et al. Progressive bronchial obstruction associated with toxic epidermal necrolysis. Respirology 1999; 4:93-95. 18.

34. Brunicardi FC, Anderson DK, eds. Schwartz's principles of surgery, 8th ed. New York: McGraw-Hill 2005;189-216.

35. Fein A, Leff A, Hopewell PC. Pathophysiology and management of the complications resulting from fire and the inhaled products of combustion: review of the literature. Crit Care Med 1980;94:98.

36. Herndon DN. Total burn care, 2nd ed. Philadelphia: WB Saunders, 2002:235.

37. Tolmie JD, Joyce TH, Mitchell GD. Succinylcholine danger in the burned patient. Anesthesiology 1967;28:467-470.

38. Gronert GA. Correspondence - Succinylcholine Hyperkalemia after Burns: Anesthesiology 1999; 91:320.

39. Gronert GA, Theye RA. Pathophysiology of hyperkalemia induced by succinylcholine: Anesthesiology 1975;43:89-99.

40. Martyn JAJ, White DA, Gronert GA, Jaffe RS, Ward JM. Up-and down regulation of skeletal muscle acetylcholine receptors: Effects of neuromuscular blockers. Anesthesiology 1992;76:822-43.

41. Schaner PJ, Brown RL, Kirksey TD, Gunther RC, Ritchey CR, Gronert GA et al. Succinylcholine-induced hyperkalemia in burned patients: I, II Anesth Analg 1969;48:764-70, 958-62.

42. Viby-Mogenseii J, Hanel HK, Hansen E, Grade J. Serum cholinesterase activity in burned patients: II Anaesthesia, suxamethonium and hyperkalaemia. Acta Anesthesiol Scand 1975;19:169-79.

43. Watts AMI, McCallum MID. Acute airway obstruction following facial scalding: Differential diagnosis between a thermal and infective cause. Burns 1996;22:570-573.

44. Gaissert HA, Lofgren RH, Grillo HC. Upper airway compromise after inhalation injury. Ann Surg 1993;218672-218678.

45. Evan: Awake fiberoptic intubation for airway burns. J R Army Med Corps 1998; 144:105-106.

46. Madden MR, Finkelstein JL, Goodwin CW. Respiratory care of the burn patient. Clin Plast Surg 1986;13:29-38.

47. Venus B, Matsuda T, Copiozo JB et al. Prophylactic intubation and continuous positive airway pressure in the management of inhalation injury in burn victims. Crit Care Med 1981; 9:519-523.

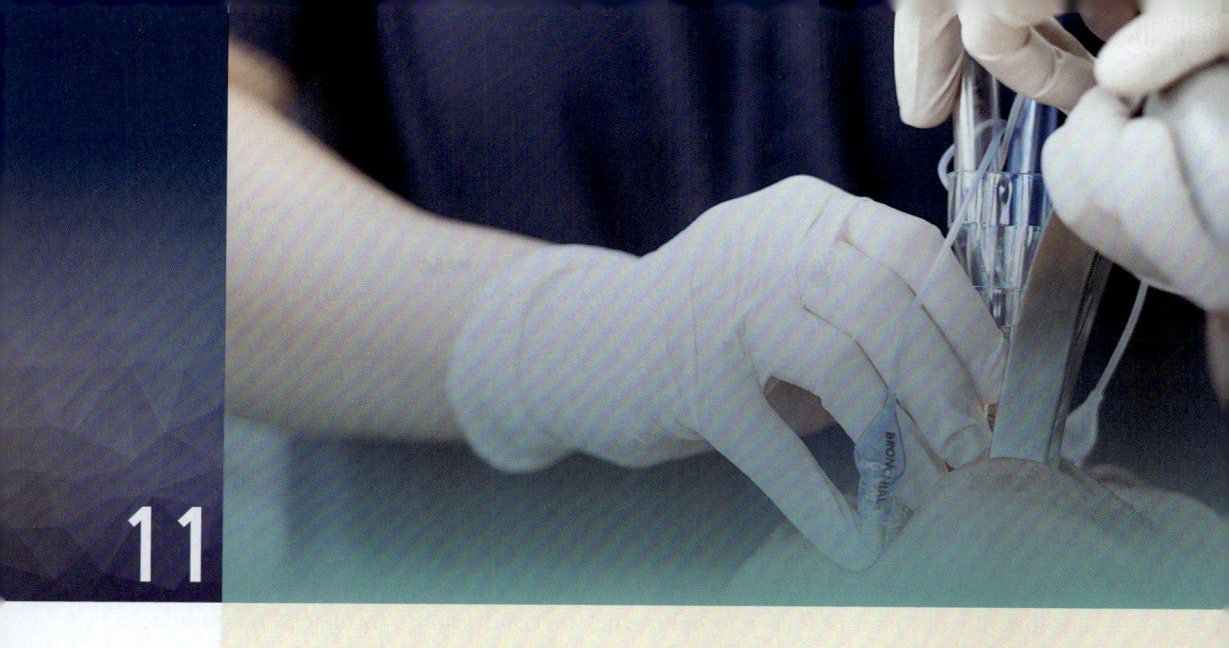

11

Ascédio José Rodrigues
Hélio Penna Guimarães

Particularidades da Via Aérea Difícil na Pediatria

INTRODUÇÃO

O manejo da via aérea difícil em crianças segue princípios e algoritmos semelhantes àqueles utilizados na via aérea difícil em adultos.

Dificuldades durante o posicionamento, na ventilação com máscara facial, na visualização da laringe, introdução do tubo traqueal e, nos casos mais graves, na identificação da cricoide para a via aérea cirúrgica, podem causar complicações graves e até mesmo fatais para o paciente.

Felizmente, a via aérea difícil não prevista é uma condição rara na Pediatria. Na prática, a maioria dos pacientes pediátricos é intubada com laringoscópio convencional. No entanto, antecipar problemas e estabelecer um plano alternativo para situações adversas são essenciais para conduzir o paciente com segurança, principalmente quando surgem imprevistos.

O registro NEAR III relatou 1.053 intubações pediátricas ao longo de um período de 10 anos. A incubação em sequência rápida foi usada em 81% dos casos, sendo o etomidato e a succinilcolina os agentes de indução e bloqueio neuromuscular mais usados (78% e 67%, respectivamente). Os laringoscópios de lâmina reta foram usados com mais frequência, em 94% dos casos, embora seu uso tenha diminuído (com aumento do uso da videolaringoscopia).

PRINCIPAIS CAUSAS DE VIA AÉREA DIFÍCIL NA PEDIATRIA

Na via aérea normal, o tamanho reduzido das estruturas nas crianças pode se traduzir em dificuldades para pessoas não habituadas na condução de intubação na população pediátrica. Existem ainda outras diferenças anatômicas próprias da idade, especialmente em crianças menores de 4 anos, e que podem influenciar no manuseio da via aérea:

- Occipital proeminente dificulta o posicionamento da cabeça;
- Língua relativamente maior ocupando a cavidade oral, que dificulta a introdução do laringoscópio e a visualização laríngea;
- Laringe mais anteriorizada prejudica a visualização com laringoscópio convencional;
- Epiglote maior e mole dificulta o manuseio;
- Cordas vocais anguladas;
- Estreitamento da subglote na cricoide.

Deformidades congênitas

Pacientes com anormalidades congênitas craniofacial e cervical podem facilmente ser identificados como possíveis portadores de via aérea difícil. Isso não significa que eles não poderão ser intubados com laringoscopia convencional, mas que o médico responsável pelo procedimento deverá ter um plano alternativo e se preparar para uma possível falha na intubação. Os obstáculos variam desde a dificuldade no posicionamento, na ventilação com máscara facial, até na colocação do laringoscópio, na abertura da boca, na extensão cervical. Incluímos neste grupo: síndrome de Apert, síndrome de Crouzon, síndrome de Pfeiffer, sequência de Pierre Robin, síndrome de Treacher Collins, síndrome de Goldenhar, síndrome de Hallermann-Streiff, síndrome Cornelia de Lange, síndrome de Beckwith-Wiedemann, acondroplasia, fissura labiopalatal, síndrome de Down, síndrome de Klippel-Feil, mucopolissacaridose, massas cervicais (higroma cístico, hemangioma, linfangioma, teratoma) (Quadro 11.1).

Existem ainda anormalidades congênitas não visíveis externamente, mas com acometimento laringotraqueal, e que necessitam de abordagem cuidadosa. Não raramente, mesmo que eletivamente, necessitam de via aérea cirúrgica (traqueostomia) ou intervenção cirúrgica para correção do defeito. Destacamos a laringomalácia, paralisia de cordas vocais, estenose subglótica, hemangioma laríngeo, cisto laríngeo, membrana laríngea, *cleft* laríngeo, estenose traqueal, traqueomalácia, atresia de laringe, compressões extrínsecas da via aérea central (anel vascular), traqueomalácia e estenose traqueal (Quadro 11.2).

Quadro 11.1 Síndromes que podem cursar com via aérea difícil.

- Síndrome de Apert
- Síndrome de Crouzon
- Síndrome de Pfeiffer
- Sequência de Pierre Robin
- Síndrome de Treacher Collins
- Síndrome de Goldenhar

- Síndrome de Hallermann-Streiff
- Síndrome Cornelia de Lange
- Síndrome de Beckwith-Wiedemann
- Síndrome de Down
- Síndrome de Klippel-Feil

Quadro 11.2 Anomalias congênitas da laringe e traqueia.

- Laringomalácia
- Paralisia de cordas vocais
- Estenose subglótica
- Hemangioma laríngeo
- Cisto laríngeo
- Membrana laríngea
- *Cleft* laríngeo
- Estenose traqueal
- Traqueomalácia
- Atresia de laringe
- Compressões extrínsecas da via aérea central (anel vascular)
- Traqueomalácia
- Estenose traqueal

Anormalidades adquiridas

Existem condições que podem caracterizar a criança previamente hígida em um paciente com via aérea difícil. Entre elas destacamos a aspiração de corpo estranho, laringite pós-intubação, estenose subglótica ou traqueal pós-intubação, laringite infecciosa, papilomatose laríngea, epiglotite, abscesso retrofaríngeo, traumas contundentes, queimaduras, choques anafiláticos com edema facial e neoplasias.

Independente da anormalidade ser congênita ou adquirida, geralmente elas acarretam em problemas semelhantes:

- Dificuldade para posicionar o doente no alinhamento ideal;
- Não é possível uma vedação boa da máscara facial e a ventilação fica prejudicada;
- Abertura da boca ou a cavidade oral estão comprometidas, dificultando o uso do laringoscópio;
- A exposição da laringe não é possível;
- A visibilização da laringe é boa, mas a passagem do tubo orotraqueal não é possível;
- A intubação é possível parcialmente, pois o tubo não progride adequadamente.

No entanto, cada caso deverá ser solucionado de acordo com o problema inicial do doente, com a experiência da equipe, com o material disponível e se a situação é eletiva ou emergencial. Nem sempre será possível "acordar" o doente. Em algumas situações, a única opção é ventilar.

AVALIAÇÃO DA VIA AÉREA NA CRIANÇA: LEMON APLICÁVEL?

As principais características da avaliação LEMON em crianças são:

- **Observar (*Look*):** a presença de características dismórficas está associada com anatomia anormal da via aérea e pode indicar dificuldade; Boca pequena, língua grande, queixo mais posterior e trauma facial importante.
- **Avaliar (*Evaluate*)** a regra 3:3:2: não foi avaliada em crianças; a avaliação geral da abertura bucal, do tamanho da mandíbula e da posição da laringe pode ser utilizada em seu lugar.
- **Mallampati:** o conceito de avaliação do tamanho da língua da criança em relação à sua cavidade oral segue sendo importante, embora os dados relativos ao valor preditivo do escore Mallampati sejam limitados em Pediatria. As crianças, especialmente aquelas em idade pré-escolar, têm poucas chances de colaborar com o teste.
- **Obstrução/Obesidade:** a obstrução é relativamente frequente em criança; anamnese e exame físico direcionados identificam a alteração de voz, silabarei, estridor e retrações que podem identificar obstrução patológica. Também a obesidade tem se acentuado em crianças.

- **Pescoço (*Neck*):** a imobilidade intrínseca da coluna cervical por anormalidades congênitas é muito rara e por condições adquiridas (p. ex., espondilite anquilosante e artrite reumatoide cervical) são quase inexistentes em crianças muito pequenas.

EQUIPAMENTOS PARA ABORDAGEM DA VIA AÉREA DIFÍCIL EM CRIANÇAS

Existem inúmeros equipamentos para abordagem da via aérea difícil em adultos. Muitos deles possuem variações específicas para a Pediatria, enquanto outros podem ser utilizados em crianças maiores. Descreveremos alguns equipamentos de via aérea difícil disponíveis para o uso em crianças.

A escolha do equipamento a ser usado depende da situação em que o paciente se encontra, especificamente se ele está na situação "não intubo, mas ventilo" ou em situação crítica "não intubo, não ventilo". Também é importante a experiência do médico com o equipamento a ser utilizado e qual a dificuldade encontrada (por ex. pouca abertura bucal, não é possível ver a glote). Não é recomendável que os equipamentos de via aérea difícil sejam manipulados por pessoal sem treinamento prévio.

- **Máscara laríngea:** permite a passagem às cegas por via oral. Seu uso requer treinamento, mas o aprendizado é rápido. O tamanho apropriado é baseado no peso do doente. É um dispositivo amplamente utilizado em adultos e crianças com e sem "via aérea difícil". Devido suas diversas vantagens, muitos recomendam a máscara laríngea como primeira opção no manejo da via aérea difícil.
- **Tubo laríngeo e tubo esôfago-traqueal combitube™:** permitem a intubação às cegas do esôfago e a ventilação do doente de forma "indireta" através de fenestras presentes nas laterais do tubo na altura da faringe. O treinamento necessário é pequeno. Não permite via aérea definitiva, mas como terapia de resgate é eficaz e de colocação rápida. Existem relatos de ruptura esofágica, laceração do seio piriforme e isquemia da mucosa oral pelo balão. Em ensaio clinico recentemente publicado, com avaliação de uso durante a RCP em adultos, o tubo laríngeo se mostrou superior à IOT para sobrevida e melhores desfechos neurológicos.
- **Via aérea cirúrgica:** raramente será necessária uma via aérea cirúrgica. No entanto, quando estiver indicada, é salvadora, pois consiste na última linha de tratamento. Em crianças é recomendada a cricotireoidostomia por punção, e a cirúrgica deve ser evitada. A traqueostomia cirúrgica, quando inevitável, deve ser realizada por pessoal especializado.
- **Bougie (gum elastic bougie):** dispositivo auxiliar para intubação traqueal tipo introdutor e eficiente em adultos. O uso na Pediatria é limitado, mas provavelmente apresenta os mesmos benefícios. Contraindicado quando a via aérea não é visível nem parcialmente. Pode haver lesão da via aérea.

- **Estilete luminoso:** permite a intubação às cegas sem a visualização das estruturas laríngeas. A grande desvantagem é o tempo prolongado para intubação e a própria intubação cega que facilita o trauma da via aérea. Existem equipamentos mais recentes e mais eficientes que permitem a intubação com visualização da laringe. Em recente estudo clínico em adultos, o bougie se mostrou superior a esta técnica.

- **Estiletes ópticos:** combinam algumas características dos broncoscópios em associação com os estiletes luminosos. Permitem a visibilização da via aérea. São úteis em pacientes com pequena abertura bucal e pouca mobilidade cervical. São contraindicados na presença de sangue ou grande quantidade de secreção.

- **Broncoscópio flexível:** apesar da necessidade de treinamento intensivo e do alto custo do equipamento, é considerado gold standard no manejo da via aérea difícil. Está contraindicado em situações de emergência, na presença de sangue e de quantidade excessiva de secreção.

- **Videolaringoscópios:** proporcionam a visibilização da glote em um monitor e a intubação traqueal é acompanhada em tempo real. São equipamentos práticos, resistentes e de rápido aprendizado, sendo seu manuseio intuitivo quando nas mãos de médicos mais experientes à intubação com laringoscópio convencional.

Referências consultadas

1. King, BR, Hagberg, CA. Management of the difficult airway. In: Textbook of Pediatric Emergency Medicine Procedures, 2nd edition, King, C, Henretig, FM (Eds), Lippincott, Williams & Wilkins, Philadelphia 2008; p.191.

2. Semjen F, Bordes M, Cros AM. Intubation of infants with Pierre Robin syndrome: the use of the paraglossal approach combined with a gum-elastic bougie in six consecutive cases. Anaesthesia 2008; 63:147.

3. Infosino A. Pediatric upper airway and congenital anomalies. Anesthesiol Clin North America 2002; 20:747.

4. Walker RW, Ellwood J. The management of difficult intubation in children. Paediatr Anaesth 2009; 19 Suppl 1:77. Teoh CY, Lim FS. The Proseal laryngeal mask airway in children: a comparison between two insertion techniques. Paediatr Anaesth 2008; 18:119.

5. Dingeman RS, Goumnerova LC, Goobie SM. The use of a laryngeal mask airway for emergent airway management in a prone child. Anesth Analg 2005; 100:670.

6. Agrò F, Frass M, Benumof J, et al. The esophageal tracheal combitube as a non-invasive alternative to endotracheal intubation. A review. Minerva Anestesiol 2001; 67:863.

7. Luten, RC, Godwin, SA. Pediatric airway techniques. In: Manual of Emergency Airway Management, 2nd, Walls, RM (Eds), Lippincott Williams & Wilkins, Philadelphia 2004; p.228.

8. Davis L, Cook-Sather SD, Schreiner MS. Lighted stylet tracheal intubation: a review. Anesth Analg 2000; 90:745.

9. Ellis DG, Jakymec A, Kaplan RM, et al. Guided orotracheal intubation in the operating room using a lighted stylet: a comparison with direct laryngoscopic technique. Anesthesiology 1986; 64:823.

10. Shukry M, Hanson RD, Koveleskie JR, Ramadhyani U. Management of the difficult pediatric airway with Shikani Optical Stylet. Paediatr Anaesth 2005; 15:342.

11. Berthelsen P, Prytz S, Jacobsen E. Two-stage fiberoptic nasotracheal intubation in infants: a new approach to difficult pediatric intubation. Anesthesiology 1985; 63:457.

12. Heard CM, Caldicott LD, Fletcher JE, Selsby DS. Fiberoptic-guided endotracheal intubation via the laryngeal mask airway in pediatric patients: a report of a series of cases. Anesth Analg 1996; 82:1287

13. Cooper RM, Pacey JA, Bishop MJ, McCluskey SA. Early clinical experience with a new videolaryngoscope (GlideScope) in 728 patients. Can J Anaesth 2005; 52:191.

14. Vanderhal AL, Berci G, Simmons CF Jr, Hagiike M. A videolaryngoscopy technique for the intubation of the newborn: preliminary report. Pediatrics 2009; 124:e339.

15. Pallin DJ, Dwyer RC, Walls RM, et al. Techniques and trends, success rates, and adverse events in emergency department pediatric intubations: a report from the National Emergency Airway Registry. Ann Emerg Med. 2016;67(5):610–615.

16. Mansano AM, Módolo NSP, Silva L, et al. Bedside tests to predict laryngoscopic difficulty in pediatric patients. Int J Pediatr Otorhinolaryngol. 2016;83:63–68.

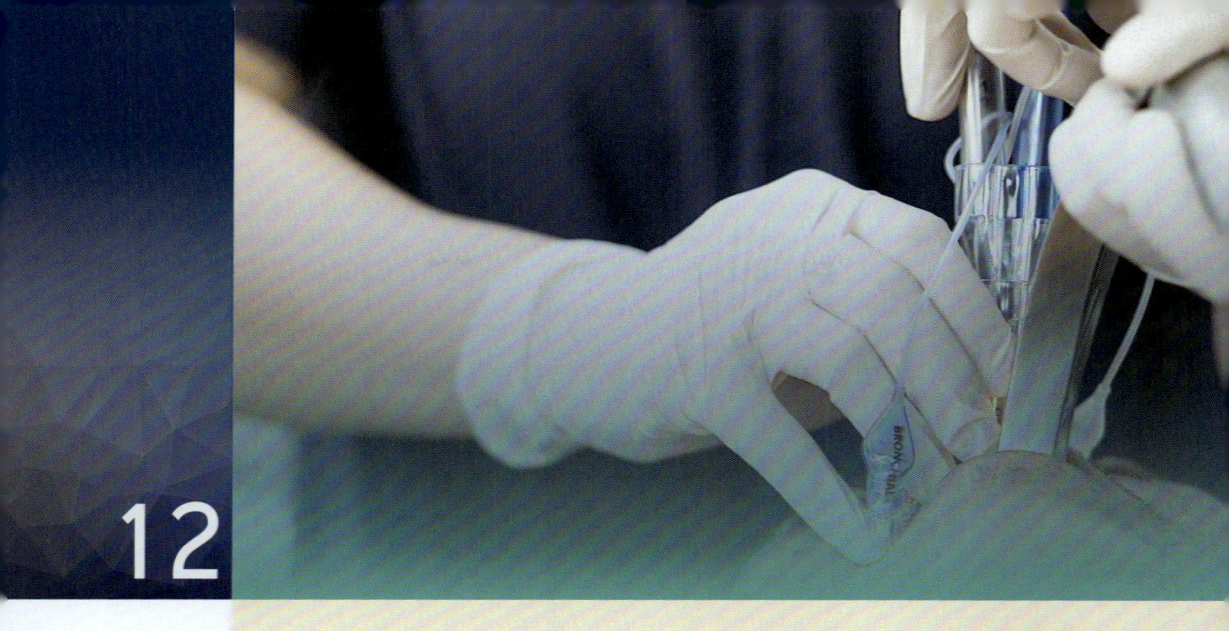

Hélio Penna Guimarães
Kaile de Araújo Cunha
Fernanda Ariane Mendes Costa

Algoritmos e Fluxogramas para Abordagem das Vias Aéreas

INTRODUÇÃO

A abordagem das vias aéreas, particularmente no Departamento de Emergência, demanda rapidez, segurança e implementação de algoritmos e fluxogramas que possam agilizar os processos de decisão e abordagem destes procedimentos fundamentais ao paciente.

IDENTIFICANDO A VIA AÉREA FALHA

A via aérea falha pode ocorrer se houver falha em manter a saturação de oxigênio acima de 90% durante ou após três tentativas falhas na laringoscopia ("NINO ou não intubo e não ventilo"), falência na tentativa de intubação frente a uma situação em que se faz necessário agir para acessar a via aérea.

O procedimento mais adequado para evitar a falha no manuseio da via aérea é identificar previamente as potenciais dificuldades para ventilar com bolsa-valva-máscara (VBVM), intubar (IOT), utilizar um dispositivo extraglótico (DEG) ou executar um procedimento de acesso cirúrgico (cricotireotomia).

AVALIANDO DIFICULDADE PARA VENTILAR COM VBVM

Em situações de emergência, avalie a dificuldade de VBVM por meio do mnemônico ROMAN:

R	Radiação/Restrição;
O	Obesidade/Obstrução/Apneia Obstrutiva do Sono;
M	Vedação da Máscara/Mallampati/Sexo Masculino: Barba cerrada;
A	Idade (Age): acima de 55 anos;
N	Nenhum dente.

Dificuldade na laringoscopia: LEMON

Em situações de emergência, avalie a dificuldade de laringoscopia por meio do mnemônico LEMON, desenvolvido Walls & Brown:

L	Olhe (*look*) externamente:
E	Avalie (*evaluate*) com a regra 3-3-2;
M	Mallampati, escala de;
O	Obstrução/Obesidade;
N	Mobilidade cervical (*neck*).

Dificuldade com DEG: RODS

Em situações de emergência, avalie a dificuldade de uso de dispositivos extraglóticos por meio do mnemônico RODS:

R	Restrição;
O	Obstrução/Obesidade;
D	Distorção ou Rompimento da Via Aérea;
S	Distância Tireomentoniana Curta (*short*).

Dificuldade na via aérea cirúrgica: SMART ou SHORT

Em situações de emergência avalie a dificuldade de acesso cirúrgico por meio do mnemônico SMART ou SHORT:

S	Cirurgia (*surgery*) (recente ou remota);
M	Massa;
A	Acesso/Anatomia;
R	Radiação (e outras deformidades ou fibrose);
T	Tumor.

Ou

S	Cirurgia (*surgery*) (recente ou remota);
H	Hematoma;
O	Obstrução;
R	Radiação (e outras deformidades ou fibrose);
T	Tumor ou trauma.

ALGORITMO UNIVERSAL PARA ABORDAGEM A VIA AÉREA DE EMERGÊNCIA

Esse algoritmo desenvolvido por Walls & Brown apresenta de forma didática todos os algoritmos passíveis do emergencista se defrontar em um ambiente de manuseio das vias aéreas, a saber: em verde, a via aérea imediata, em amarelo, a via aérea difícil, em vermelho, a via aérea falha (Figura 12.1).

Algoritmo principal

Algoritmo principal inicial envolve a maioria das situações de abordagem direta a via aérea (Figura 12.2)

Algoritmo para via aérea imediata

Algoritmo reservado para situações em que há imediata necessidade de abordagem da via aérea devido à condição de inconsciência ou quase morte (Figura 12.3).

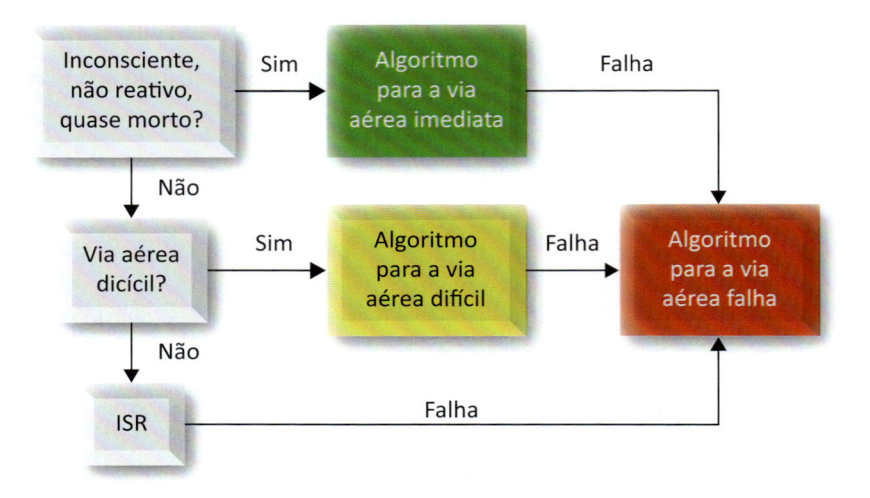

Figura 12.1. Algoritmo universal de abordagem as vias aereas.
Fonte: adaptado de Walls & Brown (© 2017 The Difficult Airway Course: Emergency).

Algoritmo para via aérea difícil

Neste Algoritmo o ponto chave inicial é "Pedir ajuda", que representa um passo opcional que depende das circunstâncias clínicas específicas, da habilidade do profissional, do equipamento e dos recursos disponíveis e da disponibilidade de pessoal adicional. A ajuda pode incluir pessoas, equipamentos especiais para a via aérea ou ambos (Figura 12.4).

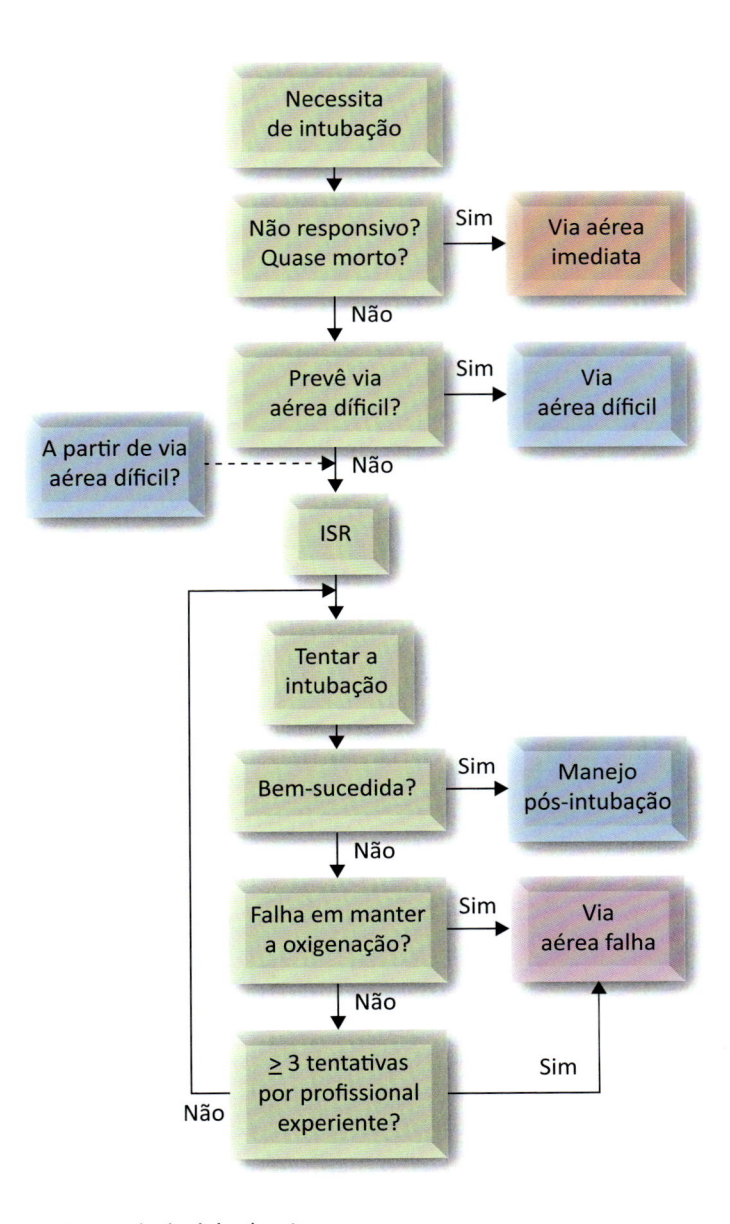

Figura 12.2. Algoritmo principal da via aérea.
Fonte: adaptada de Walls & Brown (© 2017 The Difficult Airway Course: Emergency).

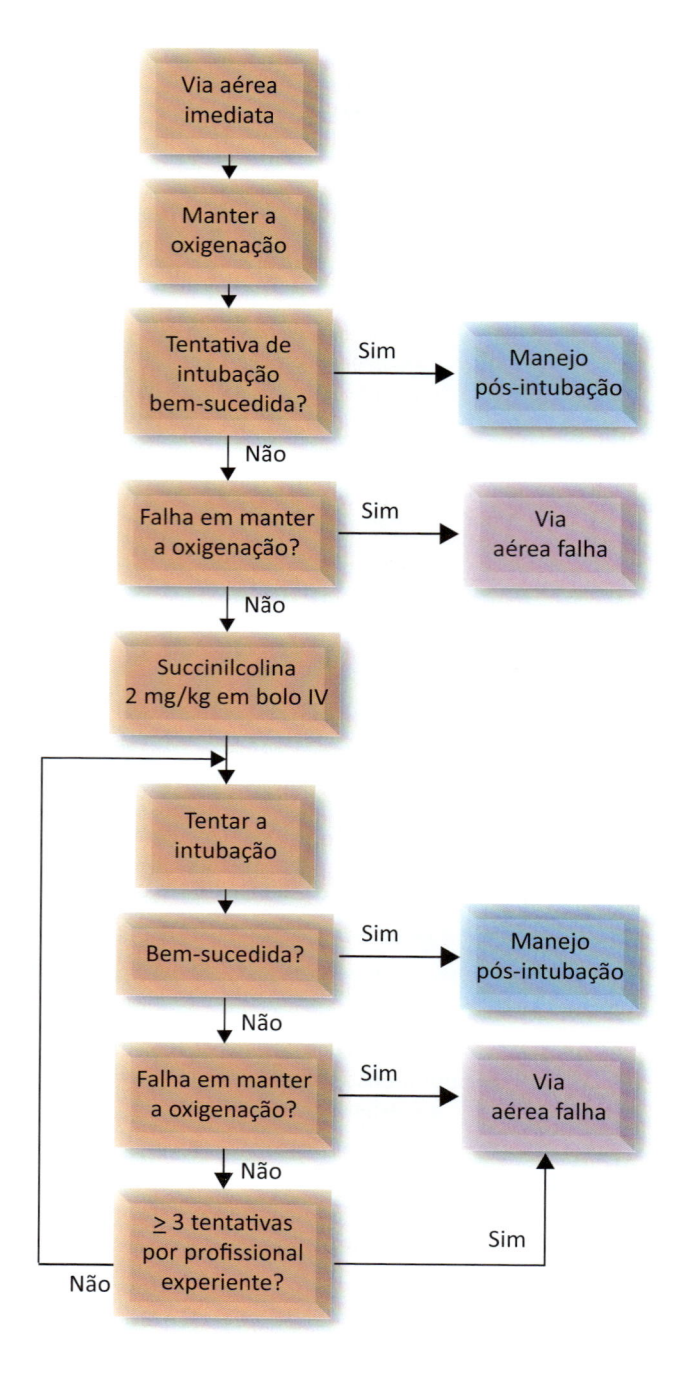

Figura 12.3. Algoritmo para a via aérea imediata.
Fonte: adaptada de Walls & Brown (© 2017 The Difficult Airway Course: Emergency).

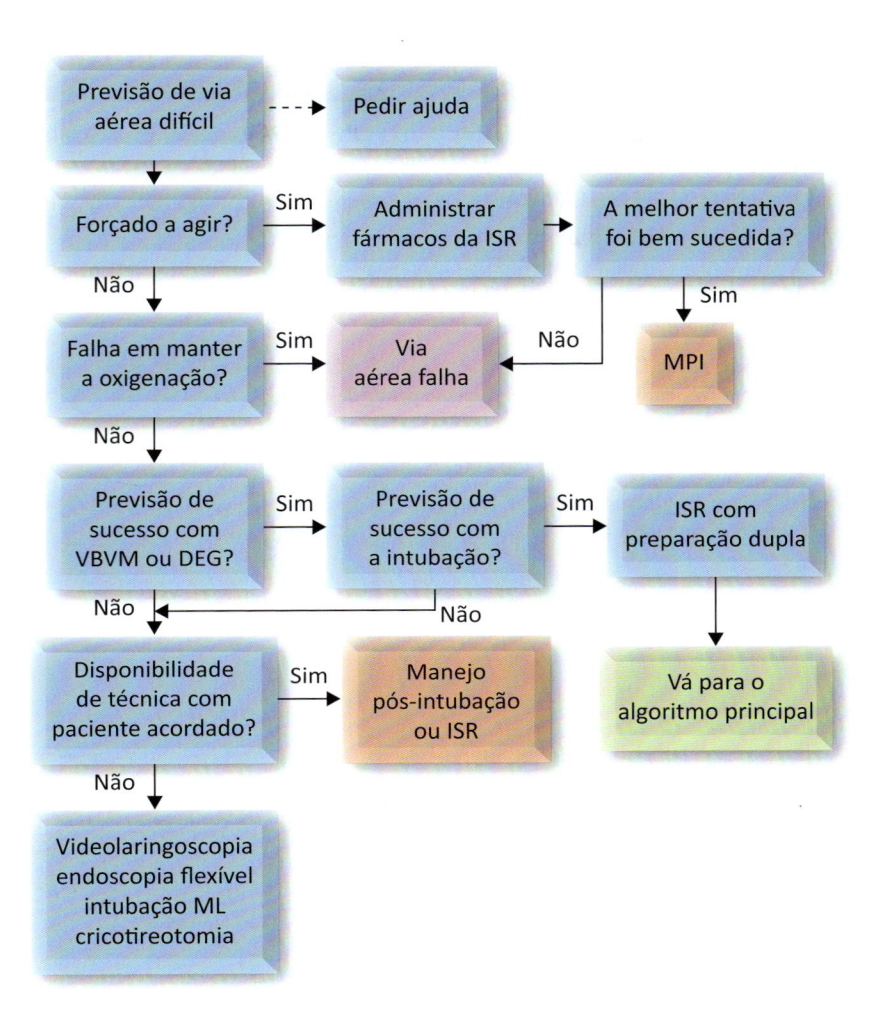

Figura 12.4. Algoritmo para a via aérea difícil.
Fonte: adaptada de Walls& Brown (© 2017 The Difficult Airway Course: Emergency).

Referências consultadas

1. Lee A, Fan LT, Gin T, et al. A systematic review (meta-analysis) of the accuracy of the Mallampati tests to predict the difficult airway. Anesth Analg. 2006;102(6):1867-1878.

2. Reed MJ, Dunn MJ, McKeown DW. Can an airway assessment score predict difficulty at intubation in the emergency department? Emerg Med J. 2005;22(2):99-102.

3. Brown CA 3rd, Bair AE, Pallin DJ, et al; National Emergency Airway Registry (NEAR) Investigators. Improved glottic exposure with the Video Macintosh Laryngoscope in adult emergency department tracheal intubations. Ann Emerg Med. 2010;56(2):83-88.

4. Sakles JC, Mosier J, Chiu C, et al. A comparison of the C-MAC video laryngoscope to the Macintosh direct laryngoscope for intubation in the emergency department.

5. Brown CA 3rd, Bair AE, Pallin DJ, et al; NEAR III Investigators. Techniques, success, and adverse events of emergency department adult intubations. Ann Emerg Med. 2015;65(4):363-370.

6. Hagiwara Y, Watase H, Okamoto H, et al. Prospective validation of the modified LEMON criteria to predict difficult intubation in the ED. Am J Emerg Med. 2015;33(10):1492-1496.

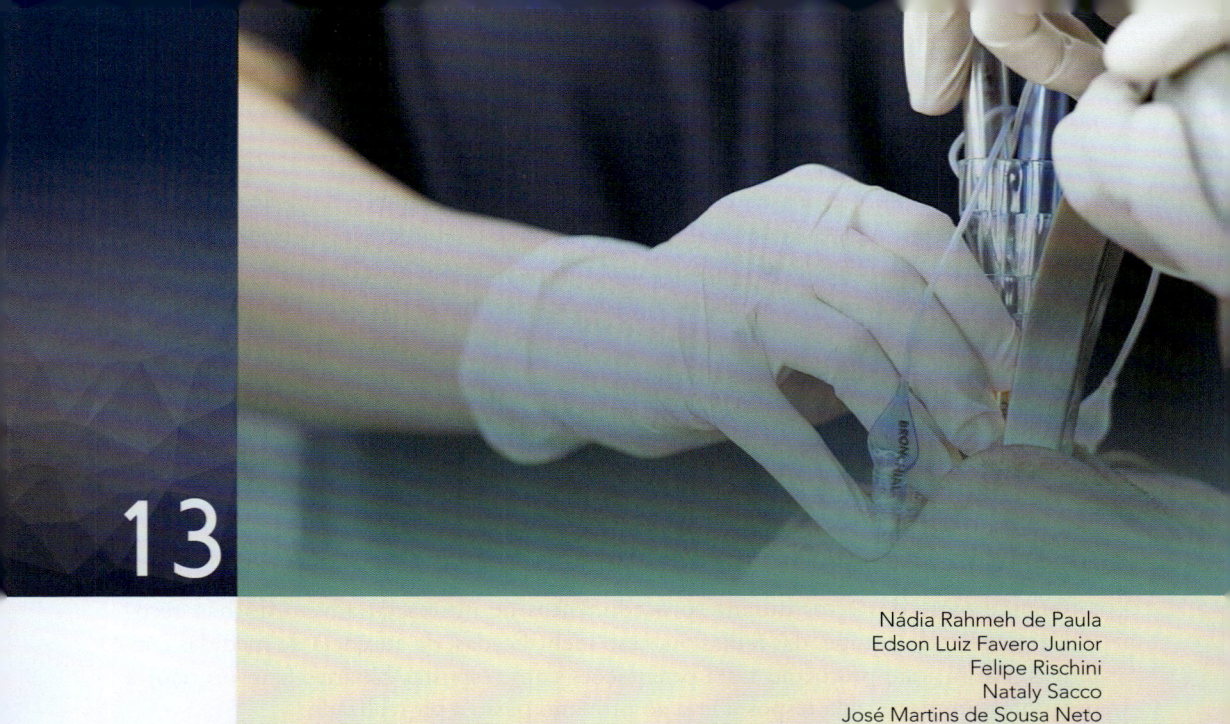

Nádia Rahmeh de Paula
Edson Luiz Favero Junior
Felipe Rischini
Nataly Sacco
José Martins de Sousa Neto

Protocolo de Atendimento à Via Aérea Difícil para Time de Resposta Rápida – TRR

INTRODUÇÃO

Sabe-se que o cuidado de pacientes graves, seja no Departamento de Emergência ou nos atendimentos pelo Time de Resposta Rápida (TRR), em cenários como leitos de enfermaria e observação, exige extrema concentração e tomada de decisões rápidas e assertivas, além do conhecimento técnico e teórico adequado. Nesse contexto, de forma crescente, protocolos e fluxogramas vêm sendo desenvolvidos com base em evidências, experiência de múltiplas equipes e perfis de serviços, com o objetivo de guiar o profissional de saúde no manejo adequado dessas situações. O estabelecimento adequado de via aérea é primordial no atendimento a qualquer situação de emergência, sendo a primeira causa de óbito no insucesso. Este protocolo objetiva atualizar definições de via aérea difícil e falha de intubação, bem como propor técnicas para avaliação de via aérea e seu manejo, além dos passos a serem seguidos pelo TRR de modo a reduzir a influência negativa de fatores como alterações anatômicas inerentes ao paciente, situações de emergência com estresse da equipe, falhas de equipamento etc., visando à sistematização da intervenção e otimização dos resultados, com melhores índices de sobrevida e recuperação. Ressalte-se, por oportuno, que o presente protocolo há de ser utilizado como uma referência para o melhor atendimento, sem afastar, todavia, a necessidade de julgamento clínico individualizado.

O PROTOCOLO

Algoritmo principal no manejo de vias aéreas

Grande parte dos erros durante procedimentos de intubação advém do não reconhecimento, pela equipe, das falhas ou, caso identificadas, da ausência de medidas corretivas. Assim, este protocolo trará orientações com respostas binárias (sim ou não) a perguntas simples e cada resposta leva ao próximo passo a ser realizado.

O algoritmo principal no manejo de vias aéreas se inicia na decisão de intubação e termina com a garantia de via aérea avançada.

a) *Trata-se de uma via aérea crítica?* Pacientes arresponsivos, em parada cardiorrespiratória ou respiratória, em *"gasping"* ou com previsão de evolução para PCR após laringoscopia e na impossibilidade de pré-oxigenação adequada por hipoxemia severa estabelecida, definem a situação de "via aérea crítica".

Caso a resposta a esta pergunta-chave seja positiva, interrompe-se imediatamente o algoritmo principal e inicia-se o algoritmo para via aérea crítica.

Respondendo negativamente a este questionamento, passar-se-á para a próxima pergunta chave.

b) *Trata-se de uma via aérea difícil?* Após avaliação sobre dificuldade de laringoscopia e intubação (LEMONS), ventilação BMV (MOANS), uso de dispositivos extraglóticos (RODS) e de realização de cricotireoidostomia cirúrgica (SMART), é possível responder a esta pergunta. Em caso positivo, interrompe-se este algoritmo e inicia-se o algoritmo de via aérea difícil e, em caso negativo, passa-se ao próximo passo.

c) *Realização de sequência rápida de intubação (SRI).* Definida como uma sequência de medidas e medicações adotadas para intubações em situação de emergência que visa especialmente a pré-oxigenação e forte indução anestésica seguida de rápido bloqueio neuromuscular para que não haja a necessidade de ventilação BMV e aumento do risco de broncoaspiração.

- A oferta de oxigênio a 100% durante três minutos ou, se for possível solicitar ao paciente que inspire profundamente algumas vezes. A mesma oferta por menor tempo é capaz de permitir alguns minutos de apneia durante as tentativas de intubação sem que ocorra dessaturação de hemoglobina.

Recomenda-se que, em obesos, esse processo seja feito com decúbito a 30 graus para melhores resultados, além de manutenção de cateter nasal a cinco litros por minuto durante as tentativas de intubação, visando retardar o processo de dessaturação, mais expressivo neste grupo de pacientes.

- Pré-tratamento consiste na administração de drogas que possam minimizar os possíveis efeitos adversos advindos da intubação ou laringoscopia, como hiperreatividade de vias aéreas altas e baixas, aumento da pressão intracraniana e descarga adrenérgica reflexa. Desta forma, o uso de pré-drogas está indicado em patologias de vias aéreas (asma, DPOC, hiper-reatividade com broncoespasmo agudo secundário a qualquer patologia), situações com possibilidade de hipertensão intracraniana (TCE, AVC, rebaixamento do nível de consciência sem etiologia definida etc.) e possíveis portadores de doença cardiovascular.

Atualmente há grande discussão em torno do uso de fentanil no Departamento de Emergência devido ao seu alto potencial de instabilidade hemodinâmica. Processo de Evidências atuais indicam que seu uso NÃO seja feito de rotina, mas apenas nos casos de hipertensão intracraniana e/ou emergências hipertensivas, quando não há potencial instabilidade hemodinâmica.

- **Fentanil:** dose 3 mcg/kg, três minutos antes da administração de indução e bloqueio neuromuscular. Evitar em pacientes com choque (compensado ou descompensado) e *status* hemodinâmico muito dependente de tônus simpático. Não utilizar para ISR em crianças. Categoria C em gestantes. – Indução e paralisia. Uso de potente indutor administrado rapidamente seguido de imediata administração de bloqueio neuromuscular. Permite a sedação e indução de apneia, seguida da intubação, sem que ocorra dessaturação ou a necessidade de ventilação BMV.

- **Indução: etomidato**: dose 0,3 mg/kg em pacientes euvolêmicos e hemodinamicamente estáveis; 0,2 mg/kg em doentes instáveis. Droga de indução de escolha na maioria das situações de ISR por manter estabilidade hemodinâmica, podendo ser usado em crianças. Evitar, se possível, o uso em pacientes sob suspeita de sepse e choque séptico (pelo bloqueio a b-11-hidroxilase e redução de produção adrenérgica de cortisol). Categoria C em gestantes.

- **Cetamina**: dose 1,5 mg/kg. Droga indutora de escolha em doentes com hiper-reatividade de vias aéreas. Ponderar como escolha para doentes sépticos. Como o etomidato, possui poucos efeitos deletérios sobre *status* hemodinâmico. Não utilizar em gestantes e atentar para possíveis alucinações. Preferência em suspeitas de hipertensão intracraniana.

- **Propofol**: dose 1,5 mg/kg em pacientes euvolêmicos e hemodinamicamente estáveis; 0,75 a 1 mg/kg se instabilidade hemodinâmica. Não há contraindicações absolutas ao uso e é o indutor de escolha em gestantes. Todavia, se possível, evitar uso em situações passíveis de instabilidade hemodinâmica e/ou depressão inotrópica miocárdica.
- **Midazolan**: dose 0,2-0,3 mg/kg. Atualmente pouco recomendado para ISR por demora para início da ação e efeito colateral de depressão miocárdica e redução severa da resistência vascular, gerando instabilidade hemodinâmica considerável.

Bloqueio neuromuscular:

- **Succinilcolina:** dose 1,5 mg/kg EV; 4 mg/kg IM se situações extremas de ameaça à vida e impossibilidade de acesso venoso. Persiste como bloqueador de escolha pelo rápido início de ação (45 segundos) e tempo de duração curto (6 a 10 minutos). Contraindicado em pacientes com história familiar de Hipertermia Maligna (HM), portadores de distrofias musculares ou qualquer miopatia crônica (pelo risco de hipercalemia por rabdomiólise). Em pacientes com hipercalemia prévia (como nefropatas) o uso pode ser indicado a não ser que haja outra condição causadora de hipercalemia severa sob o uso da succinilcolina. Em politraumatizados, grande queimados, portadores de TCE, AVC, TRM (trauma raquimedular), caso o uso seja nos primeiros cinco dias do evento, este não se relaciona com hipercalemia e, portanto, está indicado. Atentar para os efeitos colaterais e possíveis intervenções como HM (uso imediato de dantrolene sódico), hipercalemia, bradicardia (administração de atropina), trismo (fazer rocurônio 1 mg/kg).
- **Rocurônio**: dose 1 mg/kg EV. Droga de escolha para ISR quando bloqueadores despolarizantes (Succinilcolina) estão contraindicados.

d) *Intubação bem-sucedida?* Se a intubação foi bem-sucedida, encerra-se o algoritmo e iniciam-se cuidados pós-intubação. Caso a resposta tenha sido negativa, segue-se o algoritmo principal.

e) *A oxigenação do paciente pode ser mantida?* Com a primeira tentativa de intubação falha, frequentemente é possível laringoscopar novamente o paciente sem introdução de ventilação BMV, devido à pré-oxigenação prévia (se saturação periférica de O_2 >90%). Caso os níveis de saturação de oxigênio caiam abaixo de 90%, a primeira medida a ser feita é instituir ventilação com bolsa-máscara-válvula (Ambu) sob técnica otimizada. Se desta forma for possível oxigenar adequadamente o paciente, segue-se neste algoritmo para próxima pergunta e, se a oxigenação não pode ser obtida, imediatamente deve ser reconhecida via aérea falha e iniciado respectivo algoritmo. O atraso no diagnóstico de via aérea falha e sua conduta específica frequentemente traz desfechos desfavoráveis evitáveis.

f) *Foram feitas três tentativas de intubação por um profissional experiente?*
Considerada a natureza de Hospital Escola e centro de treinamento em serviço para estudantes de Medicina e médicos residentes, ocasionalmente o procedimento de

intubação é realizado por profissional não experiente. Desta forma, este protocolo estabelece que, desde que mantida a capacidade de oxigenação adequada, duas tentativas de intubação via laringoscopia direta podem ser realizadas por profissional não experiente, seguidas de, no máximo três tentativas de intubação por profissional experiente (sugerindo-se a utilização do Airtraq, disponível em nosso arsenal de dispositivos, em pelo menos uma delas) antes de declarar via aérea falha e iniciar o respectivo algoritmo. Frequentemente um profissional experiente não precisará de mais de uma tentativa para evidenciar via aérea falha, de forma que não são obrigatórias três tentativas para tal diagnóstico.

Contudo, após esse número de laringoscopias, necessariamente deve ser feito o diagnóstico de via aérea falha e instituído seu protocolo.

ALGORITMO DE VIA AÉREA CRÍTICA

Para acionamento deste algoritmo, deve-se identificar pacientes arresponsivos, em parada cardiorrespiratória ou respiratória, em "gasping" ou com previsão de evolução para PCR após laringoscopia, os quais necessitarão obtenção imediata de vias aéreas, presumindo-se, assim, a ocorrência simultânea de ventilação BMV.

a) *Intubação imediata.* Nessas situações críticas está indicada a intubação orotraqueal imediata sem uso de medicações, com taxas de sucesso semelhantes ao uso de SRI devido à ausência de tônus muscular.

b) *A intubação foi bem-sucedida?* Caso a realização de intubação tenha corrido com sucesso, procede-se à ressuscitação adequada e aos posteriores cuidados. Caso não tenha sido possível intubar, inicia-se oxigenação através de ventilação BMV ou introdução de dispositivos extraglóticos.

c) *A oxigenação está adequada?* Neste cenário de via aérea crítica, a boa oxigenação será avaliada pela cor do paciente, expansão torácica, sensação de pouca resistência ao ar pelo manuseio do dispositivo Ambu etc., haja vista a impossibilidade frequente do uso de oximetria de pulso nesses pacientes. Considerada adequada a oxigenação, outras tentativas de intubação poderão ser realizadas, sempre por profissional experiente, conforme próximo passo. Não obtida a oxigenação almejada, apenas mais uma rápida tentativa de intubação por profissional experiente poderá ser realizada e, caso negativa, imediatamente diagnostica-se situação de NINV (não intuba, não ventila), em situação de via aérea crítica, abrindo-se protocolo de via aérea falha.

d) *Administração de succinilcolina 2 mg/kg EV.* Com o insucesso da intubação, é razoável presumir que o paciente não apresentava relaxamento muscular pleno apesar da condição definidora de via aérea crítica. Assim, usa-se bloqueador neuromuscular, em dose acima do habitual devido ao comprometimento circulatório, distribuição e tempo de ação, com continuidade de ventilação BMV por 60 a 90 segundos para permitir ação adequada da droga.

e) *Tentar novamente intubação.* Após ventilação por tempo adequado para efeito da succinilcolina.

f) *Intubação bem-sucedida?* Se o paciente foi intubado, prossegue-se à reanimação e cuidados pós-intubação. Em negativa, e desde que presente oxigenação adequada, outra tentativa deverá ser realizada.

g) *A oxigenação está adequada?* Se em qualquer momento for evidenciada oxigenação pobre, identifica-se NINV e via aérea falha, com necessidade de abertura deste algoritmo.

h) *Mais de três tentativas de intubação por profissional experiente foram realizadas?*

Contadas as tentativas após administração de succinilcolina e sendo ao menos uma com o uso do dispositivo Airtraq. Se resposta positiva, abre-se prontamente algoritmo de via aérea falha.

ALGORITMO DE VIA AÉREA DIFÍCIL

Indicada intubação, sempre que possível avaliar preditores de via aérea difícil, como já descritos e, se identificada, inicia-se este algoritmo.

a) *Chame ajuda!* Este box está após linha pontilhada por ser opcional e depender do equipamento disponível. Usualmente o atendimento do TRR corresponde à ajuda e esta ação do algoritmo pode corresponder, por exemplo, à solicitação do dispositivo laringoscópico óptico (Airtraq).

b) *O operador é forçado a agir imediatamente?* Em algumas situações, ainda que sejam identificados preditores de via aérea difícil, o paciente está à beira de falência respiratória ou início de via aérea crítica, forçando o médico responsável a providenciar via aérea definitiva imediatamente. Por exemplo, paciente grande obeso em broncoespasmo grave apresentando diaforese, agitação e não cooperativo: apesar de possível via aérea difícil, exige intubação imediata. Nessas situações, o responsável deverá utilizar SRI para permitir ventilação/oxigenação seja com DSG ou BMV, buscando criar a melhor situação possível para proceder com intubação de acordo com experiência pessoal, seja laringoscopia direta ou com o uso do Airtraq. Caso não seja uma dessas situações, move-se para o próximo passo.

c) *Há tempo suficiente?* Considera-se tempo em relação à oxigenação. Se o paciente com indicação de intubação possui capacidade de oxigenação > 90%, então será possível estratégia e preparação de várias abordagens à via aérea difícil. No entanto, na ausência de boa saturação, então fornecimento de O_2 complementar e até BMV serão instalados.

Caso ainda assim não seja possível otimizar oxigenação, segue-se prontamente ao protocolo de via aérea falha, pois tal situação assemelha-se à NINV (não intuba presumida por tratar-se de via aérea difícil). Na presença de tempo/oxigenação adequados, segue-se ao próximo passo.

d) *Apesar dos preditores de via aérea difícil, está indicada SRI?* Na avaliação de via aérea difícil, é temerário o uso de bloqueador neuromuscular e apresentação de apneia, na impossibilidade de ventilação, troca gasosa e oxigenação do paciente. Assim, para responder a esta pergunta, há que se avaliar a possibilidade de boa ventilação com BMV ou DEG ("NOANS" e "RODS") e, após, as chances de intubação com sucesso, ainda que tenha sido avaliada possível via aérea difícil. Em caso positivo, procede-se com SRI, preferencialmente com dispositivo laringoscópio óptico e necessariamente com preparo do médico e equipe para uma abordagem alternativa de via aérea, como cricotireoidostomia cirúrgica. Em caso negativo, exceto no cenário em que o operador é forçado a agir (vide acima), estará contraindicado o uso de SRI e passar-se-á ao próximo passo.

e) *Realizar laringoscopia com o paciente acordado.* Pedra angular do manejo de via aérea difícil, a visualização da glote com o paciente sem indução profunda e bloqueio neuromuscular permite uma avaliação objetiva do grau de dificuldade de intubação sem que haja perda da patência, capacidade de ventilação e oxigenação pelo próprio paciente. Evidenciada possibilidade de intubação com laringoscopia (seja direta ou através de videolaringoscópio, fibra óptica ou laringoscópio óptico), pode-se proceder com intubação neste momento (em casos de possível evolução para piora, como angioedema, queimadura de vias aéreas etc) ou evoluir com ISR e posterior intubação (em casos de dificuldade crônica, como na presença de espondilite anquilosante, por exemplo).

- **Lidocaína gel 2%:** aplicar na base da língua com espátula abaixadora de língua cerca de 6 mL (60 mg) e deixar agir por 2 a 3 minutos mantendo a língua fora da cavidade oral, se necessário com controle manual. Com o aquecimento, o gel se tornará líquido e escorrerá para hipofaringe, arcos palatofaríngeos, valéculas e nervo glossofaríngeo. Uso de lidocaína *spray* também pode ser realizado.

- **Cetamina:** 0,2 a 1 mg/kg EV aplicados lentamente (se infusão rápida, maior risco de rigidez muscular importante). Medicação de escolha pelo efeito anestésico e indutor hipnótico sem, contudo, causar depressão respiratória ou miocárdica. Outros indutores podem ser utilizados de acordo com a experiência do médico em situações como redução de fraturas, procedimentos dolorosos etc. Se foi possível intubação orotraqueal (IOT) durante visualização com paciente acordado ou após SRI realizada em sequência à laringoscopia acordado, inicia-se cuidados pós-intubação. Do contrário, ir ao próximo passo.

f) *Escolha uma abordagem alternativa de via aérea.* Nesse ponto temos um doente com provada via aérea difícil e, após laringoscopia (realizada com o paciente acordado) evidenciando pobre visualização glótica, e, portanto, não candidato à ISR, é preciso escolher outro meio para intubação. São eles: laringoscópio óptico (Airtraq), estilete óptico, endoscópios flexíveis, videolaringoscópios, Combitubo (por permitir intubação com *bugie* através do dispositivo de fácil inserção) e, por fim, cricotireoidostomia cirúrgica ou por punção. O objetivo a ser atingido é a obtenção de via aérea definitiva, ou seja, instalação de cânula com "*cuff*" insuflado na traqueia.

ALGORITMO DE VIA AÉREA FALHA

Em vários momentos dos fluxogramas acima, foram evidenciadas vias aéreas falhas, definidas como: uma falha de tentativa de IOT na impossibilidade de oxigenação adequada **OU** mais de três tentativas malsucedidas de IOT **OU** falha da melhor possibilidade de tentativa de IOT durante a situação em que o médico é forçado a agir imediatamente (assemelha-se à NINV, ainda que seja possível oxigenação adequada). Diferentemente do algoritmo de via aérea difícil, neste caso o objetivo é fornecer oxigenação adequada, mesmo sem a obtenção de via aérea definitiva, como, por exemplo, posicionamento de Combitube ou máscara laríngea. Dessa forma, evita-se a morte e desfechos como lesão cerebral hipóxico-isquêmica até que seja possível obter via aérea avançada definitiva (Figura 13.1).

a) *Chame ajuda!* Neste passo, como em via aérea difícil, chamar ajuda pode significar avaliação da equipe de cirurgia ou anestesia, bem como a solicitação de equipamento extra, como dispositivos extraglóticos (máscara laríngea, Combitubo, Airtraq, videolaringoscópio, material para cricotireoidostomia).

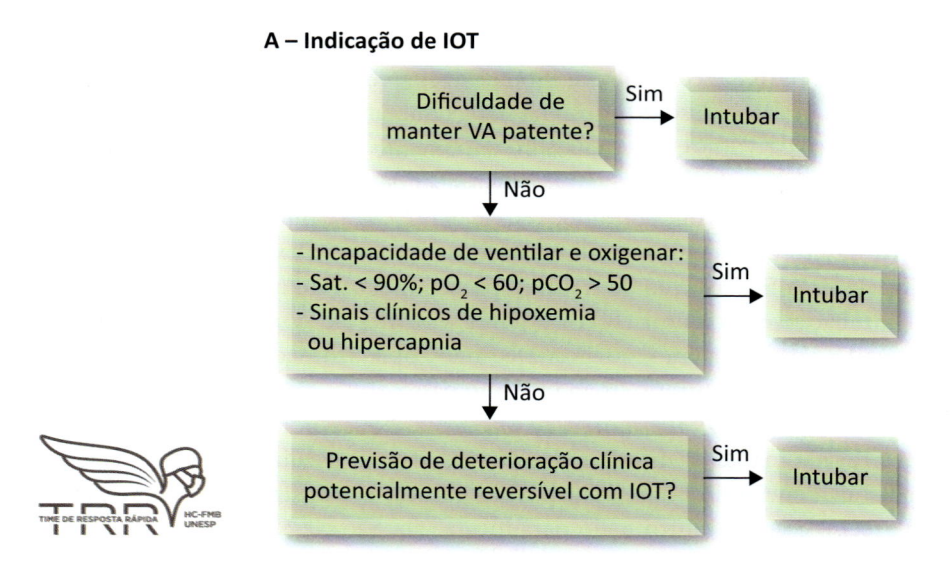

Figura 13.1. Protocolo de via aérea difícil – TRR-HC-FMB (Faculdade de Medicina de Botucatu). (*Continua*)

B – Indicação de IOT

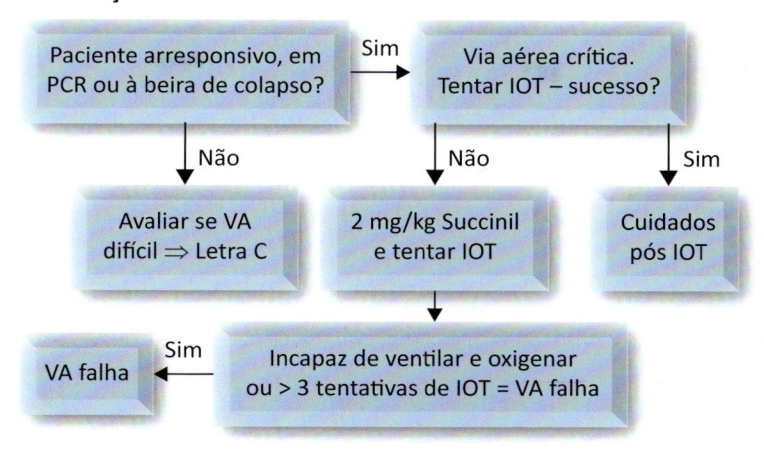

C – Avaliação de via aérea difícil

1. **"LEMON"** – **L**ook; **E**valuate 3-3-2; **M**allampati; **O**bstruction/ **O**besity; **N**eck Mobility
2. **"MOANS"** – **M**ask/**M**ale/**M**allampati; **O**besity/**O**bstruction; **A**ge; **N**o teeth; **S**tiff/**S**noring
3. **"RODS"** – **R**estricted mouth opening; **O**besity/**O**bstruction; **D**istorted airway; **S**niff
4. **"SMART"** – **S**urgery; **M**ass; **A**cess/**A**natomy; **R**adiation; **T**umor

1 = dificuldade para laringoscopia//2 = dificuldade para ventilação BMV//
3 = dificuldade para inserção de extraglótico//4 = dificuldade para cricotireoidostomia.

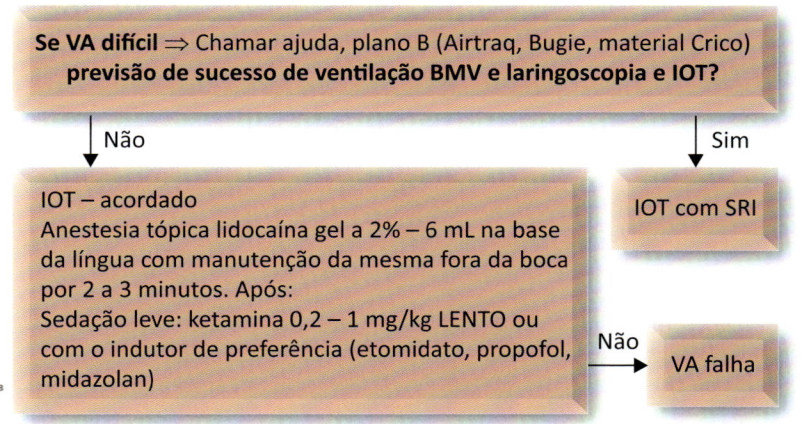

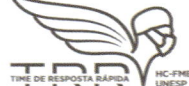

Figura 13.1. (*Continuação*) Protocolo de via aérea difícil – TRR-HC-FMB (Faculdade de Medicina de Botucatu).

D – IOT com sequência rápida de intubação (SRI)

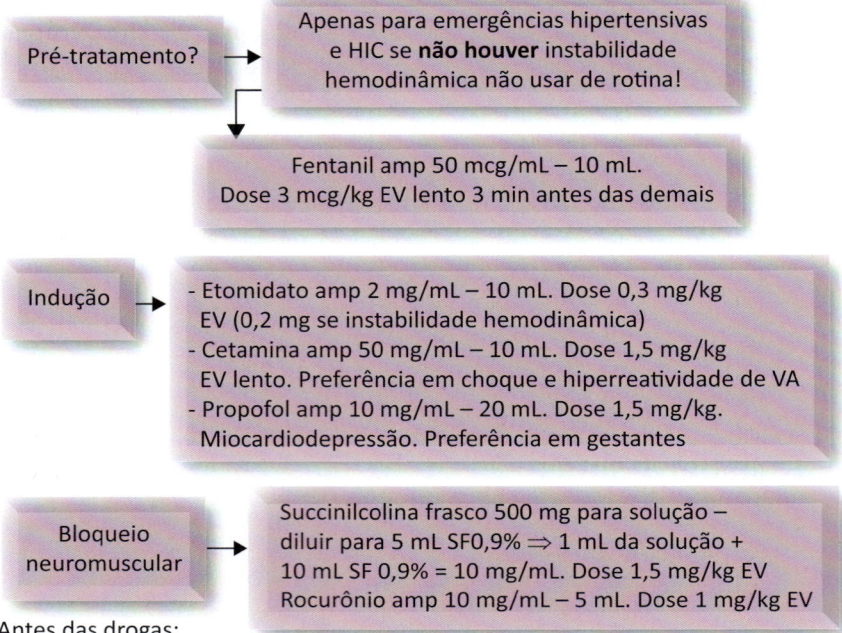

Pré-tratamento? → Apenas para emergências hipertensivas e HIC se **não houver** instabilidade hemodinâmica não usar de rotina!

Fentanil amp 50 mcg/mL – 10 mL.
Dose 3 mcg/kg EV lento 3 min antes das demais

Indução →
- Etomidato amp 2 mg/mL – 10 mL. Dose 0,3 mg/kg EV (0,2 mg se instabilidade hemodinâmica)
- Cetamina amp 50 mg/mL – 10 mL. Dose 1,5 mg/kg EV lento. Preferência em choque e hiperreatividade de VA
- Propofol amp 10 mg/mL – 20 mL. Dose 1,5 mg/kg. Miocardiodepressão. Preferência em gestantes

Bloqueio neuromuscular →
Succinilcolina frasco 500 mg para solução – diluir para 5 mL SF0,9% ⇒ 1 mL da solução + 10 mL SF 0,9% = 10 mg/mL. Dose 1,5 mg/kg EV
Rocurônio amp 10 mg/mL – 5 mL. Dose 1 mg/kg EV

Antes das drogas:

1 - Preparação da equipe e material
2 - Posicionamento (tragos na linha do esterno, coxim occipital no adulto)
3 - Pré oxigenação SEM VENTILAR se possível

Após as drogas:

1 - Praticar a regra do silêncio (falar apenas o necessário até posicionamento do TOT)

E – Se via aérea difícil sem sucesso à intubação acordado ou via aérea falha

– Não intuba, não ventila (NINV) – 3 tentativas de IOT por profissional
Experiente sem sucesso – única tentativa falha em situação "forçado a agir"

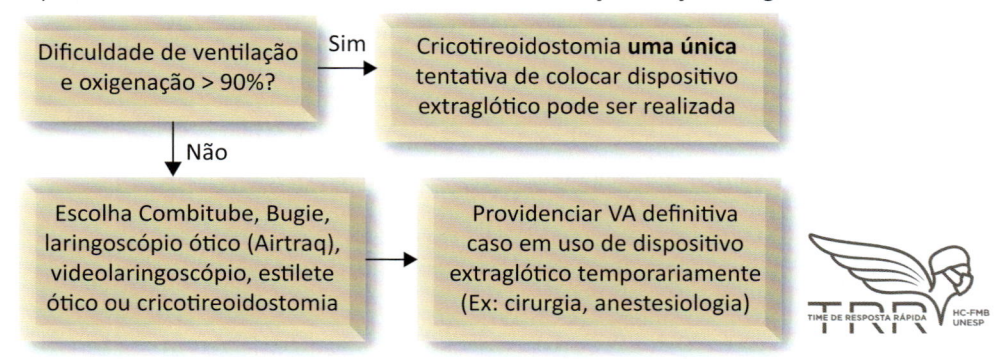

Dificuldade de ventilação e oxigenação > 90%? — Sim → Cricotireoidostomia **uma única** tentativa de colocar dispositivo extraglótico pode ser realizada

↓ Não

Escolha Combitube, Bugie, laringoscópio ótico (Airtraq), videolaringoscópio, estilete ótico ou cricotireoidostomia → Providenciar VA definitiva caso em uso de dispositivo extraglótico temporariamente (Ex: cirurgia, anestesiologia)

Figura 13.1. (*Continuação*) Protocolo de via aérea difícil – TRR-HC-FMB (Faculdade de Medicina de Botucatu).

b) *A oxigenação está adequada?* Questão que aborda o tempo disponível (possibilidade de oxigenação) para viabilizar via aérea de resgate. Na impossibilidade de oxigenação (NINV ou situação "forçado a agir"), há que se preparar para via aérea cirúrgica (cricotireoidostomia) ou pode-se proceder com uma única tentativa de inserção de dispositivo extraglótico (caso não tenha sido tentado) simultaneamente ao preparo de material para cricotireoidostomia. Se a resposta à pergunta foi positiva, ir ao próximo passo.

c) *Obtenha via aérea através de endoscopia flexível, videolaringoscopia, dispositivo extraglótico, estilete de intubação semirrígido ou cricotireoidostomia, por punção ou cirúrgica.* Na indisponibilidade de todos, que ao menos um possibilite manutenção de oxigenação até que seja providenciada via aérea definitiva. Se obtida via aérea definitiva (cânula com *cuff* insuflado na traqueia), partir para cuidados pós-intubação; caso contrário, segue-se o algoritmo.

d) *O dispositivo usado providenciou via aérea definitiva?* Se sim, encerrado o algoritmo. Em caso negativo, manter a via aérea garantida funcionando até que seja possível o reforço de equipe ou material para obtenção de via aérea cirúrgica definitiva (por exemplo, traqueostomia).

A sequência a seguir apresenta o protocolo assistencial resumido para disponibilização de rápida consulta no Departamento de Emergência ou por TRR.

Referências consultadas

1. Walls RM, Murphy MF, editors. Manual of emergency airway management. 5rd ed. Philadelphia: Lippincott Williams & Wilkins.

2. Lee A, Fan LT, Gin T, et al. A systematic review (meta-analysis) of the accuracy on the Mallampati tests to predict the difficult airway. Anesth Anal. 2006.

3. Bair AE, Filbin MR, Kulkarni RG, et al. The failed intubation attempt in the emergency department: analysis of prevalence, rescue techniques, and personnel. J Emerg Med. 2002.

4. Frerk C, et al. Difficult Airway Society 2015 Guidelines for management of unanticipated difficult intubation in adults. Br J Anaesth. 2015.

Índice Remissivo

A

Abertura bucal, 23
Acesso
    nasal, particularidades do, 107
    oral, particularidades do, 108
Acidente, informações sobre o, 154
Ácido ascórbico, 26
Adenoide, hipertrofia de, 113
Aintree cateter, 116
air-Q/ILA, 75
Algoritmo
    IOT-QUALITI, Hospital do
        Coração-HCor-SP, 47
    para a via aérea
        crítica, 187
        difícil, 181, 188
    falha, 190
        imediata, 180
    principal da via aérea, 179
    principal no manejo de vias
        aéreas, 184
    universal de abordagem as vias
        aéreas, 178
Alinhamento do conduto auditivo
    externo com a cartilagem esternal, 26
Anestesia
    de traqueoa e brônquiso, 110
    tópica da laringe, 110
Anomalias congênitas da laringe e
    traqueia, 169
Anormalidades adquiridas, 170

Aparelho com cânula posicionada na
    orofaringe, 108
Arrasto viscoso, 11
Aspiração pulmonar, 95
Atelectasia de absorção, 17
Atresia de laringe, 169
Aura40, 75
AuraFlex, 75
Aura-i, 75
AuraOnce, 75
AuraStraight, 75
Avaliação três, três, dois, 24

B

Bandeja de vias aéreas, 51, 52
Bloqueador
    de mordida, 109
    neuromuscular, 45
Bloqueio neuromuscular, 44, 186
Bolsa-válvula-máscara, 4
Bougie (gum elastic bougie), 171
Broncofibroscopia na abordagem da via
    aérea, 101
    acesso nasal, particularidades do, 107
    acesso oral, particularidades do, 108
    limitações, 115
    preparo do pciente, 105
    procedimentos comuns, 110
    vantagenms, 115
Broncofibroscópio, 102
Broncoscópio(s)

extremidade dos, diâmetro da, 103
flexível, 172
Brônquios principais, 111

C

Cânula (s)
da cavidade nasal, introdução da, 107
de alto fluxo, 3
de Guedel, 133
em brônquio de lobo inferior direito, 112
na traqueia distal, 112
nasal, 6
vista anterior de uma, 7
nasofaríngea, 5, 133
passo a passo para inserção de, 6
orofaríngea, 5, 133
inserção da, 135
passo a passo para inserção de, 5
posicionamento da, 134
vestida no broncoscópio, 110
Capacidade residual funcional, 142
Carboxiemoglobina, níveis de, 157
Carina, visualização da, 112
Cateter nasal, 7
de oxigênio, 106
Cavidade oral, avaliação da, 25
Cegueira infantil, 17
Células fusiformes, 17
Cetamina, 45, 185
Checklist IOT, 52, 53
Cianeto, 154
intoxicação por, 158
Circunferência cervical, 143
Cisto laríngeo, 169
Classificação
de Cormack-Lehane, 28, 136
de Mallampati modificada, 27
Clearance ciliar, 17
Cleft laríngea, 169
Combitube, 79, 139
Compressão (ões)

cricoide, 151
extrínsecas, 169
Consciência, alteração de, 155
Contaminação bacteriana, 17
Cricotireoidostomia, 123, 146
Cricotireoidotomia, 120
por punção, 125
vantagens, 128
Cricotireotomia, 120
contraindicações, 121
indicações, 121

D

Deformidades congênitas, 168
Denitrogenação, 43
Dentes proeminentes, 23
Desinsuflação, 86
do *cuff* da máscara, 92
Disfagia, 95
Disfonia, 95
Displasia broncopulmonar, 17
Dispósitio extraglótico
complicações, 95
contraindicações, 81
contraindicações, 81, 82
cuidados da manutenção pós-procedimento, 94
disponíveis, 75
escolha do tamanho do, 84
indicações, 81, 82
potencial de dificuldade para uso de um, 74
Distância
hioidetireóidea, 24
tireomentoniana, 24
Distensão gástrica, 8
Doença pulmonar obstrutiva crônica, 18
Dor de garganta, 95
Drive hipóxico, teoria do, 18
Drogas para utilização na sequência rápida de intubação, 49

E

Emergência, ventilação ativa em, 4
Empunhadura, 103
Envenenamento por monóxido de
  carbono, 157
Estenose
  subglótica, 25, 169
  traqueal, 159
Estilete (s)
  luminoso, 172
  ópticos, 172
Estresse oxidativo, 17
Estridor, 25
Etomidato, 185
ETTI (*endotracheal tube introducer*), 58

F

Fastrach®, 78, 87
Fentanil, 185
Fibroscopia, 31
  na sala cirúrgica, 102
FiO₂ (fração do gás inspirado), 2
  adaptadores de, 12
Fio-guia em sondas menores que 4, 5
  mm, 113
Fluxo, cânulas de alto, 3
Fonte de luz externa, 103

G

Gasometria arterial, valores de
  normalidade da, 16
Gel lubrificante à base de água, 83
Gestação, mudanças fisiológicas na, 147
Gestante
  obesa, 148
  portadoras de via aérea difícil, 147
GIT, ver Guia para intubação traqueal
Glote, 111
  edema da, 102
  exposição da, 102
Glutationa peroxidase, 16
Guia para intubação traqueal, 57

adulto com extremidade angulada, 59
características ideiais de um, 61
com extremidade angulada no
  formado de "j", 58
complicações, 60
compressão cricóidea mais (+), 69
contraindicações, 60
cricotireoidostomia mais, 69
extremidade angulada do, 63
frova, 70
início da intubação do, 62
na traqueia, confirmado o
  posicionamento do, 65
neonatal com extremidade reta, 59
sinais indicativos de posicionamento
  correto do, 65
técnica para o uso do, 61, 68
ultrapassa a fenda glótica, 63
uso como trocador de tubos, 68
vantagens, 60
videolaringoscópios mais(+), 70

H

Hemangioma laríngeo, 169
Hematoma periorbitário, 131
Hemorragia por trauma, 8
Hiperinsuflação pulmonar, 4
Hipotensão, prevenção da, 45
Hipoxemia, causas possíveis, 2

I

Iluminação, fonte de, 103
Inalação, lesão por, 156
Indução bem-sucedida, 186
Inspeção nasal, 107
Instabilidade cardiovascular, 155
Insuficiência respiratória, 155
Insuflação, 86
  gástrica, 95
Intervenção QUALITI HCor, itens do
  pacote de, 48
Intubação

difícil, variáveis com maior valor
prognóstico de, 31
dispositivos auxiliares para, 57
drogas para utilização na sequência
rápida de, 49
em sequência rápida no paciente com
trauma, 137
endotraqueal, 136
impossível, 152
orotraqueal
orientações com o auxílio
do GIT, 61
segura, evidências para, 41
por fibroscopia, difrentes dispositivos
para auxiliar a, 109
traqueal, 41
acordada, 150
em sequência rápida com manobra
de Sellick, 150
guia para, 57
segura, 42

K

Kit Venturi, 12
completo, 13

L

Laringe
de lactente, 113
imobilização aadequada da, 123
Laringomalacia, 169
Laringoscopia, risco de, avliação, 24
LEMON, mnemônico, 130
Lesão por inalação, 156
Limitação da extensão atlanto-occipital,
31
Língua, alteração isquêmica da, 95
Lista de checagem, implantação de, 52
Lubrificação, 86
Luz
fonte portátil, 103
halógena, 103

M

Mandíbula tração da, 132
Manobra
de Allen, 16
de elevação da mandíbula em vítimas
de trauma, 132
de Sellick, 151
Manujet, 127
Másara de oxigênio, etapas para
utilização de, 4
Máscara
com reservatório de oxigênio, 13
com reservatório, 14
com sistema de não reinalação, 15
com sistema de reinalação parcial, 14
de nebulização para traqueostomia, 9
de Venturi
adaptada no manequim, 12
com inalação conectada, 13
facial simples de bebulização, 8
laríngea, 81
clásscia, 75, 78, 84, 138, 171
complicações , incidência de, 95
de intubação, 115
descartável, 115
sequência para o posicionamento
correto da, 88
volumes máximos para insuflação
dos bastonetes das, 87
-para ventilação, passagem da, 87
Membrana
cricotireóidea, incisão transversa
na, 124
laríngea, 169
Mento, elevação do, 132, 133
Metabolismo celular, 16
Mnemônico
Lemon, 19
MOANS, 36, 37
Short, 122
SMART, 122
Monóxido de carbono, 154

envenamento, 157
Mucosa nasal, 107

N

Não intubo-Não ventilo, cenário, 146
Narinas, patência das, 23
NINO (não intubo e não ventilo), 175

O

Obeso
   posicionamento para intubação
     traqueal, 143
   via aérea de paciaentes, 142
Obstrução das vias aéreas, 95
Oxigenação artificial, 1
Oxigênio
   administração de, 2
   complicações do uso, 16
   sistemas de fornecimentom de, 6
Oxigenoterapia, 2
   efeitos fisiológicos, 15
   indicações, 3
   monitorização, 15
   nasal de alto fluxo, 10
   objetivos, 3
Oximetria de pulso, 16

P

Paciente
   obeso mórbido, 114
   pós-queimadura, 114
$PaCO_2$, ver Pressão parcial de dióxifo de
   carbono
Palato
   arqueado, 23
   longo e estreito, 23
PaO_2, ver Pressão paricial de oxigêncio
Paralisia de cordas vocais, 169
Pediatria, via aérea difícil na, 167
"Perídodo de Ouro", 135
Pescoço, avaliação do, 25
Posição oldfativa, 15

Pós-intubação, cuidados, 46
Pregas vocais, 111
Pré-oxigenação, 43
Pressão parcial
   de dióxido de carbono, 1
   de oxigênio, 1
Prognatismo, 23
Propofol, 45
Protocolo
   baseado em evidências para intubação
     orotraqueal, 46
   de intervenções para intubação
     traqueal segura, 46
   de via aérea difícil, 190-192
   para prevenção de complicações, 46
Punção da membrana cricotireóidea
   com agulha ou trocater, 126

Q

Queimado, 152
   intubação traqueal no, indicações,
     160
Queimadura (s)
   em face e pescoço, 155
   extensas, 155
Quick Track II, 127

R

Radicais livres, 16
Região cervical, anatomia da, 121
Regra mnemônica "ABCDE", 129
Retinopatia, 17
   da prematuridade, 17
RODS, mnemônico, 176
Roncos, 25
Ruptura esofágica, 8

S

Scope®., 104
Sedação, 44
Sinal (is)
   de Battle, 131

do guaxinim, 131
indicativos de posicionamento correto do GIT, 65
sugestivos de via aérea difícil, 30
Síndrome (s)
   do desconforto respiratório agudo, 18
   que podem cursar com via aérea difícil, 169
Sistema (s)
   de alto fluxo, 3
   de baixo fluxo, 3
   de fornecimento de oxigênio, 6
      de alto fluxo, 9
      de baixo fluxo, 6
   de não reinalação, 15
   de reinalação parcial, 14
   de Venturi, esquema de funionamento do, 11
   para cânulas de alto fluxo de oxigênio, 10
SMART, mnemônico, 177
Sniffing Position, 25
Som na via aérea, 130
Status neurológico, 130
Subglote, 111
Succinilcolina, 186

T

Técnica
   com agulha, 125
   de Seldinger, 120, 125
   de ventilação apneica, 37
   para solucionar a resistência à progressão do TT, 67
Teoria do *drive* hipóxico, 18
Teste (s)
   até 3 pontos, 29
   da protrusão da mandíbula, 23
   Mallampati, Sansoon & Young, 27
Time de Resposta Rápida, protocolo de atendimento à via aérea difícil para, 183

Toxicidade pulmonar, 17
Tração da mandíbula, 132
Traqueia, 111
Traqueomalácia, 169
Traqueostomia, história de, 25
Trauma, via aérea no, 129
Tubo
   de inserção, 103
   esôfago-traqueal combitube, 171
   esofagotraqueal, 79
   larígneo, 92, 138, 171
      complicações, incidência de, 95
      escolha do tamanho dos, 85
      inserção do, 93
      VBM Laryngeal tube, 80
   orientação do, 90
   traqueal, fixação do, 162

V

Ventilação
   artificial, 1
   ativa em emergências, 4
   básica, princípios da assistência da, 1
   boca à máscara, 4
   com bolsa-válvula-máscara, dispositivos adjuntos para, 5
   difícil, fatores de risco associados a, 22
   impossível, 152
   mecânica protetora, 50
   não invasiva, parâmetros de, 48
   transtraqueal a jato, 125
Venturi Hudson®., *kit* de, 11
Via (s)
   aérea(s)
      algoritmo para a via aérea imediata, 180
      algoritmo principal da, 179
      algoritmo universal de abordagem, 178
      avaliação da, 130
      bandeja para, 51
      cirúrgica, 171

difícil, 43
   algoritmo de atendimento, 35
   avaliação, 24
   conceito, 22
   diagnóstico, 22
   em obstetrícia, 149
   métodos de avaliação, 22
   na Pediatria na, 167
   protocolo de, 190
   reconhecimento da, 21
   sinais sugestivos de, 30
   síndromes que podem cursar
      com, 169

   falha, identificando a, 175
   infecção na, 25
   manejo cirúrgico da, 119
   na criança, avaliação da, 170
   no trauma, 129
Videolaringoscópio, 172
Voz, alterações da, 25

W

White wall, 116
Wilson risk Score, 29